职业技能等级认定培训教材

保健调理师

（刮痧）

保健调理师职业技能等级认定培训教材编审委员会　组织编写

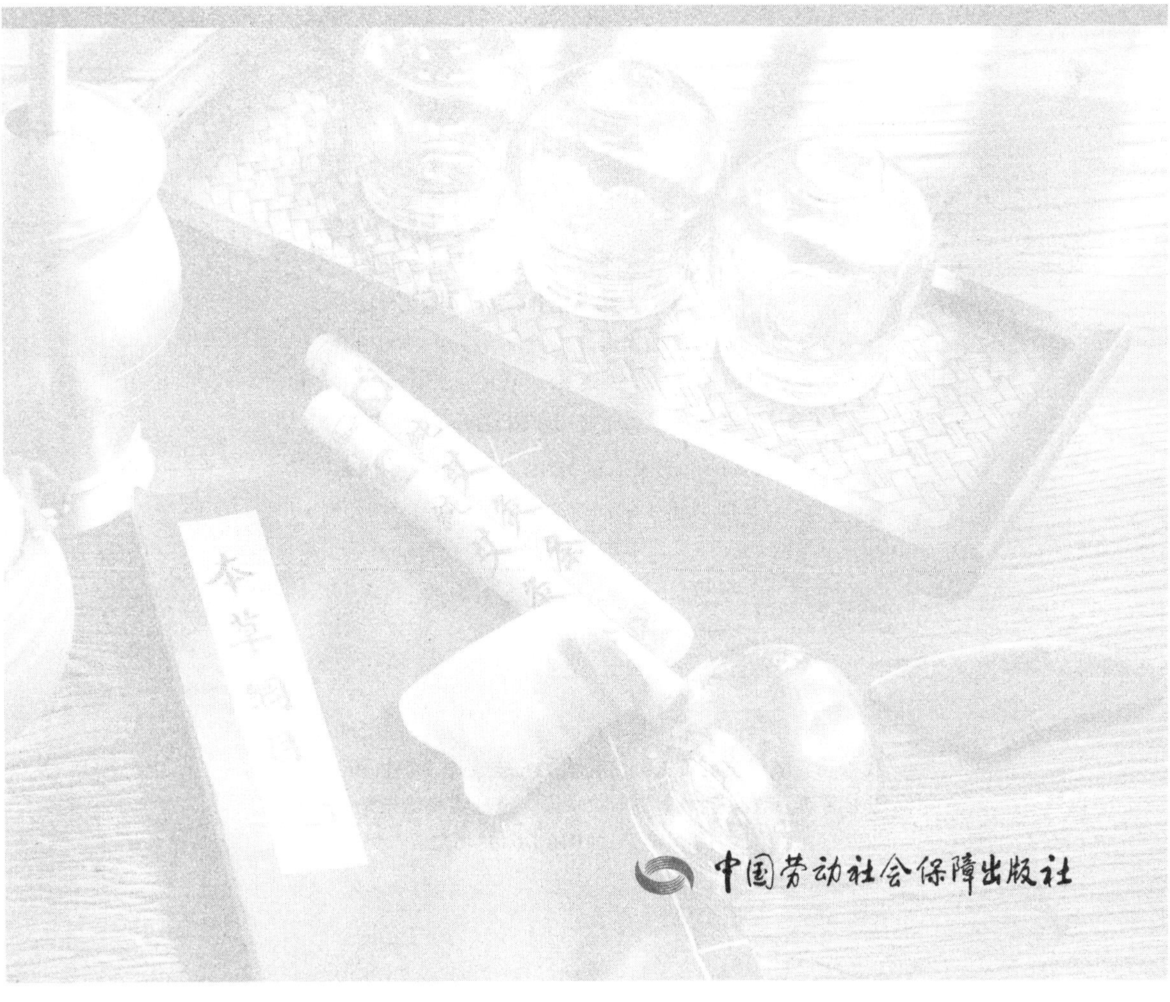

中国劳动社会保障出版社

图书在版编目(CIP)数据

保健调理师. 刮痧 / 保健调理师职业技能等级认定培训教材编审委员会组织编写. -- 北京：中国劳动社会保障出版社，2024. -- (职业技能等级认定培训教材). ISBN 978-7-5167-6659-0

Ⅰ. R212；R244.4

中国国家版本馆 CIP 数据核字第 20242FJ913 号

中国劳动社会保障出版社出版发行

(北京市惠新东街 1 号　邮政编码：100029)

*

北京市科星印刷有限责任公司印刷装订　　新华书店经销

787 毫米 × 1092 毫米　16 开本　16.75 印张　289 千字

2024 年 12 月第 1 版　2024 年 12 月第 1 次印刷

定价：48.00 元

营销中心电话：400-606-6496

出版社网址：https://www.class.com.cn

版权专有　　侵权必究

如有印装差错，请与本社联系调换：(010) 81211666

我社将与版权执法机关配合，大力打击盗印、销售和使用盗版图书活动，敬请广大读者协助举报，经查实将给予举报者奖励。

举报电话：(010) 64954652

保健调理师职业技能等级认定
培训教材编审委员会

总主编 韦莉萍 李义凯
总秘书 钟伟兴

本书编审人员

主　编 杨　路
副主编 曲姗姗 陈俊琦 钟　正
编　委 谌祖江 王华军 黄庆军 王　宁 陈　莹 区颖仪
　　　　　吴俊贤 伍银英 林国华 刘芬芳 梁丽艳 杨　乐

前　言

为加快建立劳动者终身职业技能培训制度，全面推行职业技能等级制度，推进技能人才评价制度改革，进一步规范培训管理，提高培训质量，我们组织有关专家编写了保健调理师职业技能等级认定培训教材（以下简称等级教材）。

保健调理师等级教材在内容上突出职业能力优先的编写原则，结构上按照职业功能模块分级别编写。该等级教材共包括《保健调理师（基础知识）》《保健调理师（刮痧）》《保健调理师（拔罐）》《保健调理师（艾灸）》《保健调理师（砭术）》5本。《保健调理师（基础知识）》是各级别保健调理师均需掌握的基础知识。

本书是保健调理师等级教材中的一本，是职业技能等级认定推荐教材，也是职业技能等级认定题库开发的重要依据，适用于职业技能等级认定培训和中短期职业技能培训。

本书在编写过程中得到广州南医营养与健康研究院、广东南大职业培训学院、广州新伟健康职业技能培训学校、中国医药教育协会健康与职业能力评价中心等单位的大力支持与协助，在此一并表示衷心感谢。

保健调理师职业技能等级认定培训教材
编审委员会

目 录 CONTENTS

初　　级

职业模块 1　刮痧保健调理准备 ·· 1
　培训课程 1　刮痧保健调理概述 ·· 2
　培训课程 2　环境准备 ·· 4
　培训课程 3　器械准备 ·· 5
　培训课程 4　消毒准备 ·· 7
　培训课程 5　服务准备 ·· 8

职业模块 2　躯干四肢部刮痧保健调理 ·· 16
　培训课程 1　颈肩部调理 ·· 17
　培训课程 2　背腰部调理 ·· 19
　培训课程 3　胸腹部调理 ·· 21
　培训课程 4　四肢部调理 ·· 24
　培训课程 5　刮痧保健调理后的评估、整理与记录 ·· 28
　　学习单元 1　痧象判断处理 ·· 28
　　学习单元 2　保健调理整理与评分标准 ·· 30

中　　级

职业模块 3　头面部刮痧保健调理 ·· 32
　培训课程 1　头部调理 ·· 33
　培训课程 2　面部调理 ·· 35

职业模块 4　常见症状刮痧保健调理 ·· 39

培训课程 1　伤科症状调理 ··· 40
　　学习单元 1　肌肉酸痛调理 ·· 40
　　学习单元 2　麻木调理 ·· 45

培训课程 2　其他症状调理 ··· 52
　　学习单元 1　牙痛调理 ·· 52
　　学习单元 2　疲劳调理 ·· 56
　　学习单元 3　失眠调理 ·· 61
　　学习单元 4　食欲不振调理 ·· 65

培训课程 3　刮痧保健调理后的运动、起居、饮食、情志调摄指导 ········· 70

高　　级

职业模块 5　刮痧保健调理判断 ·· 73
培训课程 1　健康状况信息收集 ··· 74
培训课程 2　刮痧保健调理方法确定 ·· 75

职业模块 6　常见病症刮痧保健调理 ··· 78
培训课程 1　伤科常见病症调理 ··· 79
　　学习单元 1　颈痛调理 ·· 79
　　学习单元 2　落枕调理 ·· 85
　　学习单元 3　腰肌劳损调理 ·· 89

培训课程 2　内科常见病症调理 ··· 94
　　学习单元 1　感冒调理 ·· 94
　　学习单元 2　咳嗽调理 ·· 99
　　学习单元 3　中暑调理 ·· 104
　　学习单元 4　胃痛调理 ·· 108

培训课程 3　其他病症调理 ·· 112
　　学习单元 1　乳腺增生调理 ··· 112
　　学习单元 2　痛经调理 ·· 116

学习单元3　肥胖调理 …………………………………………………………… 121

　培训课程4　刮痧保健调理后的运动、起居、饮食、情志调摄指导 …………… 126

技　　师

职业模块7　刮痧保健调理判断 ………………………………………………………… 129

职业模块8　常见相对复杂病症刮痧保健调理 ………………………………………… 134

　培训课程1　伤科常见相对复杂病症调理 ………………………………………… 135

　　学习单元1　颈椎病调理 ………………………………………………………… 135

　　学习单元2　肩周炎调理 ………………………………………………………… 140

　　学习单元3　腱鞘炎调理 ………………………………………………………… 146

　　学习单元4　腕管综合征调理 …………………………………………………… 149

　培训课程2　内科常见相对复杂病症调理 ………………………………………… 153

　　学习单元1　腹泻调理 …………………………………………………………… 153

　　学习单元2　便秘调理 …………………………………………………………… 158

　　学习单元3　头痛调理 …………………………………………………………… 164

　　学习单元4　头晕调理 …………………………………………………………… 168

　培训课程3　其他相对复杂病症调理 ……………………………………………… 172

　　学习单元1　更年期综合征调理 ………………………………………………… 172

　　学习单元2　耳鸣、耳聋调理 …………………………………………………… 177

　　学习单元3　鼻炎调理 …………………………………………………………… 181

　　学习单元4　咽喉肿痛调理 ……………………………………………………… 186

　培训课程4　刮痧保健调理后的运动、起居、饮食、情志调摄指导 …………… 190

职业模块9　培训与指导 ………………………………………………………………… 193

　培训课程1　技能培训 ……………………………………………………………… 194

　培训课程2　经营、培训业务的管理 ……………………………………………… 195

高 级 技 师

职业模块 10　刮痧保健调理判断 ································· 197
培训课程 1　脏腑经络和气血津液信息收集 ······················ 198
培训课程 2　综合保健调理方案确定 ···························· 202

职业模块 11　常见复杂病症的刮痧保健调理 ························ 204
培训课程 1　伤科常见复杂病症调理 ···························· 205
　　学习单元 1　腰椎间盘突出症调理 ························ 205
　　学习单元 2　增生性膝关节炎调理 ························ 209
　　学习单元 3　风湿骨病调理 ······························ 213
培训课程 2　内科常见复杂病症调理 ···························· 218
　　学习单元 1　中风恢复期及后遗症调理 ···················· 218
　　学习单元 2　面瘫调理 ·································· 222
　　学习单元 3　痤疮调理 ·································· 226
　　学习单元 4　遗尿调理 ·································· 230
培训课程 3　其他复杂病症调理 ································ 234
　　学习单元 1　月经失调调理 ······························ 234
　　学习单元 2　阳痿调理 ·································· 239
　　学习单元 3　遗精调理 ·································· 242
　　学习单元 4　早泄调理 ·································· 245
　　学习单元 5　视力减退调理 ······························ 249

职业模块 12　培训与指导 ···································· 253
培训课程 1　技能培训 ······································ 254
培训课程 2　业务指导与创新 ································ 256

初 级

职业模块 ①
刮痧保健调理准备

培训课程 1　刮痧保健调理概述

一、概述

1. 概念

刮痧，是中国古代劳动人民在同疾病长期斗争的过程中积累及总结出来的一套宝贵的保健调理和治疗方法。古人在劳动的过程中发现，借助石头、木材等外物按压或摩擦体表，可使某些疾病的不适症状得到缓解。关于痧的记载，最早可见于晋代医家葛洪《肘后备急方》中所记载的沙虱侵入人体后所表现的症状及相应的治疗方法，"初得之皮上正赤，如小豆黍米粟粒，以手摩赤上，痛如刺，三日之后，令百节强，疼痛寒热，赤上发疮。此虫渐入至骨，则杀人"，"比见岭南人，初有此者，即以茅叶，茗茗，刮去，及小伤皮则为佳……"。远在盛唐时期，古籍中就有以苎麻治疗痧病的记载。经过后世长期的积累和实践，刮痧疗法逐步发展成为一种自然的医疗保健手段。此后，从宋、元、明、清直到现在，均有对刮痧疗法的记载或论述。

刮痧作为一种历史悠久的治病方式，具有简捷易学、安全性高和适应证广等优点，它以中医经络腧穴理论为指导，利用一定的工具，如光滑的硬物器具或手指、瓷匙、古钱或玉石片等，蘸上活络油、食用油、凡士林等辅助材料充当润滑剂，根据病证采用相应的手法，在人体皮肤、经络、穴位及病变反应点等特定部位进行反复刮摩，以体表皮肤出现潮红、紫红或暗红色点状或斑状出血点为度，通过皮部和经络的传导，平衡阴阳、活血化瘀、祛邪排毒、退热解痉、开窍益神，进而达到预防、调理和治疗疾病的目的。

刮痧疗法属于中医的外治疗法，可分为医疗刮痧和保健刮痧，在现代中医临床中运用颇多，广泛用于内、外、妇、儿、皮肤、五官等科疾病的诊疗及亚健康人群的防病保健。

2. 作用

在中医理论体系中，人体的脏腑、营卫、经络、腧穴四者联结为一体，构成了人体从内及外和从外达内的反应通路。脏腑是人身的主体，是生命活动的根本，其产生的营卫气血是维持人体生命活动的基本物质，而营卫气血以经络为运行通道，作用于机体各部位，反映于人体各腧穴之中。刮痧疗法通过运用一定的工具刮摩人体皮肤，作用于某些腧穴（刮痧的经穴部位）上，产生一定的刺激作用，从而达到扶正祛邪、疏通经络、通调营卫、和谐脏腑的目的。脏腑和谐，营卫通利，经络顺畅，腧穴透达，则机体生命活动正常，而疾病亦无由发生。

随着刮痧的发展，更多人对刮痧疗法产生了浓厚的兴趣，同时学界对其作用机制也有了更加深入的研究。在现代医学体系里，人体在不断进行新陈代谢，不断吸收和利用营养物质，产生能量，供人体生理活动需要，同时排除代谢产物。人体的代谢产物大多是有毒物质，若不能及时排出体外，就会聚集停滞于机体某些部位，阻碍气血运行，影响器官功能，日久将导致人体产生疾病。营养物质和代谢产物的交换是在微循环中进行的，微循环的物质基础是毛细血管，脏腑功能障碍和各种外界致病因素均会导致毛细血管舒缩功能失常和凝血功能障碍，产生微血管内凝栓，造成微循环障碍，代谢产物积聚。而内在的脏腑功能障碍，通过皮肤－内脏神经反射可以作用于相应体表反应区的毛细血管和小血管，使毛细血管的通透性增加，而病变部位的部分毛细血管会破裂，使血管内的瘀血和毒素排出，进入皮下形成"痧"。出痧以后，机体迅速修复破裂的毛细血管，通过皮肤－内脏神经反射，激发内脏的自我修复，从而达到恢复正常生理功能和治疗疾病的目的。此外，因为体表反应区与相应脏腑的排毒和修复作用几乎同时进行，所以刮痧可以显现出立竿见影的效果。

二、适应证与禁忌证

1. 适应证

刮痧疗法临床应用广泛，适用于内、外、妇、儿、五官等各科和消化系统、循环系统、呼吸系统等各系统疾病。刮痧疗法不但适用于治疗疾病，还适用于预防疾病和强身保健。刮痧疗法的适应证如下。

（1）呼吸系统疾病，如感冒、咳嗽、气管炎、哮喘、肺炎等。

（2）消化系统疾病，如胃病、反胃、呃逆、吐酸、呕吐、急性胃炎、胃肠神经官能症、胆道感染、肠易激综合征、便秘、腹泻、腹痛等。

（3）泌尿系统疾病，如泌尿系统感染、尿失禁、膀胱炎等。

（4）神经系统疾病，如眩晕、失眠、头痛、多汗症、神经衰弱、忧郁症、坐骨神经痛等。

（5）心血管系统疾病，如心悸、高血压等。

（6）运动系统疾病，如腱鞘炎、腕管综合征、网球肘、落枕、肩痛、肋间神经痛、腰痛、肥大性脊柱炎、急性腰扭伤、慢性腰肌纤维炎、梨状肌综合征等。

（7）妇科系统疾病，如月经不调、痛经、闭经、经期发热、经期头痛、经前紧张综合征、更年期综合征、产后缺乳、急性乳腺炎等。

（8）五官系统疾病，如牙痛、咽喉肿痛、急性鼻炎、鼻衄、耳鸣、失音等。

（9）其他疾病，如中暑、水肿、减肥等。

2. 禁忌证

有下列症状、体征者不宜刮痧，以免加重病情，造成严重后果：①患有严重心脑血管疾病或肝肾功能不全的人；②孕妇；③体表有疖肿、疮痈、破溃或不明原因引起的包块者；④急性扭伤或骨折的患者；⑤接触性皮肤传染病者；⑥有出血倾向或皮损后不易恢复者；⑦过度饥饱、过度疲劳者或醉酒者、精神病患者。

另外，刮痧不能用于眼睛、口唇、舌体、耳、鼻、乳头、肚脐等部位的黏膜组织，因为这些部位组织薄弱，刮痧易充血、水肿，严重者甚至可引起感染。

培训课程 2　环 境 准 备

一、温度、湿度与人体健康的关系

人体各项指标及疫病的发生都与机体所处的环境密切相关。在诸多环境因素中，温热环境是影响机体的一个重要方面。温热环境通常包括温度、湿度、风速、辐射和降雨等气象因子，其中温度、湿度对于机体健康的影响尤其突出。人是恒温动物，在温热环境发生变化时，会通过调节产热和散热来维持体温恒定，因此体温调节的变化是人体反映环境舒适程度的重要指标。

有研究显示，在现有的生存环境下，一般认为最适宜人类生存的温度为 20 ℃。当温度低于 20 ℃时，人体需要增加自身的消耗来产生热量；当温度高于 20 ℃时，人体需要通过排汗等方式促进热量的散发，自身消耗同样也会增大。湿度与人体耗能的关系曲线呈抛物线状。

二、工作环境消毒

环境的清洁消毒是预防医院感染的一项基础工作，若措施不当，极易造成交叉感染。近年来，多重耐药菌的广泛流行，以及这些病原菌很容易定植在环境表面不易去除的特性，给环境物体表面的清洁消毒工作带来了巨大挑战。因此，必须提高环境表面清洁消毒的效果，强化工作环境消毒以改善环境卫生，降低医院感染率。

常用的保洁消毒方式为用抹布加含氯消毒剂擦拭消毒，原则上，消毒区域顺序为从上到下，从清洁到污染。除此之外，其他公共区域的高频用物，包括键盘、鼠标、门把手等均应清洁消毒，以降低感染发生率。

培训课程3 器 械 准 备

一、器具的分类、使用和保养

1. 器具的分类和使用

刮痧板必须选用对人体肌表绝对无毒性刺激和不良化学反应，摩擦不产生静电的材料制成，要求板面打磨光洁、棱角光滑圆润，便于把持操作和清洗保存。

（1）角质刮痧板（见图1-1）

目前，专业医生多使用由天然水牛角制成的较为精致的刮痧板，其色泽暗红，呈不透明或半透明状。水牛角本身是性味辛、咸、寒的中药，有清热、凉血、解毒的功用，药性与犀角相似，使用水牛角刮痧板刮痧具有清热泻火、凉血解毒、行气活血、发散外邪、安神定惊等功效。水牛角刮痧板经久耐用，易于保存，不伤皮肤，可刮可按，便于操作。

临床也有使用天然黄牛角、羊角制成的刮痧板，其色泽淡黄，呈半透明状，有絮状条纹，无论药性还是外观均比水牛角刮痧板稍逊一筹。

（2）玉质、石质刮痧板（见图1-2）

天然美玉、玛瑙制成的玉质刮痧板因有较好的养颜润肤、祛斑抗皱功效，故主要用于美容、美体；使用天然木鱼石、泗滨浮石等各种石材制成的石质刮痧板，因具有发散行气、活血润养的作用，故多用于保健刮痧。但玉质、石质刮痧板均易碎裂，不耐久用。

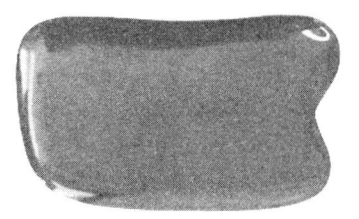

图1-1　角质刮痧板

图1-2　石质刮痧板

（3）三棱针

三棱针是专门用来刺痧和放痧的一种刮痧工具，多以不锈钢制成，外表镀银，头部呈尖锐的三棱锥形，针柄呈圆柱状，长8～10cm，直径2～3cm。

（4）其他

民间使用的刮痧器具种类繁多，因经常面对急重证候，故多就地取材，力求简便实用，如圆润的卵石，边缘光滑的汤匙、小碗、杯盘、木梳，柔软的苎麻团、棉纱团、丝瓜络，坚硬的兽骨、贝壳等均可作为刮痧器具。

2. 器具的保养

刮痧板使用后，需要做一些清洁和保养。先使用干净的软布或湿巾将刮痧板擦拭干净，然后放在干净的抽屉保存。一般不用水洗，更不可用化学洗液，水洗很可能因干燥不及时使得刮痧板出现干裂及变形。可以在擦干净后，在刮痧板表面涂上一层保护油，如橄榄油或润肤油。

牛角刮痧板具有生物活性和脆性，易碎，平时要好好保养。不用时应当放在通风干燥的地方，若长时间放在水边或经常碰撞，会出现裂纹。通常裂纹是无法修复的，要注意不能再次摔碰，使裂纹加深，也不要放在高温处，以免出现不同程度的弯曲或变形。

二、介质的种类、作用与选择使用

刮痧过程中，刮痧板直接作用在皮肤上，人体皮肤及皮下组织会受到一定的损伤，配合使用刮痧介质可避免刮痧板对皮肤的直接伤害。刮痧疗法应用的介质多种多样，其一方面可起到物理润滑的作用，另一方面也可起到清热解毒、活血化瘀等作用。临床上也可根据疾病的需要进行不同刮痧介质的配制，只要无过敏反应，均可以使用。

目前常用的刮痧介质如下。

1. 液体类

液体类介质如水、红花油、麻油、紫草油及一些特制的刮痧油，主要有开泄腠理、活血化瘀之功。

2. 乳剂类

乳剂类介质如凡士林、双氯芬酸、霜类，主要有光滑、滋润、止痛之功。

3. 药剂类

药剂类介质如根据临床证候辨证而特制的活血化瘀类中草药制剂等，其中以刮痧油最为常见，主要有散风通络、活血止痛之效。

刮痧介质的运用以减少损伤、增强疗效为目的，伴随着人类与疾病的抗争，刮痧介质得到了长足发展。不同的疾病，选用相应的刮痧介质可取得更好的疗效。刮痧介质由仅使用水、油、凡士林发展到现在主要以油为溶剂配合药物使用，调理效果不断提高。

培训课程 4　消 毒 准 备

一、器具消毒

关于刮痧器具的消毒处理方式，依据《医疗机构环境表面清洁与消毒管理规范》，遵循先清洁、再消毒的原则，采取湿式消毒的方法或采用消毒湿巾。要求做到干净、干燥、无尘、无污垢、无碎屑、无异味。刮痧器具若重复使用，应一人一用一清洁一消毒。含氯消毒剂浓度为 500～1 000 mg/L，若器具被血液等污染，含氯消毒剂浓度应为 2 000～5 000 mg/L。处理完毕，将刮痧器具放置于清洁容器内保存。

二、保健调理室清洁和消毒

对于保健调理室的清洁与消毒，多采用含氯消毒液擦拭。治疗床与顾客的皮肤直接接触，是病原体的潜在居所及传播途径，若常规消毒不够仔细，易导致交叉感染。除保持常规更换频次外，还应注意及时更换沾染顾客血液、体液、分泌物等的垫单，切断传播途径，降低交叉感染的风险。

三、保健调理师自身消毒

刮痧前的消毒准备除了刮痧器具的消毒之外，还包括保健调理师自身的消毒。根据2017年7月国家中医药管理局、国家卫生计生委印发的《中医医疗技术相关性感染预防与控制指南（试行）》中的相关规定，医务人员应当按照标准预防原则，穿工作服，必要时戴帽子、口罩、手套等；操作前使用六步洗手法洗手或进行手消毒。刮痧后应用清洁纸巾、毛巾或棉球将刮拭部位的介质擦净。

四、保健调理部位消毒

在刮痧施治过程中，对于刮痧部位的消毒也应规范化，避免后续交叉感染。刮拭时，让顾客充分暴露被刮部位，事先做好皮肤清洁工作，用酒精在待施术部位消毒后方可刮拭。

培训课程 5　服 务 准 备

一、刮痧调理方法

1. 持板方式（见图 1-3）

刮痧施治过程中，常用一把抓式握板，即握空拳，刮痧板置于拇指和其余四指之间，刮痧板的前1/3或后1/3或拐角处接触皮肤，与选刮部位的皮肤吸附、紧贴并与刮拭方向保持45°～90°，施行各种手法进行刮拭。施刮时，朝一个方向或来回反复进行刮拭，动作要轻柔而有节奏感，长度适中。以治疗为目的时，刮痧板薄的一侧紧贴被刮部位，保健时则用厚的一侧紧贴被刮部位。持板时要注意以下几点。

（1）沉肩

一把抓式握刮痧板，肩关节放松，手臂自然下垂。若肩部不放松，调理师上肢容易产生酸痛、疲劳感，会使运板动作受到牵制，影响刮痧效果。

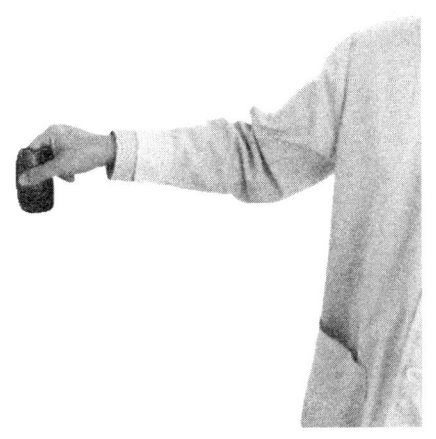

图1-3 持板方式

（2）垂肘

肘关节自然弯曲下垂，要使肘部位置略低于腕部、肩部。摆动前臂，带动腕部，同时注意腕部尺侧要略低于桡侧，这样利于导力，不致疲劳。

（3）运腕

腕关节自然放松，腕部略悬屈，腕部向下按压发力，切不可呈绷紧状，要求运动灵活自如。刮拭时腕部发力，通过腕部自然而有节奏的摆动，将力作用到被刮部位。

2. 刮痧手法

以刮痧板的薄边、厚边和棱角在人体皮肤上进行单向或来回反复刮拭，称为刮痧手法。针对不同身体部位变换刮痧时的手法，才能更好地刮拭到各个部位。治疗疾病多用薄边刮拭皮肤，保健强身多用厚边刮拭皮肤；关节附近凹陷处的腧穴和需要点按的腧穴多用棱角进行操作，鼻梁、手指、脚趾等凸曲面部位多用刮痧板的凹槽进行操作，以便获得最大的接触面，取得更为理想的效果。常见的刮痧手法包括刮法、按揉法、点法、拍法、啄法、颤法、叩击法、摩法、擦法、厉刮法、梳理经气法等。

（1）刮法（见图1-4）

以刮痧板的薄边或厚边在人体皮肤上进行直行或横行的单向刮拭，称为刮法。刮法在诸多操作方法中是最为常用、最为基础的方法，临床主要用于出痧。刮法又分为面刮法和角刮法。面刮法适用于身体比较平坦的部位、经络和穴位；角刮法多用于肩部及胸部等部位、经络和穴位。使用刮法刮痧时，刮痧板应与刮拭方向的皮肤呈45°～90°，刮拭线、面应尽量拉长，用力均匀，刮痧前应在待刮部位的皮肤表面涂抹刮痧介质。调理疾病时，应用刮痧板的薄边接触皮肤，尽可能让顾客出痧，刮拭儿童时不必强求出痧;一般保健刮痧时,应用刮痧板的厚边接触顾客皮肤或隔衣而刮,不必强求出痧。

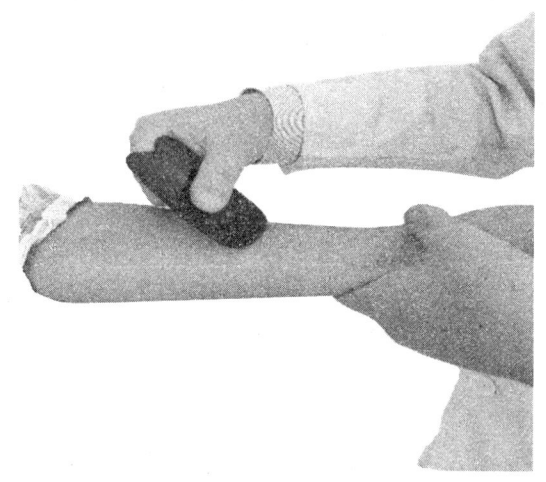

图 1-4 刮法

(2)按揉法(见图 1-5)

应用刮痧板整个厚边或厚边棱角在施治部位的皮肤、腧穴上按而留之,同时进行前后、左右、内旋、外旋揉动的方法称为按揉法。此法没有出痧效果,但临床比较常用,主要是在刮拭出痧后,针对经络、腧穴、病灶进行由点及面的刺激,胸胁部禁用。操作时动作应连续、均匀、轻柔,当达到一定深度时,受术部位会有明显的酸、麻、胀、痛等得气感,这时停留约 5 s,着力可由轻渐渐加重,再由重逐渐减轻。

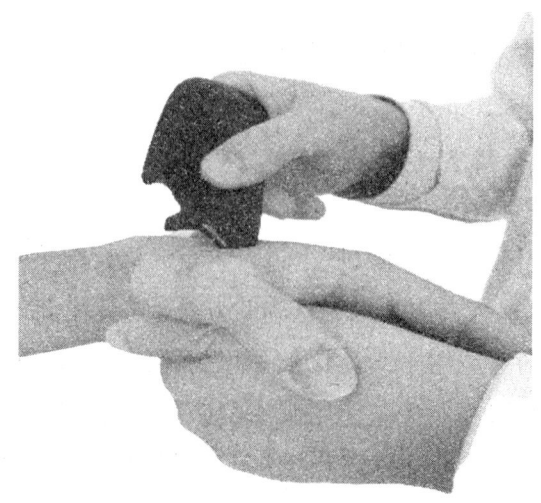

图 1-5 按揉法

（3）点法

应用刮痧板厚边或薄边的棱角着力于腧穴皮肤，用力点按深层组织的方法，称为点法。此法没有出痧效果，临床主要针对无骨骼的软组织处及关节缝隙、骨骼之间的腧穴进行点按，是一种刺激性较强的手法。施术时垂直点按施术部位，由轻到重，逐渐加力，片刻后猛然抬起，使肌肉复原，然后多次重复这个过程，手法连贯。

（4）拍法（见图1-6）

应用刮痧板板面或手掌拍击施治部位的方法，称为拍法。此法主要针对经络循行线及相应皮部进行刺激，局部反复重拍可有出痧效果。拍击时一定要在拍打部位先涂刮痧润滑剂，施力时臂部放松，腕关节自然屈伸，着力大小保持均匀、适度，切忌忽轻忽重，一般以腕关节为中心带动刮痧板拍击为轻力，以肘关节带动刮痧板拍击为重力，对小儿、年老者、体弱者慎用。

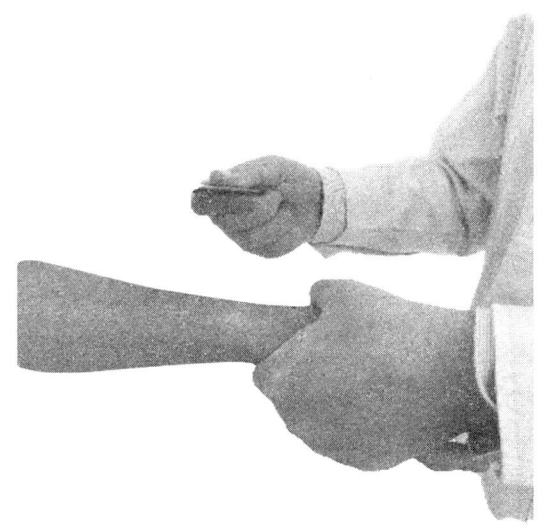

图1-6 拍法

（5）啄法（见图1-7）

应用刮痧板厚边的棱角以腕部自然地上下屈伸、摆动带动刮痧板，于施治部位进行垂直啄击的方法称为啄法。此法没有出痧效果，常用于肩部、背部及肌肉丰厚处的深部腧穴。使用啄法刮痧时，刮痧板与体表垂直，用力均匀地对施治部位进行操作，啄击动作宜快速轻巧，力度宜适中，切忌向下滑动砍击皮肤。

（6）颤法

用刮痧板厚边棱角着力于施术部位，以腕部做快

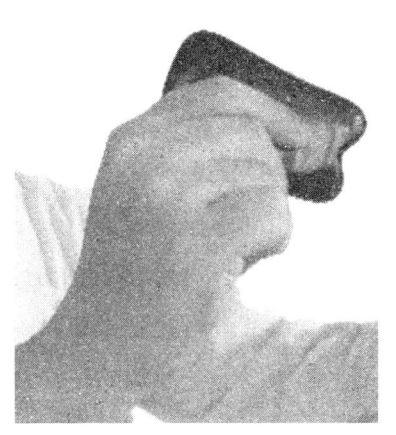

图1-7 啄法

速、有节奏且摆动细微的颤动,每分钟颤动应超过100次,或在颤动时按经络走向逐渐移动刮痧板,使顾客产生舒适感。此法常用于缓解痉挛性疼痛,多用于头部、腹部及四肢关节间隙。

(7)叩击法

应用刮痧板厚边棱角用力、快速、垂直地叩击施术部位的方法称为叩击法。操作时应有节奏,叩击起落间动作应干脆利落,速度、力量应均匀。此法没有出痧效果,但有较强冲击感,主要用于肩背及下肢等肌肉丰厚处深部腧穴的部位。对严重心脏病患者及小儿、年老者、体虚者慎用。

(8)摩法(见图1-8)

应用刮痧板板面附着在顾客皮肤上,以腕关节为中心,做有节奏环旋运动的方法称为摩法。此法没有出痧效果,常用于在刮痧即将结束时舒展肩、背、腰、骶部等刮拭部位的肌肤,促进皮肤对刮痧油的吸收。以刮痧板板面附着在施治部位上,腕部顺时针或逆时针环转,以肩、背、腰、骶部的顺序和缓地进行边环转边移动的操作,此时环转移动的力量大于向下的压力,可以舒缓出痧部位的皮肤,使刮痧油被较好地布散、吸收。

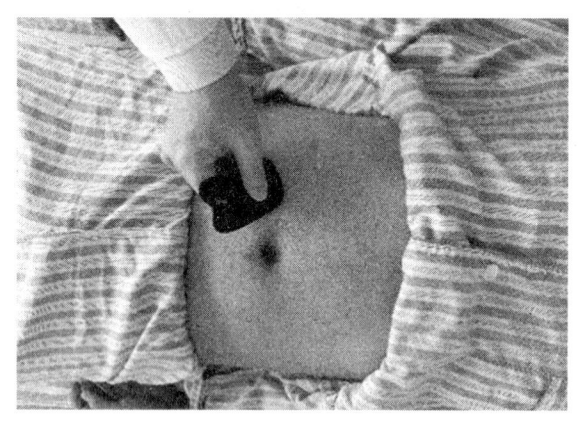

图1-8 摩法

(9)擦法

应用刮痧板厚边紧贴于施治部位皮肤,快速做直线往返的摩擦运动,使局部产生热量并向身体深部透入的方法称为擦法。此法没有出痧效果,常于刮痧即将结束时,对腰、骶部进行此项操作,可以促进下肢气血运行,增强治疗的舒适感。调理师手持刮痧板,以整个厚边贴住顾客的施治部位,一般不用重力下压,而是用力横向前后推拉,直线往返,速度为100次/min左右。操作应一气呵成,不能停顿。此法可加速气血运行，产生的热量可渗透深达小腹，使顾客感觉非常舒适。

（10）厉刮法（见图1-9）

应用刮痧板厚边或薄边的棱角垂直于施术部位，刮痧板始终不离开皮肤，并施以一定压力做短距离（约1寸长）前后或左右摩擦运动的方法称为厉刮法。此法没有出痧效果，常用于头部全息穴区，一般不用重力下压，而是前后或左右摩擦，直至刮拭部位发热为止。

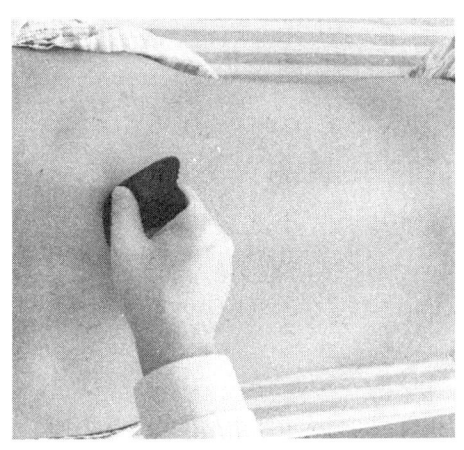

图1-9　厉刮法

（11）梳理经气法（见图1-10）

应用刮痧板厚边的棱角着力于施治部位皮肤，按经络走向，用刮痧板循经刮拭的方法称为梳理经气法。此法常用于保健刮痧时对经络进行整体调理，松弛肌肉，消除疲劳。操作时用力宜轻柔均匀，平衡和缓，连续不断；刮拭面宜长，一般从肘膝关节部位刮至指趾尖。

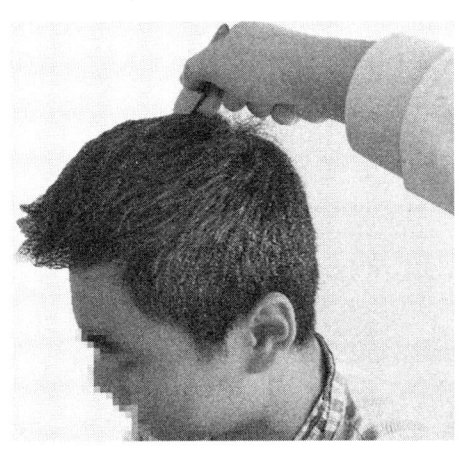

图1-10　梳理经气法

3. 刮痧顺序与方向

整体刮痧的顺序是自上而下，即先头部、颈部、背腰部、胸腹部，末四肢部，此为一般的原则，实际操作时可根据背腰部及胸腹部病情决定刮拭的先后顺序。每个部位一般先刮阳经，再刮阴经；先刮拭身体左侧，再刮拭身体右侧。十四经的基本刮痧方向应遵循经络循行"阴升阳降"的原则，至于具体刮痧手法，本书分别详细叙述于分部刮痧方法中。

二、刮痧调理部位与体位选择

1. 刮痧调理部位

顾客可接受刮痧调理的部位范围较广，选择较多，可结合顾客症状、体征，以及中医基础理论及经络腧穴等相关专业知识，辨病辨证后选择具体施治部位，如头面部、颈项部、前胸部、后背部、上肢及下肢部等。

2. 体位选择

顾客的体位是否适当，直接关系到刮痧的保健调理效果，一般应以调理师能够准确循经取穴、操作方便，顾客自然舒适并能持久配合为原则。刮痧调理的常用体位有以下几种。

（1）仰卧位：适用于对头面、胸腹、颈及四肢前侧刮痧，如图1-11所示。

（2）俯卧位：适用于对头项、肩、背腰、臀及四肢后侧刮痧，如图1-12所示。

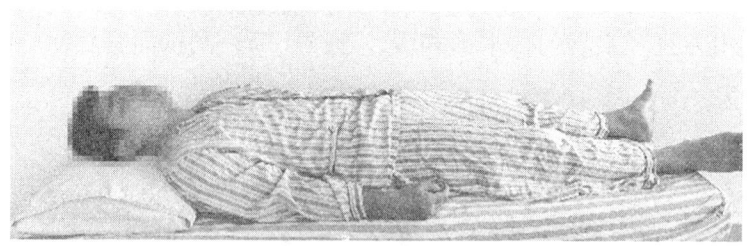

图1-11 仰卧位

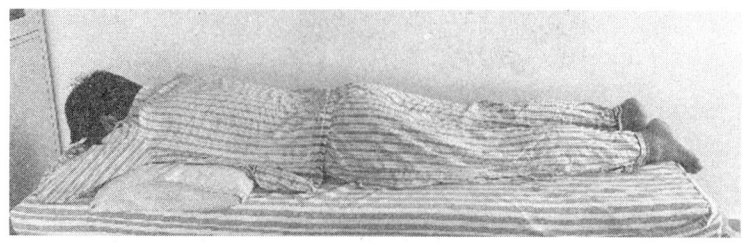

图1-12 俯卧位

(3)侧卧位：适用于对头面一侧、颈项和侧腹、侧胸及上下肢一侧刮痧。

(4)仰靠坐位：适用于对头前、颜面、颈前、胸部、四肢刮痧，如图1-13所示。

(5)俯伏坐位：适用于对头后、肩项、背部及上肢刮痧，如图1-14所示。

(6)侧伏坐位：适用于对头侧、面颊、耳部、颈侧刮痧。

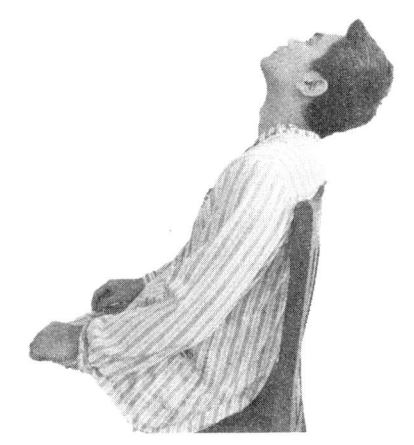

图1-13 仰靠坐位

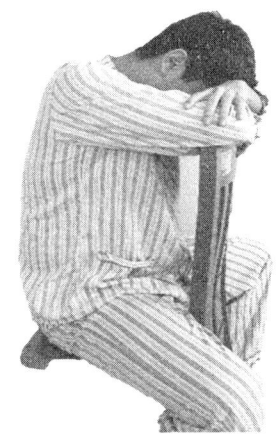

图1-14 俯伏坐位

职业模块 2
躯干四肢部刮痧保健调理

培训课程 1　颈肩部调理

一、颈肩部经脉循行部位、常用穴位定位

1. 颈项部循行经脉

颈项部循行经脉自中线向两侧依次是督脉、足太阳膀胱经、足少阳胆经、手少阳三焦经、手太阳小肠经。

2. 肩背部循行经脉

肩背部循行经脉自中线向两侧依次是：督脉、足太阳膀胱经、手太阳小肠经、手少阳三焦经、足少阳胆经。

3. 颈肩部常用穴位

颈肩部常用穴位包括哑门、大椎、天柱、大杼、风池、肩井、肩中俞、肩外俞、肩髃、天宗等，如图 2-1 所示。

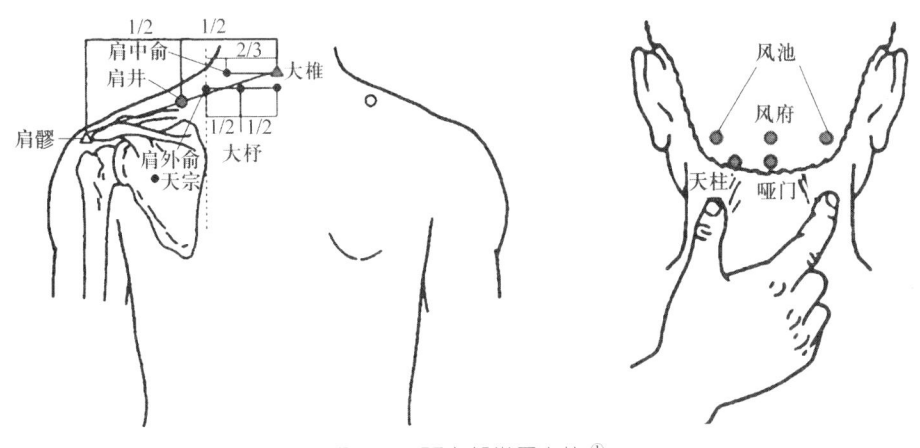

图 2-1　颈肩部常用穴位[①]

二、颈肩部刮痧的正确体位

对颈肩部刮痧时，顾客取俯伏坐位或俯卧位为正确体位。

---

① 本图按骨度分寸法取穴，余同。

三、颈肩部经脉循行部位、常用穴位刮痧操作方法和流程

流程1　颈肩部分区行刮法操作（见图2-2）

（1）颈肩正中部：从哑门由上到下刮拭至大椎，为督脉颈部循行区域。

（2）颈肩两侧部：从风池开始向肩部两侧刮拭，沿足太阳膀胱经、足少阳胆经、手太阳小肠经、手少阳三焦经、手太阴肺经循行线行刮法，经过肩井、肩中俞、肩外俞、天髎、秉风、巨骨等腧穴。刮法操作至局部出痧为宜。

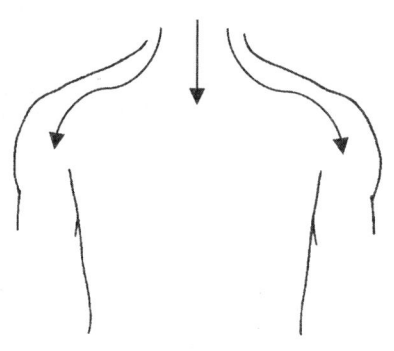

图2-2　颈肩部刮痧法

流程2　颈肩部分区行揉法操作

（1）沿经脉循行线行边揉法。

（2）在腧穴及病灶区行角揉法。

流程3　颈肩部分区行推法操作

（1）沿经脉循行线行角推法。

（2）沿条索状病灶轴线行角推法。

流程4　颈肩部分区行点按法操作

（1）在哑门、天柱、大杼、风池、肩井、肩中俞、肩外俞、天宗等穴位行按法。

（2）在大椎、巨骨、肩髎等穴位行点法。

流程5　颈肩部分区行颤法/啄法操作

（1）在肩井、天宗等肌肉丰厚处行颤法放松局部。

（2）在肩井、天宗等肌肉丰厚处行啄法放松局部。

流程6　颈肩部分区行结束手法操作

（1）在颈肩部行摩法促进刮痧油吸收。

（2）在颈肩部沿经脉循行线行叩击法加强疗效。

四、颈肩部刮痧保健主治病证

1. 颈肩部疾病：落枕、颈椎病、肩周炎等。
2. 头部、咽喉等部位疾病：头痛、感冒、近视、咽喉肿痛等。

五、颈肩部刮痧保健注意事项

1. 刮拭肩部两侧时，刮线尽量拉长，即从风池刮至肩髎。

2. 颈部棘突突出时，可用刮痧板在两棘突之间进行刮拭。
3. 肩部肌肉丰厚，刮拭时用力可稍重。
4. 避开皮下不明原因的包块、感染灶、痔、瘤等部位。
5. 刮拭颈肩部宜出痧。
6. 点法、按法、啄法、叩击法忌用暴力，避开骨性突起部位。

培训课程 2　背腰部调理

一、背腰部经脉循行部位、常用穴位定位

1. 背腰部循行经脉

背腰部循行经脉自中线向两侧依次是督脉、足太阳膀胱经第一侧线、足太阳膀胱经第二侧线。

2. 背腰部常用穴位

背腰部常用穴位包括身柱、神道、至阳、命门、腰阳关、大杼、风门、肺俞、心俞、膈俞、肝俞、脾俞、肾俞、大肠俞、膀胱俞、白环俞、附分、膏肓、志室、秩边等，如图 2-3 所示。

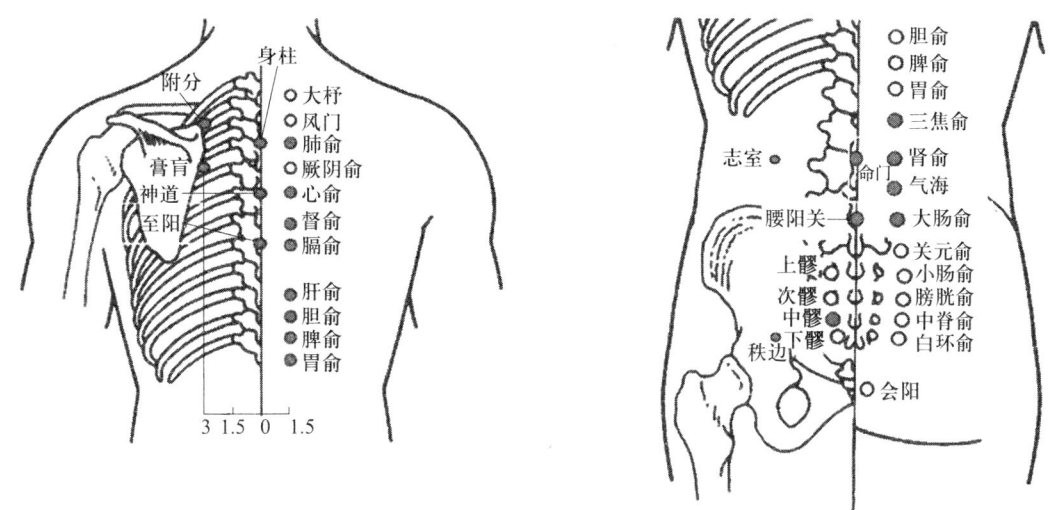

图 2-3　背腰部常用穴位

二、背腰部刮痧的正确体位

背腰部刮痧时，顾客取俯卧位为正确体位。

三、背腰部经脉循行部位、常用穴位刮痧操作方法和流程

流程1　背腰部分区行刮法操作（见图2-4）

（1）背腰正中部：从上往下刮拭，从大椎起，依次经过陶道、身柱、神道等穴，分段刮至长强，为督脉胸、腰、骶部的循行区域。

（2）背腰两侧部：从上向下沿足太阳膀胱经背部第一、第二侧线循行线刮拭，从大杼开始经过风门、附分、肺俞、魄户、膈俞、膏肓、胃俞等穴位，分段刮至白环俞、秩边。刮法操作至局部出痧为宜。

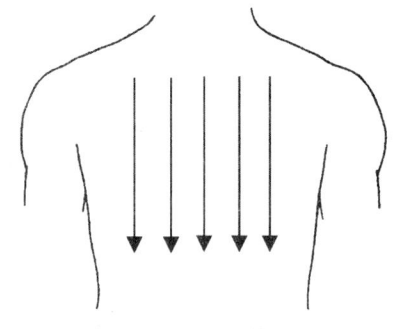

图2-4　背腰部刮痧法

流程2　背腰部分区行揉法操作

（1）沿经脉循行线行边揉法。

（2）在常用穴位及病灶区行角揉法。

流程3　背腰部分区行推法操作

（1）沿足太阳膀胱经循行线行角推法。

（2）沿条索状病灶轴线行角推法。

流程4　背腰部分区行点按法操作

（1）在足太阳膀胱经的穴位上行按法。

（2）在督脉的穴位上行点法。

流程5　背腰部分区行颤法/啄法操作

（1）在背部足太阳膀胱经第一侧线肌肉丰厚处行颤法/啄法放松局部。

（2）在腰部肌肉丰厚处行颤法/啄法放松局部。

流程6　背腰部分区行结束手法操作

（1）在背部行摩法促进刮痧油吸收。

（2）在腰骶部行擦法促进气血运行。

（3）在背部沿足太阳膀胱经第一侧线行叩击法加强疗效。

（4）在腰部沿足太阳膀胱经循行线行叩击法加强疗效。

四、背腰部刮痧保健主治病证

1. 全身疾病

背俞为脏腑经气输注背腰部之处，可治疗五脏六腑疾病，尤其是五脏虚证。

2. 局部疾病

腰背部肌筋膜炎、腰椎间盘突出症、急性腰扭伤等。

五、背腰部刮痧保健注意事项

1. 避开皮下不明原因的包块、感染灶、痔、瘤等部位。

2. 刮拭背部正中时手法应轻柔，不可用力过重，以免损伤脊椎。身体瘦小脊椎棘突突出者，可由上向下在两棘突间刮拭。

3. 背部刮拭一般分段刮拭，刮线尽量拉长，要求出痧。

4. 刮拭背部两侧（膀胱经背部第一、第二侧线）时，视顾客病情、体质选用不同的补泻手法。

培训课程 3　胸腹部调理

一、胸腹部经脉循行部位、常用穴位定位

1. 胸部循行经脉

胸部循行经脉自中线向两侧依次是任脉、足少阴肾经、足阳明胃经、手厥阴心包经、足太阴脾经、足少阳胆经。

2. 腹部循行经脉

腹部循行经脉自中线向两侧依次是任脉、足少阴肾经、足阳明胃经、足太阴脾经、足厥阴肝经、足少阳胆经。

3. 胸腹部常用穴位

胸腹部常用穴位包括天突、膻中、中脘、下脘、神阙、气海、关元、中极、膺窗、梁门、天枢、归来、天池等，如图 2-5 所示。

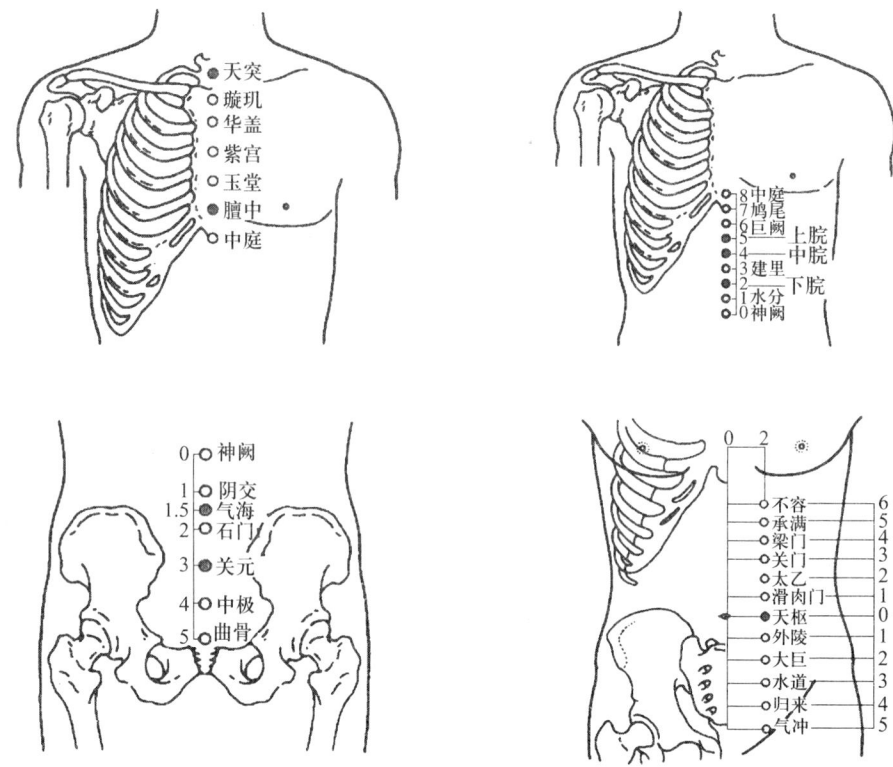

图 2-5 胸腹部常用穴位

二、胸腹部刮痧的正确体位

胸腹部刮痧时，顾客取仰卧位为正确体位。

三、胸部经脉循行部位、常用穴位刮痧操作方法和流程

流程 1　胸部分区行刮法操作（见图 2-6）

（1）胸部正中：从天突至鸠尾由上到下刮拭，经过璇玑、华盖、紫宫、玉堂、膻中、中庭，为任脉循行区域。

（2）胸部两侧：从胸骨两侧由内向外刮拭，经过神封、灵墟、膺窗、屋翳、天池、天溪、胸乡、周荣等腧穴，主要为手三阴经、足三阴经、足阳明胃经循行区域。刮法操作至局部出痧为宜。

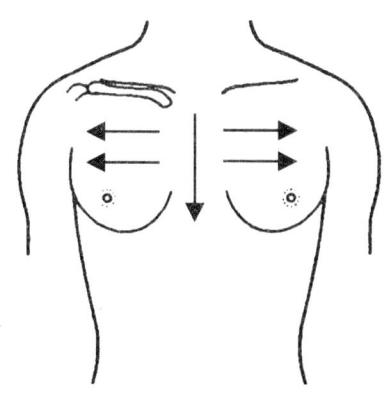

图 2-6　胸部刮痧法

流程 2　胸部分区行揉法操作

（1）沿肋间行边揉法。

（2）在常用穴位及病灶区行角揉法。

流程 3　胸部分区行推法操作

沿肋间行角推法。

流程 4　胸部分区行点按法操作

在胸部穴位行点法。

流程 5　胸部分区行颤法操作

在胸部穴位处行颤法放松局部。

流程 6　胸部分区行结束手法操作

在胸部行摩法促进刮痧油吸收。

四、腹部经脉循行部位、常用穴位刮痧操作方法和流程

流程 1　腹部分区行刮法操作（见图 2-7）

（1）腹部正中：从鸠尾至水分、从阴交至曲骨由上至下刮拭，经过巨阙、上脘、中脘、建里、下脘、水分、阴交、气海、石门、关元、中极、曲骨，为任脉循行线。

（2）腹部两侧：从幽门、不容、腹哀向下刮拭，经过肓俞、天枢、腹结至横骨、气冲、府舍等腧穴，主要为足少阴肾经、足阳明胃经、足太阴脾经循行线。刮法操作至局部出痧为宜。

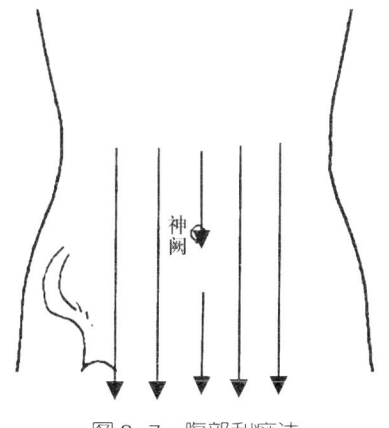

图 2-7　腹部刮痧法

流程 2　腹部分区行揉法操作

（1）沿任脉、足阳明胃经、足太阴脾经循行线行边揉法。

（2）在常用穴位行角揉法。

流程 3　腹部分区行推法操作

沿任脉、足阳明胃经、足太阴脾经循行线行角推法。

流程 4　腹部分区行点按法操作

在任脉、足阳明胃经、足太阴脾经的穴位上行按法。

流程 5　腹部分区行颤法操作

在腹部常用穴位行颤法放松局部。

流程 6　腹部分区行结束手法操作

在腹部行摩法促进刮痧油吸收。

五、胸腹部刮痧保健主治病证

1. 胸部

（1）心肺疾病：冠心病、心绞痛、心律不齐、支气管哮喘、慢性支气管炎等。

（2）乳腺疾病：乳腺增生、乳腺纤维腺瘤、乳腺炎等。

2. 腹部

（1）内科疾病：胃痛、呕吐、呃逆、便秘、泄泻、慢性肝炎、胆囊炎等肝胆、脾胃、大小肠、肾与膀胱疾病。

（2）妇科疾病：月经不调、不孕症、更年期综合征等。

（3）男科疾病：前列腺炎、前列腺增生等。

六、胸腹部刮痧保健注意事项

1. 刮拭胸部正中时，刮痧板与皮肤角度不宜过大，动作应轻柔。

2. 刮拭侧胸部时，一般采用平补平泻法或补法。久病体虚或胸部肌肉消瘦的顾客，可用刮痧板棱角沿肋间隙刮拭。

3. 消化道出血、消化道穿孔、妊娠、肝硬化腹水、近期有腹部手术史者禁止在腹部刮痧。

4. 空腹或饭后 0.5 h 内禁止在腹部刮痧。

5. 乳头部、神阙禁止刮拭。

培训课程 4　四肢部调理

一、四肢部经脉循行部位、常用穴位定位

1. 上肢部循行经脉

上肢部循行经脉包括手太阴肺经、手少阴心经、手厥阴心包经、手阳明大肠经、手太阳小肠经和手少阳三焦经。

2. 下肢部循行经脉

下肢部循行经脉包括足太阴脾经、足少阴肾经、足厥阴肝经、足阳明胃经、足太阳膀胱经和足少阳胆经。

3. 四肢部常用穴位

四肢部常用穴位包括尺泽、曲池、三阴交、阳陵泉、足三里等，如图2-8所示。

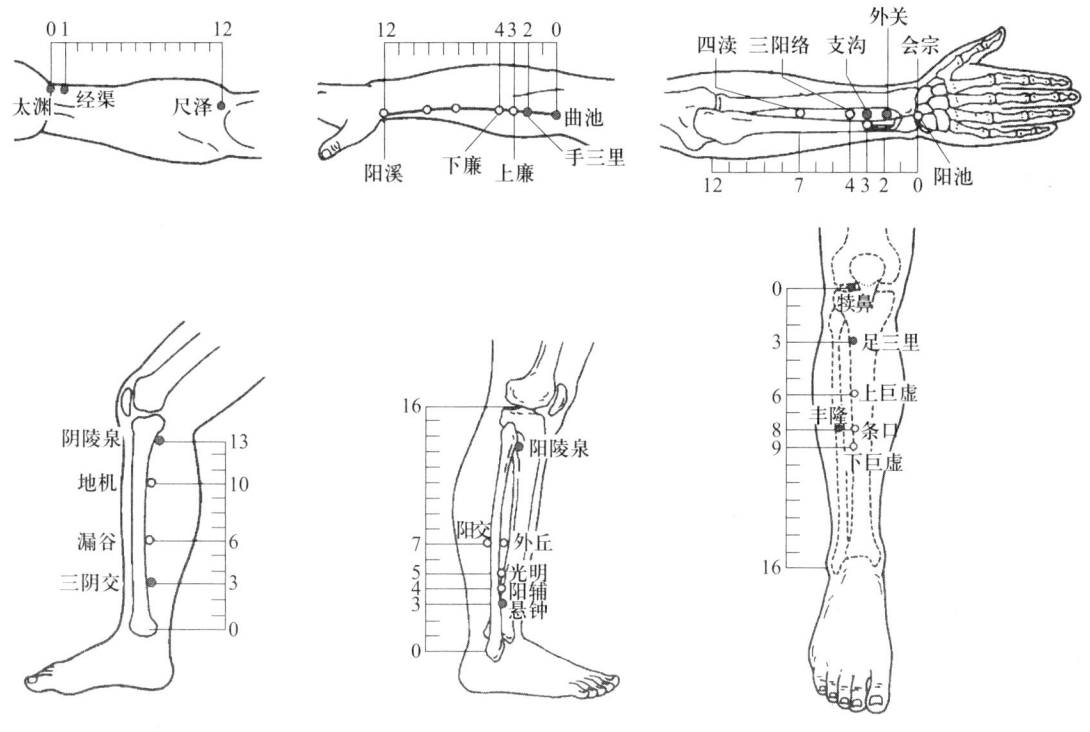

图2-8 四肢部常用穴位

二、四肢部刮痧的正确体位

1. 对上肢部刮痧时，顾客取仰卧位、侧卧位或正坐位为正确体位。
2. 对下肢部刮痧时，顾客取仰卧位、俯卧位或侧卧位为正确体位。

三、上肢部经脉循行部位、常用穴位的刮痧操作方法和流程

流程1　上肢部分区行刮法操作（见图2-9）

（1）上肢内侧部：从上向下刮拭，经过天府、尺泽、孔最、青灵、少海、灵道、天泉、曲泽、郄门等腧穴，为手太阴肺经、手少阴心经、手厥阴心包经循行区域。

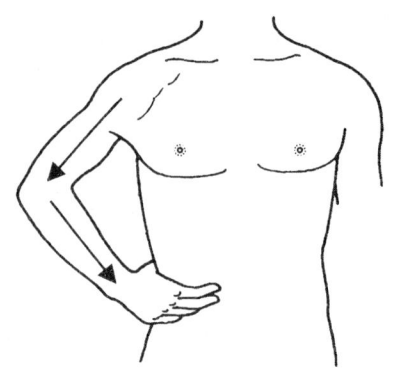

图 2-9　上肢部刮痧法

（2）上肢外侧部：从上向下刮拭，经过臂臑、曲池、偏历、肩贞、小海、支正、臑会、天井、四渎等腧穴，为手阳明大肠经、手太阳小肠经、手少阳三焦经循行区域。

流程 2　上肢部分区行揉法操作

（1）沿手三阴经、手三阳经循行线行边揉法。

（2）在腧穴及病灶区行角揉法。

流程 3　上肢部分区行推法操作

（1）沿经脉循行线行角推法。

（2）沿条索状病灶轴线行角推法。

流程 4　上肢部分区行点按法操作

（1）在曲池、臂臑、手三里、臑会、孔最等穴位行按法。

（2）在列缺、神门、少海等穴位行点法。

流程 5　上肢部分区行颤法/啄法操作

（1）在臂臑、臑会等肌肉丰厚处行颤法放松局部。

（2）在臂臑、臑会等肌肉丰厚处行啄法放松局部。

流程 6　上肢部分区行结束手法操作

（1）在上肢部行摩法促进刮痧油吸收。

（2）在上肢部沿经脉循行线行叩击法加强疗效。

四、下肢部经脉循行部位、常用穴位的刮痧操作方法和流程

流程 1　下肢部分区行刮法操作（见图 2-10）

（1）下肢内侧部：从上向下刮拭，经过箕门、血海、三阴交、阴谷、复溜、

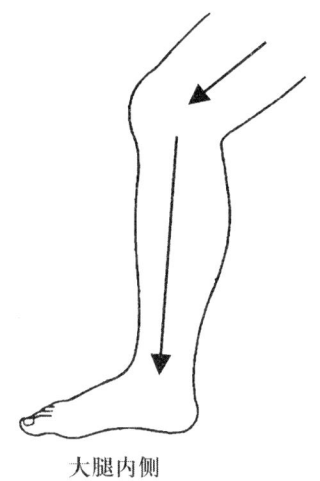
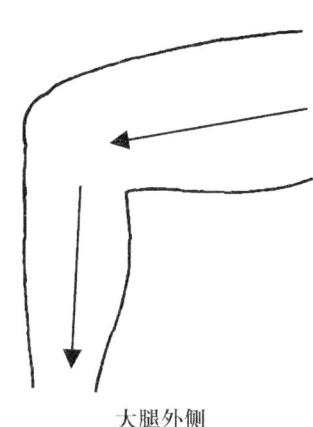

大腿内侧　　　　　　　　　　　　　大腿外侧

图 2-10　下肢部刮痧法

足五里、曲泉、蠡沟等腧穴，为足太阴脾经、足少阴肾经、足厥阴肝经循行区域。

（2）下肢外侧部、前面部、后面部：从上向下刮拭，经过风市、阳陵泉、伏兔、足三里、殷门、委中、承山等腧穴，为足少阳胆经、足阳明胃经、足太阳膀胱经循行区域。

流程 2　下肢部分区行揉法操作

（1）沿足三阴经、足三阳经循行线行边揉法。

（2）在腧穴及病灶区行角揉法。

流程 3　下肢部分区行推法操作

（1）沿经脉循行线行角推法。

（2）沿条索状病灶轴线行角推法。

流程 4　下肢部分区行点按法操作

（1）在足三里、风市、血海、伏兔、三阴交等穴位行按法。

（2）在犊鼻、内膝眼等穴位行点法。

流程 5　下肢部分区行颤法 / 啄法操作

（1）在伏兔、环跳等肌肉丰厚处行颤法放松局部。

（2）在伏兔、环跳等肌肉丰厚处行啄法放松局部。

流程 6　下肢部分区行结束手法操作

（1）在下肢部行摩法促进刮痧油吸收。

（2）在下肢部沿经脉循行线行叩击法加强疗效。

五、四肢部刮痧保健主治病证

1. 全身疾病

"经脉所过，主治所及"，且五输穴均在肘膝关节以下，故可治疗十二经脉所对应的脏腑疾病。

2. 局部疾病

关节炎、肢体麻木等。

六、四肢部刮痧保健注意事项

1. 四肢部刮拭时，应尽量拉长刮线，避开关节凸面，关节部位不可强力重刮。
2. 四肢部腧穴多使用点法、按法等手法，肘部和腘窝处可用拍法。
3. 刮拭时避开皮下不明原因包块、皮肤破损、感染灶等。
4. 急性骨伤、筋伤部位不宜刮拭。
5. 膝关节内积水患者不宜局部用刮法，可局部点按或选择远端腧穴进行刮拭。
6. 下肢静脉曲张、水肿患者，避免刮痧。

培训课程 5　刮痧保健调理后的评估、整理与记录

学习单元 1　痧象判断处理

一、刮痧保健调理正常反应

1. 刮痧后皮肤的正常反应

刮痧调理后，由于病情不同，局部的皮肤表面可出现不同颜色、不同形态的痧象。痧色有鲜红、暗红、紫及青黑色之分，痧形有散在、密集、深在、浅表之别，痧态有斑块、斑点、水疱样、包块状、结节状的不同，出痧局部皮肤有明显的热感，这些均

为刮拭后的正常反应。顾客体质、病情、寒热虚实状态、平素服药情况、不同季节及室内温度等诸多方面因素，都会影响出痧的多少。健康人刮痧不出者，或患病但出痧较少者，不必强求出痧。

一般情况下，阳经、实证、热证、血瘀者较阴经、虚证、寒证、血虚者容易出痧；经常服用激素类药物者、肥胖人群、肌肉发达者、室温较低时均不易出痧。出痧多少与疗效不完全成正比，但实证、热证出痧多少与疗效关系密切。而对不易出痧的病证和部位，只要刮拭部位和方法正确即有疗效。

2. 刮痧后痧的变化

刮痧出痧后，痧的颜色、形态仍在不断变化，刮痧后约 30 min，皮肤表面的痧逐渐融合成片，深部痧块慢慢消失而逐渐向体表扩散；刮痧后约 12 h，深部痧块完全消退，皮肤表面的痧逐渐呈青紫色或青黑色；刮痧后 24～48 h，出痧表面的皮肤可偶有轻微触痛，出痧严重者局部皮肤表面自觉微微发热，皮温升高。如刮拭手法过重或刮拭时间过长，体质虚弱者会出现短时间的疲劳反应，24 h 内还可能会出现低热，经休息后即可恢复正常。

3. 刮痧后痧的消退

刮拭出痧后一般 5～7 天即可消退。痧消退的时间与病情的轻重、出痧部位、痧的颜色和深浅有密切关系。一般胸背部、上肢部颜色鲜红，皮下浅表的痧消退较快；下肢部、腹部颜色暗红、青紫，皮下深部的痧消退较慢。阴经所出的痧较阳经所出的痧消退慢，也有 2 周左右痧斑才完全消退者。

二、刮痧后异常情况、不良反应的处理和预防

1. 刮痧后异常情况、不良反应处理

在刮痧过程中，顾客出现头晕目眩、心慌、出冷汗、面色苍白、四肢厥冷、恶心欲呕等现象称为晕刮。晕刮时应立即停止刮拭，迅速让顾客平卧，取头低脚高位，并饮用温糖水。注意保暖，及时点按人中，用刮痧板按揉顾客百会、内关、合谷等穴，静卧片刻后即可恢复。若仍未恢复，应采取现代急救措施进行处理。

2. 刮痧后异常情况、不良反应预防

（1）对于初次接受刮痧、精神过度紧张或身体虚弱者，应提前做好解释工作，消除顾客对刮痧的恐惧心理。

（2）刮痧时手法宜轻，不在过饥、过饱、醉酒、疲劳、大渴时进行刮痧。

（3）选择正确的刮痧体位，使顾客感觉舒适。

（4）根据顾客体质、病情选用适当的刮拭手法，对体质虚弱、出汗、吐泻过多、失血过多等虚证，宜用补法。

（5）刮痧部位宜少而精，每次刮痧时间不宜过长。

（6）调理师在刮痧过程中要全神贯注，随时注意顾客精神变化，询问顾客的感受，一旦有不适情况，应及时纠正或采取处理措施，防患于未然。

学习单元2　保健调理整理与评分标准

一、刮痧调理部位清洁

刮痧后一般不需要进行特殊处理，用毛巾或纸巾将刮拭部位未吸收的刮痧润肤油擦干即可，也可用手掌在刮痧部位进行按摩，使润肤油被皮肤充分吸收以增加疗效。

二、刮痧工具和用品整理

1. 刮痧工具如刮痧板一定要注意清洁，用后清洗并用75%的医用酒精消毒。为避免交叉感染，最好专人专板固定使用。

2. 刮痧保暖用毛巾需要洗净晒干后收存备用。

三、刮痧保健调理评分标准（见表2-1）

表2-1　刮痧评分标准

项目		要求	应得分	扣分	得分	说明
素质要求		仪表大方，举止端庄，态度和蔼	5	10		
		着装规范	5			
操作前准备	调理师	对顾客评估正确、全面	5	23		
		洗手，戴口罩	3			
	物品	物品齐备，缺一样扣2分	6			
	顾客	核对姓名、部位、方法，解释	5			
		取合理体位，暴露刮痧部位，保暖	4			

续表

项目			要求	应得分	扣分	得分	说明
操作流程		定位	再次核对，确定腧穴部位和刮拭方法	5	37		
		施术	涂抹刮痧介质，介质选择合理	10			
			刮拭顺序、方向符合要求	5			
			刮拭力度均匀、柔和	5			
			刮至局部皮肤出痧或刮至相应时间，施刮时间合理	4			
		观察	观察局部皮肤及病情，询问顾客有无不适	3			
		刮毕	刮痧后清洁局部皮肤，嘱咐顾客刮后饮用温开水	5			
操作后		整理	整理床单，协助着衣	5	15		
			清理用物，归还原位，洗手	2			
		评价	刮拭部位准确度、皮肤状况、顾客感觉、目标达成度	6			
		记录	按要求记录并签名	2			
技术熟练			刮痧手法运用正确，动作熟练、轻柔	5	15		
咨询提问			回答完整、准确	10			
合计				100			

中级

职业模块 ③
头面部刮痧保健调理

培训课程 1 头部调理

一、头部经脉循行部位、常用穴位定位

1. 头部循行经脉

头部循行经脉为足阳明胃经、足太阳膀胱经、足少阳胆经、手少阳三焦经、督脉和足厥阴肝经。

2. 头部常用穴位

头部常用穴位包括百会、上星、神庭、承光、五处、目窗、头临泣、率谷、脑空等，如图 3-1 所示。

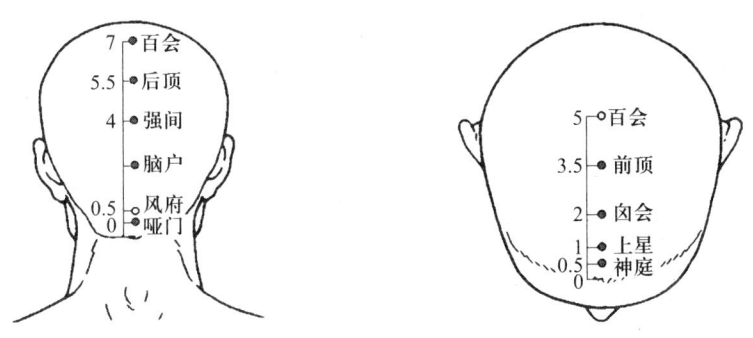

图 3-1 头部常用穴位

二、头部刮痧的正确体位

对头部刮痧时，顾客主要取仰卧位、侧卧位、俯卧位、仰靠坐位或俯伏坐位。

三、头部经脉循行部位、常用穴位的刮痧操作方法和流程

流程 1 头部分区行刮法操作

（1）头前部：从百会至前发际刮拭，经过前顶、囟会、上星、神庭、承光、五处、目窗、头临泣等腧穴，主要为督脉、足太阳膀胱经、足少阳胆经循行区域，如图 3-2 所示。

（2）头侧部：从头两侧太阳至风池刮拭，经过头维、颔厌、悬颅、率谷、浮白、脑空等腧穴，主要为足少阳胆经循行区域，如图3-3所示。

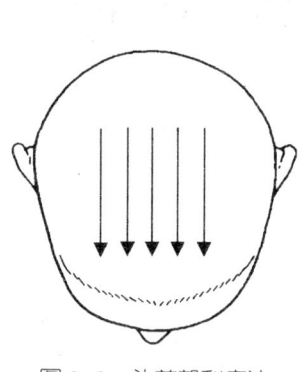

图3-2 头前部刮痧法

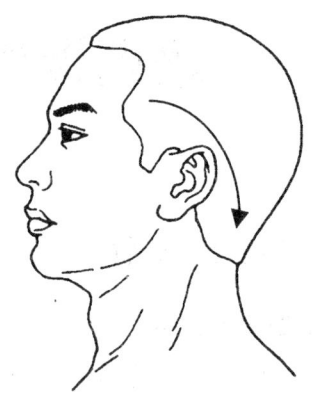

图3-3 头侧部刮痧法

（3）头后部、枕部：从百会至后发际刮拭，经过后顶、强间、脑户、风府、哑门、络却、玉枕、天柱等腧穴，主要为督脉、足太阳膀胱经循行区域，如图3-4所示。

（4）全头部：以百会为中心向四周刮拭全头部，主要为督脉、足太阳膀胱经、足少阳胆经、足阳明胃经循行区域，经过现代解剖学中大脑的运动区、感觉区、言语区、晕听区、视区等，如图3-5所示。

流程2　头部分区行揉法操作

（1）沿头部经脉循行线行边揉法。

（2）在常用腧穴及病灶区行角揉法。

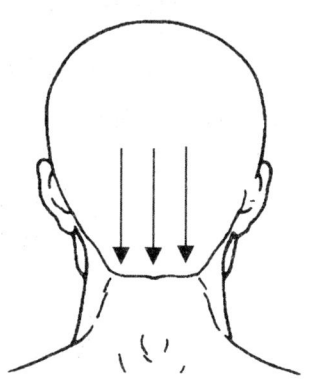

图3-4 头后部、枕部刮痧法

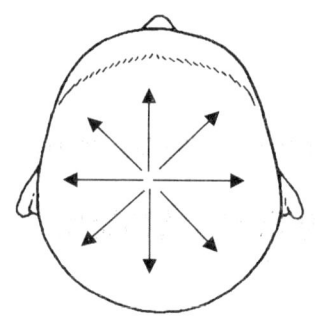

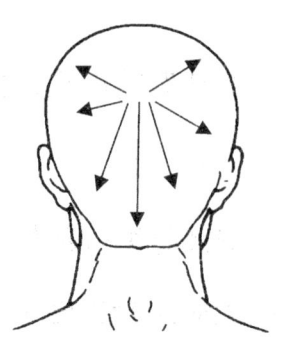

图3-5 全头部刮痧法

流程3　头部分区行推法操作

沿经脉循行线行角推法。

流程 4　头部分区行点法操作

在百会、神庭、率谷、脑空、上星等穴位行点法。

流程 5　头部分区行结束手法操作

在头部行摩法促进刮痧油吸收。

四、头部刮痧保健主治病证

1. 内科疾病

内科疾病有中风、头痛、眩晕、痴呆、高血压、健忘、失眠、感冒等。

2. 外科疾病

外科疾病有脱发、头发早白等。

五、头部刮痧保健注意事项

1. 头部刮痧无须涂抹活络油等介质。
2. 刮拭手法应采用补法或平补平泻法，刮至头皮发热或微热为止，不必出痧。
3. 刮拭时一手扶住顾客头部，一手刮拭，双手配合确保头部稳定和安全。
4. 刮拭时出现酸麻胀痛等得气感，属于正常现象。

培训课程 2　面 部 调 理

一、面部皮肤分类及特点

1. 中性皮肤

皮脂分泌量适中，介于干性皮肤和油性皮肤之间，对外界刺激不敏感，是健康理想的皮肤。中性皮肤易受季节变化的影响，冬天较干燥，夏天较油腻。

2. 干性皮肤

干性皮肤是由于皮脂腺分泌的减少及皮肤屏障损伤，造成经表皮失水增加，进一步造成皮肤角质层水分低于 10% 的肤质，分为缺水和缺油两种情况。

3. 油性皮肤

油性皮肤是因人体皮脂腺分泌旺盛所产生的肤质，面部油腻，不易清洁，有影响美观的油光，且易出现面部相应的皮肤疾病，如痤疮等。

4. 混合性皮肤

混合性皮肤兼有油性皮肤与干性皮肤的特性，表现为额部、鼻部、下颌部位油脂分泌旺盛，皮肤油腻、纹理粗、毛孔大，而面颊部常出现皮肤缺水表现。

5. 敏感皮肤

敏感皮肤是一种高度不耐受的皮肤状态，易受到各种因素的激惹而产生瘙痒、刺痛和烧灼等症状，皮肤外观正常或伴有轻度的脱屑、红斑和干燥。

二、面部骨骼形态及肌肉走向

1. 面部骨骼形态

面部骨骼主要由颧骨、上颌骨、下颌骨、腭骨和泪骨等组成，其中颧骨呈菱形，下颌骨呈弓形。

2. 面部肌肉走向

口轮匝肌和眼轮匝肌分别环绕口裂和眼裂，呈环形走向；额肌为上下方向走向；颧大肌、颧小肌、笑肌等面颊部肌肉一般为斜向上走向。

三、面部分区

1. 前额区

循经经脉主要为足阳明胃经、足太阳膀胱经、足少阳胆经和督脉。

2. 面颊区

循经经脉主要为足阳明胃经和手太阳小肠经。

3. 下颌区

循经经脉主要为足阳明胃经。

4. 眼周区

循经经脉主要为足三阳经。

四、面部经脉循行部位、常用穴位定位

1. 面部循行经脉

面部循行经脉分别是足阳明胃经、足太阳膀胱经、足少阳胆经、手阳明大肠经、

手太阳小肠经、手少阳三焦经、任脉、督脉、手少阴心经和足厥阴肝经。

2. 面部常用穴位

面部常用穴位包括印堂、攒竹、阳白、鱼腰、地仓、大迎、颊车、四白、颧髎、下关、牵正、听宫、听会、耳门等，如图3-6所示。

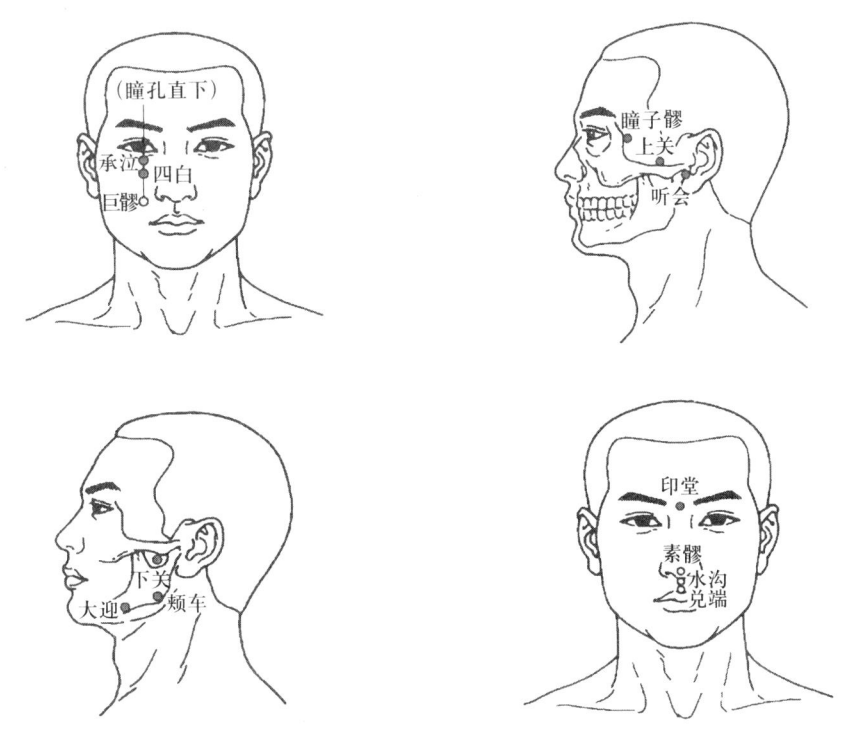

图3-6　面部常用穴位

五、面部刮痧的正确体位及常用介质

1. 对面部刮痧时，顾客主要取仰卧位、侧卧位或仰靠坐位。
2. 常用介质有刮痧乳、刮痧油、薄荷水等。

六、面部经脉循行部位、常用穴位的刮痧操作方法和流程

流程1　面部分区行刮法操作（见图3-7）

（1）前额部：从前额部前正中线向两侧刮拭，经过印堂、攒竹、阳白、鱼腰、丝竹空等腧穴，主要为足阳明胃经、足太阳膀胱经、足少阳胆经、督脉循行区域。

（2）面颊部：从鼻翼外侧向两耳方向刮拭，经过四白、巨髎、颧髎、下关、牵正、听宫、听会、耳门等腧穴，主要为足阳明胃经、手太阳小肠经循行区域。

（3）下颌部：从承浆由内向外上方刮拭，经过地仓、大迎、颊车等腧穴，主要为足阳明胃经循行区域。

（4）眼周部：由目内眦沿着眼轮匝肌向目外眦刮拭，经过睛明、上明、瞳子髎、承泣、球后等腧穴，主要为足三阳经循行区域。

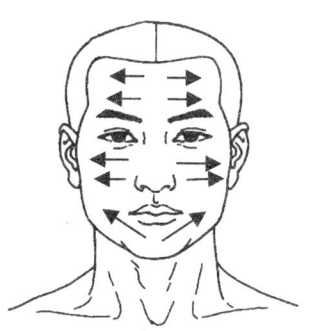

图3-7　面部刮痧法

流程2　面部分区行揉法操作

（1）沿面部经脉循行线行边揉法。

（2）在常用腧穴及病灶区行角揉法。

流程3　面部分区行推法操作

沿经脉循行线行角推法。

流程4　面部分区行点按法操作

（1）在颧髎、颊车等穴位行按法。

（2）在听宫、听会、攒竹、阳白等穴位行点法。

流程5　面部分区行颤法操作

在颧髎等肌肉稍丰厚处行颤法放松局部。

流程6　面部分区行结束手法操作

在面部行摩法促进刮痧油吸收。

七、面部刮痧保健主治病证

1. 五官科疾病：耳鸣、耳聋、鼻衄、鼻渊、目视不明等五官疾病。

2. 内科疾病：头痛、失眠等。

3. 防衰美容：雀斑、黄褐斑等。

八、面部刮痧保健注意事项

1. 面部刮痧不必出痧，无须涂抹活络油，若需湿润，可用水蒸气或温水湿润面部皮肤。

2. 为便于掌握刮拭部位，避免损伤皮肤，刮拭时应用刮痧板棱角或前缘1/3部位刮拭。

3. 可用刮痧板厚棱角对面部腧穴进行点按等手法操作，以局部酸胀为度。

4. 应采用时间短、力量轻而次数多的刮拭方法，宜用刮法，禁用泻法。

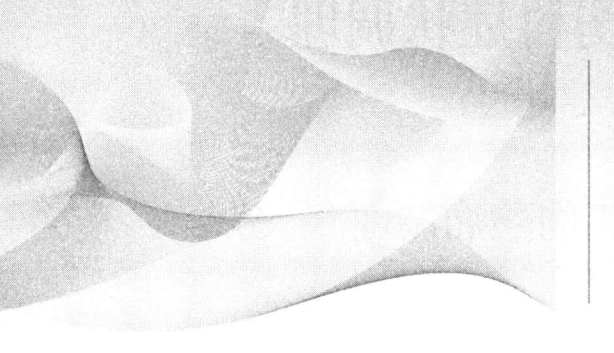

职业模块 ④
常见症状刮痧
保健调理

培训课程 1　伤科症状调理

学习单元 1　肌肉酸痛调理

一、肌肉酸痛概述

1. 定义

肌肉酸痛是以腰部、背部、臂部、腿部的肌肉酸痛、挤压痛、牵拉痛、肌力下降、运动受限、僵硬、肿胀和邻近关节功能障碍等为主要表现的病证。临床上最为常见的肌肉酸痛为延迟性肌肉酸痛，是指人们在进行不习惯的运动或运动强度突然增加后所出现的肌肉疼痛或不舒适的感觉，常在运动后 8～24 h 出现，24～48 h 达到高峰，而疼痛感觉逐渐下降直至消失需要 5～7 天。该病在中医上属"痛证"的范畴。

中医对痛证的分类主要根据疼痛部位、性质、时间和伴随症状的不同，病机是由于气血运行不畅，痹阻经脉，不通则痛，以及筋失濡养，不荣则痛。

肌肉酸痛是体育运动中的一种常见的现象，有关其作用机制的研究已有百年历史，但至今尚无标准化定义，临床上主要根据发病原因和时间做出诊断，即在不习惯的强度、方式和持续时间下进行运动，运动后 24～48 h 感到明显的肌肉酸痛，同时伴随肌肉僵硬、肌肉力量下降等症状。

2. 常见病因

肌肉酸痛在古籍文献中并不作为独立的病名，《黄帝内经》中详细论述了肌肉疼痛的病因病机，而后世医家在此基础上创立了大量药方。

《素问·举痛论》中记载："经脉流行不止，环周不休，寒气入经而稽迟，泣而不行，客于脉外则血少，客于脉中则气不通，故卒然而痛。"即寒气入经，气不通，发为痛证。又肌肉在肌表而属气分，《阴阳应象大论篇第五》中记载："气伤痛，形伤肿。"气血被伤而产生疼痛，形体受伤而发为肿胀。该条文可解读为：先痛而后肿，是气分先伤而后及于形体；先肿而后痛，是形体先病后及于气分。两个条文共同表述了不通则痛这一病机。

《灵枢·五邪》中记载："邪在脾胃，则病肌肉痛"，《素问·五脏生成篇》中记载："多食甘，则骨痛而发落"，脾胃乃气血生化之源泉，病在脾胃则无以生化气血荣养肌肉四肢而发为痛证。

由中国历代医家的经验总结可知，肌肉酸痛的病理因素主要有风、寒、湿三种，以寒邪为主。本病主要与外邪侵袭或外伤致使经气不利或脾胃虚弱无以荣养肌肉四肢等因素有关。基本病机是经络气血阻滞不通和气血亏虚。

中医学认为，肌肉酸痛病在肌表，与脾胃相关。以肌肉酸痛好发部位来看，主要与手、足阳明经和太阳经密切相关。

现代临床认为，肌肉酸痛可由运动、感染性疾病或神经性炎症等疾病引起。

伤科中常见的是延迟性肌肉酸痛，其发病机制复杂，从营养代谢方向研究发现，激烈运动时肌肉组织的缺血、缺氧、能量物质不足，会导致代谢产物如乳酸及氧基的堆积，这些代谢产物通过直接或间接作用激活不同的受体而引起疼痛；同时，运动过程中肌肉痉挛引起的局部缺血可产生致痛物质，致痛物质堆积会刺激肌肉内的感觉神经末梢从而引发疼痛。从肌肉机械损伤方面探究运动过程，特别是离心运动中的机械牵拉对肌肉造成的实质性损伤，可以观察到肌丝紊乱，Z线流动，肌纤维组织分断、错位、缺失等；同时，机械性损伤可导致大量炎症细胞聚集，巨噬细胞合成释放大量前列腺素，前列腺素的升高能够间接激活痛觉感受器从而引起肌肉疼痛。

3. 表现

肌肉酸痛可见于所有年龄层，主要见于外伤、外感病或进行了不习惯的运动或运动强度突然增加的人群。

（1）肌肉酸痛多为实证，伴有外感症状者可表现为四肢或项背肌肉酸痛僵硬，颈项部活动受限，转头不利等症状；不伴有外感症状而局部肌肉酸痛明显者应询问近期是否有外伤史或剧烈运动史。长期慢性肌肉酸痛多为虚证，主要与脾胃相关，可见面色萎黄，四肢无力酸痛，精神萎靡困倦。

1）风寒湿型。兼见误感风寒湿邪致颈、肩、上肢酸痛，颈部僵硬，活动不力，遇寒加重，遇热则缓，或伴形寒肢冷。舌淡红，苔薄白，脉弦紧。

2）气滞血瘀型。兼见跌扑损伤或外伤史，肩颈部及上肢刺痛，痛处固定不移，同时或可伴肢体麻木。舌质紫暗有瘀点，脉弦涩。

3）脾胃不足型。兼见头晕目眩，头痛如裹，四肢酸胀麻木，面色萎黄，精神不振。舌淡苔少，脉沉细。

4）气血亏虚型。兼见头胀痛眩晕，面色苍白，心悸气短，四肢麻木，倦怠乏力，少气懒言。舌淡苔少，脉细弱。

（2）肌肉疼痛综合征或肌筋膜疼痛综合征是一种可由多种原因引起的、以肌肉疼痛为主要症状的综合征，一块或多块肌肉或肌群存在激痛点（又名扳机点、触发点，常位于肌肉肌腹处，触摸有发硬、紧绷感，按压疼痛可远端传导，疼痛部位深并可伴有烧灼感），关节活动范围减小、肌肉无力，通常还伴有自主神经异常及其他免疫性疾病，如风湿性关节炎、系统性红斑狼疮等。

二、刮痧调理方法

1. 刮痧方法

（1）治法

以祛风散寒除湿，活血通络止痛为治法。

（2）主刮部位

上肢以双侧手太阴肺经（天府到尺泽）、双侧手阳明大肠经（肩髃到臂臑及小臂大肠经循行线）为主，如图4-1所示；下肢以双侧足太阳膀胱经（承扶到委中、委中到跗阳）、双侧足阳明胃经（髀关到梁丘、足三里到解溪）、双侧足少阴肾经（交信到阴谷）为主；肩背部取双侧足太阳膀胱经（天柱到大肠俞）；远端取阿是穴、筋结点等。

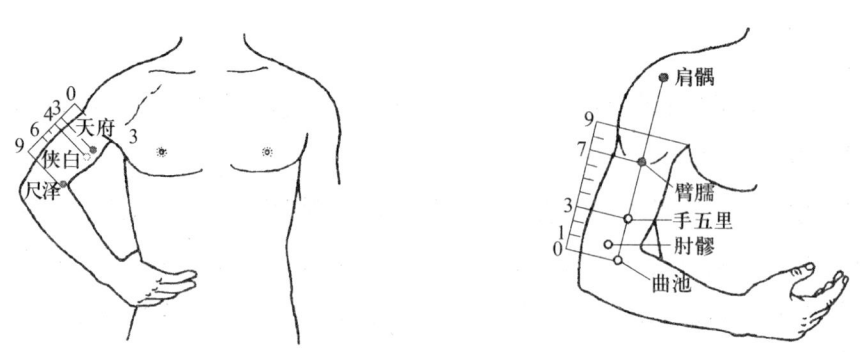

图 4-1　肌肉酸痛主刮部位（上肢）

（3）配刮部位

1）中医方面。风寒湿证者，加风门、风府；气滞血瘀证者，加膈俞、血海、太冲、合谷；脾胃不足者，加脾俞、丰隆、足三里；气血亏虚者，加血海、足三里、三阴交。

2）西医方面。根据解剖结构找到激痛点所在肌肉，重点刮拭肌腹和肌腱附着处。

（4）刮痧部位的方义理解

1）主刮部位。疼痛部位和扳机点所在的经脉，应沿四肢经脉走向顺经而刮，既属循经取穴，也属近端选经，可疏散外邪，舒筋活络止痛。刮拭臂部手阳明大肠经（肩髃到臂臑）及手太阴肺经（天府到尺泽），既可以缓解局部肌肉酸痛，又可以疏通经脉，加快气血运行；足阳明胃经多气多血，刮拭可以健脾胃而和肌肉；刮拭背部足太阳膀胱经第一侧线，可调畅全身气机，疏散外邪；而足太阳膀胱经、足少阳胆经和足少阴肾经循行经过下肢大肌群，刮痧有助于解除肌肉痉挛；阿是穴、筋结点的刮痧，可以提高痛阈并破坏瘢痕组织。

2）配刮部位。配风门、风府以祛风活络；配膈俞、血海、太冲、合谷以行气活血、通络止痛；配脾俞、丰隆、足三里以健脾祛湿；配足三里、三阴交以调和气血。

2. 操作前准备

顾客取俯卧位、仰卧位或侧卧位，自然放松全身肌肉，然后调理师在待施术部位均匀涂抹刮痧介质，如刮痧油、润肤乳、凡士林等，以避免皮肤擦伤。

3. 操作步骤

（1）操作要点

用牛角刮痧板分段刮痧，手法应沉缓柔和，力度均匀，以施术部位出现充血或沙状的红色小点为度，运用面刮法及角刮法，由上至下地单向刮拭。每条循行线自上而下反复刮痧 2～3 min。刮痧顺序一般为先内后外、先左再右。

（2）操作顺序

肌肉酸痛多为局部酸痛明显，在调理前需明确酸痛受累部位，选择合适的体位。若顾客上肢酸痛，则取仰卧位，先从天府刮到尺泽，再从肩髃刮到臂臑，若疼痛累及下臂，可刮拭曲池到下廉。若顾客肩背部肌肉酸痛，则取俯卧位，从天柱刮到大肠俞，若疼痛累及胸胁部，也可沿肋间隙弧线刮拭。若顾客下肢肌肉酸痛，则根据疼痛部位的不同选择合适的体位：如刮拭足太阳膀胱经，应取俯卧位，从承扶刮到委中，再从委中刮到跗阳；如刮拭足阳明胃经和足少阴肾经，则取仰卧位依次刮拭。以阿是穴、筋结点为中心重点刮拭。肌肉酸痛刮痧流程如图 4-2 所示。

（3）补泻原则

根据证型判断刮痧补泻手法，实证主要采用泻法刮拭，刮拭按压力度大，速度快，刺激时间短；虚证采用补法刮拭，刮拭按压力度小，速度慢，刺激时间长。

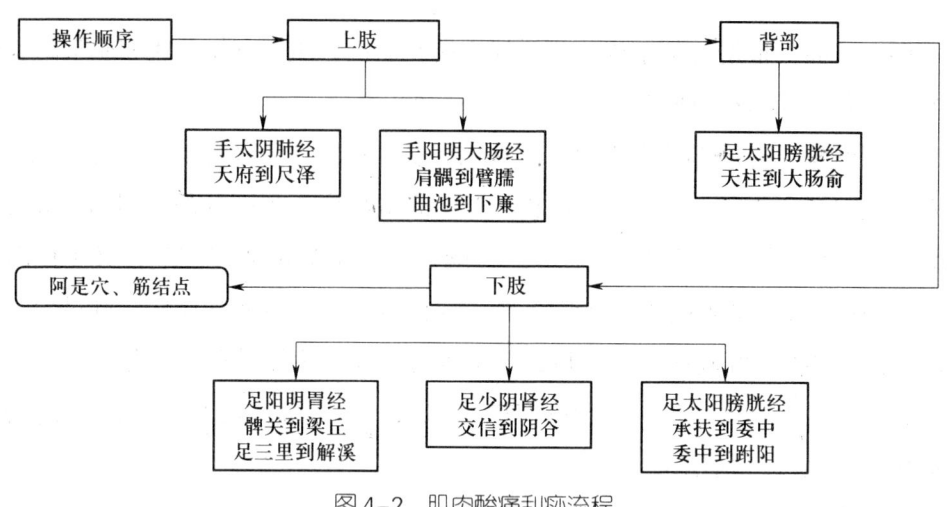

图 4-2 肌肉酸痛刮痧流程

4. 注意事项

（1）刮痧调理项痹效果较好，即时止痛作用非常明显，顾客可配合针灸、推拿、艾灸等进行调理。

（2）注意局部保暖、适度运动，避免突然做大幅度、高强度运动，可由小强度开始，逐渐加大强度。运动前做好热身运动，运动后做好放松运动，运动时应注意间断休息，及时补充水分。

（3）刮痧完成后，嘱顾客避风寒，施术后 12 h 内禁止洗浴，勤饮温开水，注意观察顾客刮拭部位的变化。

（4）间隔 2～3 天刮痧 1 次，具体间隔时间视顾客刮痧部位恢复情况而定，3 次为 1 个调理周期，连续调理 2 个周期，休息 2 周后，再开始第 3 个调理周期。

三、肌肉酸痛健康指导

1. 避免受风着凉

要嘱咐顾客避免受风着凉，空调、风扇不要直吹患处。

2. 适度运动

指导顾客进行适度的运动锻炼。在运动时需要根据自身的耐受能力安排合适的运动量。此外，应避免长时间锻炼身体的某一部位，尤其是患处所在的部位，以免加重肌肉酸痛。锻炼后需要重视肌肉的拉伸运动，以防局部肌肉痉挛。

四、临床案例

1. 情景描述

顾客，女，36岁，个体工商户。主述"腰背肌肉僵硬酸痛六月余，加重三天"。顾客常常久站或搬运货物，常全身肌肉酸痛僵硬，腰背部比较明显，并伴有全身困乏、腰腿酸困等症状，1周前因大量搬运货物后腰背疼痛加剧，影响生活。顾客形体消瘦，面色无华，平常怕风怕凉、怕生冷，容易腹泻，月经量少，偶尔伴有咽喉疼痛、咳痰等症状，体检显示低血压、轻度贫血。医院诊断为肌肉酸痛（脾肾阳虚）。嘱顾客取俯卧位，选用合适的刮痧板，沿双侧膀胱经第一和第二侧线，各操作 4～5 min，动作轻柔，宜用补法。在脾俞、肾俞、膈俞进行点按刺激。沿督脉（风府至腰阳关），操作 2～3 min。寻找顾客阿是穴及筋结点，重点进行点按梳刮。

2. 案例分析

该顾客平素困倦、怕冷、易腹泻，提示其脾肾阳虚，阳虚寒凝，寒凝则痛，故易腰背酸痛。三天前因劳致病，是本虚标实，调理应以补脾肾为主，兼以活血化瘀。刮拭背部膀胱经和督脉都可激发体内阳气，点按肾俞和脾俞以达到固本培元的目的，同时注重对阿是穴和筋结点的处理，疏经通络，标本兼治。

学习单元 2　麻 木 调 理

一、麻木概述

1. 定义

肌肉麻木是以肌肉感觉丧失为主要表现的病证，临床以肌肉麻木不仁为常见症状，久则累及肢体关节，导致关节屈伸不利、变形、剧痛、强直。

麻，肌肤有蚁行感或触电感；木，皮肉不仁如木厚之感。肌肉麻木是指因气血俱虚，经脉失于濡养，或气血凝滞，经络不畅，或寒湿痰瘀留阻于脉络所致的肌肉异常感。

该病又称不仁、顽痹、顽木、针刺不痛、痛痒不自知等，在中医中属"痹证"的范畴。

痹，即痹阻不通。痹证是指人体肌表、经络因感受风、寒、湿、热等引起的以肢体关节及肌肉酸痛、麻木、重着、屈伸不利，甚或关节肿大灼热等为主症的一类病证，临床上有渐进性或反复发作性的特点。主要病机是气血痹阻不通，筋脉关节失于濡养。古代痹证的概念比较广泛，包括内脏痹和肢体痹，而本节所论述的麻木、不仁属于肢体痹的范畴。

2. 常见病因

麻木作为医学术语首次出现于晋代的《针灸甲乙经》，晋代以前多以不仁作为麻木的互辞来表述麻木的相关症状，与麻木相类似的术语还有肉苛、麻痹、顽痹、顽厚、痛痒不自知等。

金元医家首次对麻木的病因病机进行了独立阐述。如金代刘完素《素问玄机原病式·燥类》中记载："麻者，亦由涩也，由水液衰少而燥涩，气行壅滞，而不得滑泽通利，气强攻冲而为麻也。"即刘完素认为麻是由于血虚燥涩而引起的。明代楼英《医学纲目》中记载："麻木，假为绳系缚之人释之，觉麻木作而不敢动，久则自已。以此验之，非有风邪，乃气不行也。"楼英首次对麻木作了较为形象的阐释，否定了前人经常以风来解释麻木之理的学说，而以气虚不运立论，并创制了大量补益脾肺的方药。

元代朱震亨《丹溪手镜·卷二》首次将麻木作为一个病证名与疸、疟、中暑、厥、痿、痹、痛风、中风、脚气等病证同列，阐发了麻木是"风湿热下陷入血分阴中，阳道不行。亦有痰在血分"所致。朱震亨认为风湿热痰各种邪气阻碍血之运行为其病机，并在《丹溪心法·厥五十七》中将麻木病机分别阐释，明辨"手足麻者，属气虚；手足木者，有湿痰死血；十指麻木，是胃中有湿痰死血"。

总而言之，麻木的病因病机较复杂，属虚证者有阳虚、阴虚、气血亏虚；属实证者有情志不遂、六淫侵袭、痰饮留滞、瘀血阻络、邪热壅遏；属虚实夹杂者有内虚风中、肾虚邪中、阳虚寒湿。病机的关键在于不荣或不通，导致气血无法正常运送至肌表，肌肉失其温煦濡润。

3. 表现

中医对于肌肉麻木有多种分型，具体如下。

（1）气虚失荣型

麻木多见于右侧肢体或上身，活动或劳累或久坐后加剧，伴见面色萎黄，神情倦怠，息微声低，起则头晕目眩。饮食减少，或食后疲倦嗜睡，睡梦中易流涎，平素易外感，或遇外感易诱发麻木。舌淡，舌体较瘫软，苔薄白，脉弱，或濡或虚大无力，尤以右脉为甚。

（2）血虚失养型

麻木多以一侧肢体为甚，多见于妇人产后或者各种贫血症患者以及年迈血虚者。伴见面色无华，甚或苍白。时或头昏、心悸、怔忡、失眠、乏力、爪甲不荣，妇女可见月经量少。舌淡白，苔薄，脉细或芤或微涩，尤以左脉为甚。

（3）阳虚失温型

麻木发生在面部、下肢、小腹、背部脊柱两旁，伴见面色苍白、畏寒、手足发冷，或精神疲乏、纳少腹胀、口淡不渴，或夜尿频多，或肢体浮肿、下肢为甚。舌淡、胖大，边有明显齿痕，苔白滑或腻，脉沉迟或尺部无根或浮大无力。

（4）阴虚失濡型

麻木多见于年老体衰精血内虚之人，伴见口咽干燥、盗汗、耳如蝉鸣，或心烦失眠、五心烦热、两目干涩，或手足蠕动、腰膝酸软，思虑过多或过度劳作之后症状可加重。舌红少津，苔少或无，脉细数或弦数。

（5）气机郁结型

麻木多见于女性，有情志不遂病史，或性格较为内向，甚喜独居，伴有精神抑郁。麻木有其特殊表现，即部位不随神经分布，可因情绪的改变而改变部位以及持续的时间；或兼胸胁或少腹胀满疼痛，痛无定处，脘闷，厌油纳呆，大便溏结不调。舌质可无明显改变，苔薄，脉弦或沉，有时需经揉按乃出。

（6）痰饮留滞型

麻木或以木更为明显，多见于肥胖之体，或伴头晕目眩、胸堵闷塞、咽中如有物梗塞、恶心欲吐、肠腹胀气、胃脘肠鸣，或痰涎较多，时欲吐出。舌体胖大，苔白腻或白滑，脉滑或滑紧。

（7）瘀血阻络型

麻木日久，或以木更为明显，伴见面色青黑，两目黯黑。或腹满不能饮食，麻木部位与刺痛部位较固定，日轻夜甚，遇冷加重。或伴有皮肤颜色的改变，如呈瘀青黑色，或伴有皮肤光泽度的改变，如肌肤干燥或如鱼鳞。或大便呈黑色，舌质紫暗。或伴见舌边有瘀点或瘀斑，或舌下静脉增粗增长，脉涩滞或芤或结代。

（8）湿热下注型

麻木多发生于下肢，伴有下肢瘫软无力或肢体困重，皮肤局部微热，或自我感觉灼热，或见足膝红肿，喜凉恶热，胸脘痞闷，恶油腻，或见带下量多、色黄、臭秽，或阴部湿疮痛痒，小便短少涩赤甚至热痛。舌质较红，舌苔黄腻，脉滑数。

（9）风寒湿痹型

麻木伴见肌体关节屈伸不利、肌肉疼痛，初起可见恶寒等表证。若风邪偏盛者，可出现游走性疼痛或麻木，或皮肤痒，舌苔薄白，脉浮或浮缓；若湿邪偏盛者，可伴关节、肌肉酸楚难忍、重着不移或肿胀，麻木明显，天气变凉或时值阴雨则疼痛麻木加重，或见眩晕、头重如裹，舌苔白腻，脉濡缓；若寒邪偏盛者，可见畏寒喜暖，皮肤冷痛，痛势较剧，遇寒则麻木与疼痛均加重，得温则减，舌质较淡，舌苔薄白，脉弦紧。

（10）风热蕴毒型

麻木或见于头面，或见于全身，或见于手指关节，伴有红肿热痛，恶寒轻发热重，或有头面、牙齿疼痛，或牵引头痛，痛不可忍，或头脑不清，耳内鸣响如蛙鸣，口气热臭，咽喉不利，口舌干燥，喜冷饮。舌红苔黄，脉浮数有力。

4. 相关疾病

金元之后，麻木作为独立病证列于医书之中，但此前通常作为主症或兼症出现在多种疾病的临床表现中。

（1）血痹

《灵枢·九针》有最早关于血痹的记载："邪入于阴，则为血痹。"张仲景将其作为杂病加以论述。"血痹从何得之？夫尊荣人，骨弱肌肤盛，重因疲劳，汗出，卧不时动摇，加被微风，遂得之。"其外证即为身体不仁。故血痹是以全身或局部肌肤麻木作为其主症的疾病。

（2）中风

中风是以突然昏仆、不省人事、半身不遂、偏身麻木、口眼㖞斜、言语謇涩作为其主要临床表现。张仲景将中风分为中经中络、入脏入腑，指出仅仅出现肢体麻木的表现是中风较为轻浅之证。后世医家进一步认识到肢体某部分（多为手指）出现麻木，常为中风先兆。肌肉肢体麻木是中风的常见表现，甚至贯穿于中风整个发病及恢复过程中，手指麻木或不时眩晕，若持续时间较长，是为中风先兆，应该及时调理，及早预防。

（3）痹证

"风气胜者为行痹"，是以风邪客于腠理为主，以游走性疼痛为特征；"寒气胜者为痛痹"，是以寒邪凝滞筋脉为主，以疼痛较剧为特征；"湿气胜者为着痹"，是以津凝成湿为主，以重着、麻木为特征。对于湿邪偏盛所导致的着痹，《证治准绳·杂病》将其与麻木等同："湿气胜者为着痹，着痹者，着而不移，世称为麻木不仁之类是也。"故可认为，麻木是湿痹的主要临床表现之一。另有肌痹，多得于长夏，表现为"在肉则不仁"，皮痹多得于秋季，表现为"皮肤无所知"，此两痹是以发病的时节以及邪气所客之处而命名，而非上述行痹、痛痹、着痹之外的其他痹证。此命名也提示麻木的病位在皮肤与肌肉，与脾、肺两脏密切相关。

（4）脚气

脚气病具有典型的地域特点，多发于岭南湿盛氤氲之地，因机体被风毒或寒湿邪气所伤，邪气与正气相搏，阻碍气血运行，气血涩滞，出现"自膝至脚有不仁"或"小腹不仁"，摄之如隔衣不觉知，麻木是其主要临床表现。可在感病初期即得下肢麻木，亦可后期小腹出现麻木不适。麻木出现部位的不同预示了机体感邪之深浅与正气之盛衰。

（5）痿证

痿证是指肢体筋脉弛缓，软弱无力，不能随意运动，或伴有肌肉萎缩的一种病证。《素问·痿论篇》认为五脏受病皆可使人罹患痿证，若"脾气热，则胃干而渴，肌肉不仁，发为肉痿"。久处湿地或涉水冒雨，湿热浸淫经脉，气血运行不畅，致筋脉失养而成痿。"有渐于湿，以水为事，若有所留，居处相湿，肌肉濡渍，痹而不仁，发为肉痿。"故与脾病、湿邪相关所得之痿证，除了运动功能障碍或形体改变，还以肌肉麻木作为其主要兼症。

（6）痰饮

痰饮为体内水液输布、运化失常，停积于某些部位的一类病证。痰饮为病，变化多端，若阻于经络，或留于脏腑，都可能使气血闭阻，肌肤失于气血之滋养，则麻木常常发生。

（7）疠风

疠风是感受天地之间"酷烈暴悍、最为可畏"之风气，令"荣卫之行涩"，具有强烈传染性的疾病。疠风以皮肤麻木不仁作为初起症状，相当于现代医学的麻风病，由麻风杆菌引起，主要病变在皮肤和周围神经，临床表现为麻木性皮肤损害，神经粗大，严重者甚至肢端残废。

（8）其他

另外还有一些疾病也会出现麻木，比如寒痛、黑痘、疮疡等。

综上所述，麻木是临床高发症状，或单独出现，或作为主症，亦作为兼症出现在多种疾病的发生发展过程中，故研究其病因病机以及证候的辨识，对于临床施治具有积极的意义。

二、刮痧调理方法

1. 刮痧方法

（1）治法

以虚则补之、实则泻之为治法。

（2）主刮部位

主刮部位可以循经刮痧，即根据临床主要症状推测病证所属经络，循经刮痧；同时也可结合经络与脏腑学说进行刮痧，刮痧作用于体表，又通过经络传导于脏腑，因此可综合考虑；还可以远端刮痧，如刮拭阿是穴、应激点。

（3）配刮部位

1）中医方面。针对不同的证型，分别对应益气养血、温阳祛寒、滋阴补液、疏肝行气、化痰燥湿、活血化瘀、清热燥湿、祛风除湿散寒、疏风清热解毒等具体治法。例如气血亏虚时，加气海、血海、足三里以益气养血。

2）西医方面。根据导致肌肉麻木的具体病因进行临床处理，如解除中毒状态、控制感染等。

（4）刮痧部位的方义理解

1）主刮部位。经络能够使脏腑与体表、肌肉等组织器官形成一个互相关联的整体，而十二皮部是十二经脉功能活动在体表的反应和分区，刮痧作用于体表，通过刮拭体表皮肤使毒素外透，又通过经络传导至脏腑，以起到活血通络、化瘀舒经、驱邪排毒等保健效果。

2）配刮部位。可根据临床需要灵活调整应用，如配气海、血海、足三里以益气养血；配腰阳关、关元、神阙以温阳祛寒；配照海、太溪以滋阴补液等。

2. 操作前准备

顾客取俯卧位或者俯伏坐位，自然放松躯体。调理师在待施术部位均匀涂抹刮痧介质，如刮痧油、润肤乳、凡士林等，以避免皮肤擦伤。

3. 操作步骤

用牛角刮痧板分段刮痧，手法应沉缓柔和，力度均匀，以施术部位出现充血或沙状的红色小点为度，运用面刮法及角刮法，由上至下地单向刮拭。每处施术部位自上而下反复刮痧 2～3 min。刮痧顺序一般为先内后外、先左再右。

4. 注意事项

（1）顾客可配合针灸、推拿、艾灸、牵引等以提高疗效。

（2）操作时用力均匀，以出痧、顾客耐受为度。

（3）为顾客选取舒适的刮痧体位和环境，注意保暖。

（4）刮痧后饮温水，且 12 h 内禁止洗浴。

三、麻木健康指导

1. 适度锻炼

指导顾客在自身条件允许的情况下进行适当的运动锻炼。对于肌肉麻木的部位，需要明确是哪些神经的传导障碍，对该神经的支配区域进行拍打、刺激，能够有效地改善神经麻木的症状。

2. 合理饮食

中医认为，神经麻木多是虚证。因此饮食方面多以肉类、米面为主，减少发散性、刺激性食物的摄入。

四、临床案例

1. 情景描述

顾客，女，65 岁。自述 1 月前无明显诱因出现头晕，自觉双侧手指麻木，右侧卧位及卧床起立时症状加重，无视物旋转，无恶心呕吐，无脚踩棉花感等不适，曾就诊于当地社区医院，行口服药物治疗（具体不详）。劳累后症状加重，伴颈部不适感，口干口苦，纳一般，寐欠佳，二便调。神疲，舌质红，苔薄白，脉弦细。嘱顾客取坐位，选用合适的刮痧板，刮治路线以头颈部及足少阳胆经为主，顺着经脉循行的方向由头颈部向肩背部方向刮治，头颈及肩背部各操作 2～3 min，操作时力量渗透表浅。

2. 案例分析

顾客为老年女性，肝肾渐虚，加上劳累之后，肝肾之阴耗损更甚，不能上充于脑，脑髓失养，故发眩晕，无法濡养经脉，则为麻木。肝阴不足，津液不能上承，可见口干口苦。舌质红、苔薄白、脉弦细皆为肝肾亏虚之征象。补益肝肾、滋阴潜阳，以刮治头颈部和足少阳胆经为主。采用补法，顺着经脉循行的方向由头颈部向肩背部方向刮治，操作时间宜短，力量渗透表浅。

培训课程 2　其他症状调理

学习单元 1　牙 痛 调 理

一、牙痛概述

1. 定义

牙痛是指各种原因引起的以牙齿疼痛为主要表现的一种疾病，常因遇冷、热、酸、甜等刺激而加剧，为口腔疾病中最常见的症状之一。

西医学中，牙痛多见于龋齿、牙髓炎、冠周炎、牙周炎、牙槽或牙周脓肿及牙本质过敏等疾病。

2. 常见病因

牙痛是多种牙齿疾病和牙周疾病的常见症状之一，主要原因是长期不注意口腔卫生，牙齿周围食物残渣及细菌混合物结成的牙垢和牙石反复刺激牙齿，导致牙齿结构破坏或局部炎症。长期不正确的刷牙习惯、维生素缺乏等原因也可造成牙痛。

传统中医理论认为，肾主骨，齿为骨之余，手、足阳明经脉分别入下齿、上齿，所以牙痛的发生与肾、胃密切相关。1973 年，湖南长沙马王堆汉墓出土的帛书《足臂十一脉灸经》中就已提出"病齿痛……皆久（灸）臂阳明温（脉）"。《灵枢·杂病》则指出："齿痛，不恶清饮，取足阳明；恶清饮，取手阳明"，首先将牙痛分为两类，并提出相应的治疗方法。《素问·风论》指出："风者，百病之长也。"风为百病之长，易兼夹他邪致病。风邪火热入侵阳明，循经上达于牙齿，阻滞经络，不通则痛。清代吴仪洛有言："少阴不足，阳明有余致牙痛失宣。"牙痛多由胃肠积热或风火外袭，内郁阳明，火邪循经上扰引起；亦可由肾阴不足，虚火上炎引起。

牙痛的发病与胃、大肠、肾有关，火热循经上扰为其主要病机。

3. 表现

（1）根据中医病因病机，牙痛辨证一般分为实火牙痛与虚火牙痛两类，细究其病因则可分为风火牙痛、胃火牙痛、虚火牙痛。在虚实牙痛辨证中，凡初得病，牙齿骤痛者为实火，日久隐痛者为虚火；上下牙龈红肿者为实火，牙龈不红不肿者为虚火；疼痛持续不解、剧痛难忍者为实火，时作时止、隐隐作痛者为虚火。

牙痛辨证不离于火，辨证重点在于辨清虚实。实证多由外感，过食辛辣，导致胃肠积热引起；虚证多由肾阴亏虚引起。从经络辨证的角度来看，上牙龈属于足阳明胃经，下牙龈属于手阳明大肠经，在临床中应根据手足阳明经辨证取穴。

1）风火牙痛。牙痛难忍，兼见牙龈肿痛，身热。苔薄白，脉浮数者。

2）胃火牙痛。牙痛剧烈，兼见口臭，口渴，便秘。舌苔黄，脉弦者。

3）虚火牙痛。牙痛隐隐，兼见时作时休，牙齿摇动，齿龈萎缩，腰脊酸软。舌红，脉细者。

（2）根据病变部位，牙痛可分为牙齿本身疾病引起的牙痛、牙齿周围疾病引起的牙痛、其他原因引起的牙痛。

1）牙齿本身疾病。包括龋齿、急性牙髓炎、急性根尖周围炎、牙本质过敏、牙髓结石、牙折、中央尖、埋没牙等。

2）牙齿周围疾病。主要包括牙龈炎、牙周炎、坏死性牙龈炎、冠周炎等。

3）其他疾病。三叉神经痛、良性肿瘤、恶性肿瘤等亦均可引起牙痛。

二、牙痛调理方法

1. 刮痧方法

（1）治法

实证以疏风泄热、清胃止痛为治法；虚证以滋阴补肾、降火止痛为治法。

（2）主刮部位（见图4-3）

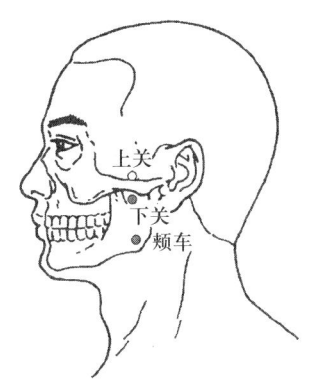 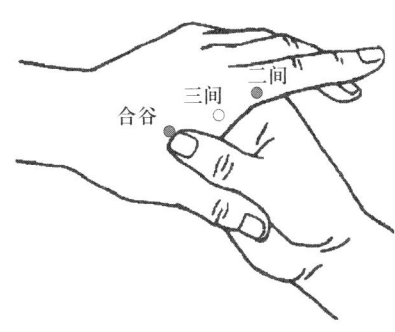

图4-3　牙痛调理主刮部位

面部足阳明胃经循行线（下关至颊车）、前臂手阳明大肠经循行线（合谷至二间）、小腿部足少阴肾经循行线（太溪至水泉）。近端刮痧可以选择下关、颊车，远端刮痧可以选择合谷、阿是穴。

（3）配刮部位

风火牙痛者，加背部足太阳膀胱经第一侧线（大杼至胃俞）、颈肩部足少阳胆经循行线（风池至肩井）、曲池、外关；胃火牙痛者，加足三里、内庭；肾虚牙痛者，加三阴交、太溪。

（4）刮痧部位的方义理解

1）主刮部位。刮拭面部足阳明胃经下关至颊车段循行线，可清热泻火止痛；前臂手阳明大肠经合谷至二间段循行线，可清泻阳明，通络止痛；小腿部足少阴肾经太溪至水泉循行线，可补肾固本，滋阴补肾。

2）配刮部位。配颈肩部足少阳胆经风池至肩井循行线、背部足太阳膀胱经第一侧线大杼至胃俞段、曲池、外关，可疏风解表，疏通经气，通络止痛；配足三里、内庭可清热止痛；配太溪、三阴交可滋阴补肾，健齿固齿。

2. 操作前准备

顾客取仰卧位、俯卧位或坐位，自然放松面部及四肢。然后调理师在待施术部位均匀涂抹刮痧介质，如刮痧油、润肤乳、凡士林等，以避免皮肤擦伤。

3. 操作流程

（1）操作要点

用牛角刮痧板分段刮痧，手法应沉缓柔和，力度均匀，以施术部位出现充血或沙状的红色小点为度，运用面刮法及角刮法，由上至下地单向刮拭。每条循行线自上而下反复刮痧 2～3 min。刮痧顺序一般为先内后外、先左再右。

（2）操作顺序

先刮面部足阳明胃经下关至颊车段循行线，不必出痧，皮肤微红即可；再刮颈肩部足少阳胆经风池至肩井循行线、背部足太阳膀胱经第一侧线大杼至胃俞段，要求出痧，并对背部出痧之处进行叩击；然后刮前臂手阳明大肠经合谷至二间段循行线、小腿部足少阴肾经循行线（太溪至水泉），皮肤微红即可；最后，以阿是穴、筋结点为中心重点刮拭。牙痛刮痧流程如图 4-4 所示。

（3）补泻原则

根据证型判断刮痧补泻手法，实证主要采用泻法刮拭，刮拭按压力度大，速度快，刺激时间短；虚证采用补法刮拭，刮拭按压力度小，速度慢，刺激时间长。

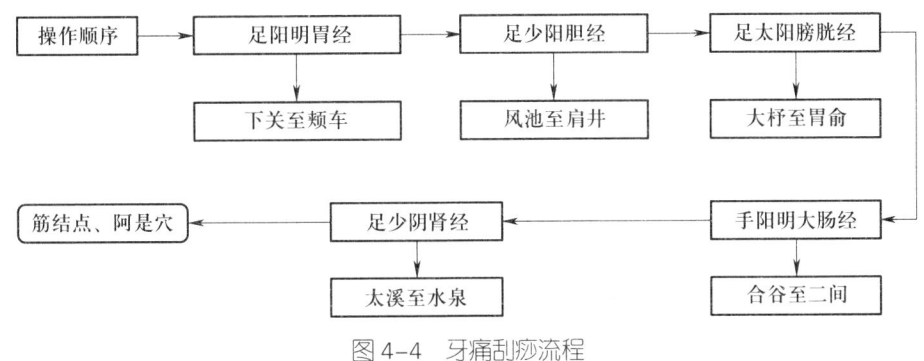

图 4-4 牙痛刮痧流程

4. 注意事项

（1）刮痧对牙痛有很好的即时止痛效果，但对龋齿只能暂时止痛，疼痛缓解后需治疗原发病，可配合针灸治疗，效果更佳。

（2）注意口腔卫生，平时应早晚刷牙，进食后应漱口，发现牙病及时治疗。

（3）刮痧完成后，嘱顾客避风寒，施术后 12 h 内禁止洗浴，勤饮温开水，注意观察顾客刮拭部位的变化。

（4）间隔 2 ~ 4 天刮痧 1 次，具体间隔时间视顾客刮痧部位恢复情况而定，4 次为 1 个调理周期，治疗 1 个调理周期，休息 2 周后，再开始第 2 个调理周期。

三、牙痛健康指导

1. 选择合适的牙具。选择合适的牙膏、牙刷及牙线，必要时可选择电动牙刷。

2. 注意口腔卫生。防止牙痛，重要的是早晚刷牙，饭后漱口，并且掌握正确的刷牙方式。

3. 注意饮食。在饮食上也要多加注意，忌辛辣、刺激性、酸、甜等口味过重的食物，如辣椒、洋葱、芥末、大葱、蒜等，因其生热，会刺激牙髓，使疼痛加重。此外，还应忌食粗糙、坚硬以及煎炸食物，它们会损伤牙齿，刺激牙髓。酒和酸性食物也会对牙髓产生化学刺激，加重疼痛。

4. 挑选食物。多吃高蛋白、富含维生素的食物，如豆制品和蔬菜、水果等。口腔环境不好的牙痛顾客，应尽量避免吃甜食，因为甜食会短时间内增加口腔内酸度；另外，避免抽烟和喝咖啡，因为烟和咖啡里的咖啡碱容易在口腔内形成牙渍和牙石。可适当饮用清热解毒的绿茶、菊花茶、绿豆汤等。

四、临床案例

1. 情景描述

顾客，男，28岁，工人。因"左下后牙痛1周"前来调理。顾客1周前因吃烧烤、饮酒出现左侧牙痛，后逐渐加重。查体：左侧下颌第1前磨牙局部牙龈红肿。中医情况：口渴，便秘，舌苔黄，脉弦。西医诊断为牙痛，中医诊断为牙痛（胃火牙痛）。嘱顾客仰卧，先刮面部足阳明胃经下关至颊车段循行线，不必出痧，皮肤微红即可，操作2~3 min；过程中可点按翳风、耳屏前牙痛点。再刮颈肩部足少阳胆经风池至肩井循行线、背部足太阳膀胱经第一侧线大杼至胃俞段，要求出痧，并对背部出痧之处进行叩击，操作2~3 min；然后刮前臂手阳明大肠经合谷至二间段循行线、小腿部足少阴肾经太溪至水泉段循行线，皮肤微红即可，过程中可点按合谷及经络循行线上的筋结点；最后，以阿是穴、筋结点为中心重点刮拭。

2. 案例分析

该顾客因吃烧烤、饮酒诱使牙龈发炎，诊断明确，属由于牙龈发炎引起的牙痛。根据上述操作规范，对顾客面部、颈肩部、手臂及腿部进行刮痧，过程中对阿是穴、经验穴及筋结点进行重点刺激，疏通经络，以达到祛风热、止牙痛的目的。

学习单元2 疲 劳 调 理

一、疲劳概述

1. 定义

疲劳又称慢性疲劳综合征，是一组病因不明，经现代手段检查无任何器质性病变，持续6个月以上，具有反复发作性，以极度疲劳为主要特征的综合征。发病者以20~50岁的中青年居多，女性发病率较高。基本特征为疲劳、休息后不能缓解、低热（或自觉发热）、咽喉痛、肌痛、多关节痛、头痛、淋巴结轻度肿痛和抑郁、注意力不集中等，理化检查一般无明显异常。

2. 常见病因

慢性疲劳综合征发病原因为多个脏器或系统出现问题，所以慢性疲劳综合征的一个显著特征就是没有一致的病理学表现。慢性疲劳综合征的病因和发病机制尚待进一步研究。目前认为其可能与感染、免疫、精神心理、基因遗传、代谢障碍、内分泌失调以及不良生活习惯有关。

中医古籍无慢性疲劳综合征对应的病名，但古籍中可找到与其有相似临床症状的记载。《金匮要略·血痹虚劳病脉证并治》有"虚劳里急……四肢酸痛""虚劳腰痛"等关于虚劳病的描述，其表现与慢性疲劳综合征的特征相符合。此外，慢性疲劳综合征也可有心悸、失眠、焦虑等躯体、心理症状，符合中医不寐、脏躁、郁证等疾病表现。

中医认为，慢性疲劳综合征为感受风、寒、暑、湿等外邪和饮食、劳倦、七情等内伤相互作用引起，其中以感受暑湿之邪、劳倦过度为多见。慢性疲劳综合征的病因主要与情志不遂、劳作、饮食不节、不良生活习惯有关，病机为脏腑功能失调，以肝郁脾虚、肾精不足、心脾两虚为主，其中尤以心脾两虚最常见。《素问·示从容论》有言："肝虚肾虚脾虚，皆令人体重烦冤。"脾为后天之本，气血生化之源，若脾之运化功能失常，气血生化乏源，肌肉失于濡养，则会导致疲倦乏力，精神困倦，肢体麻木等。肝主疏泄，若肝之疏泄功能失常，则会引起情绪抑郁、焦躁等情志异常表现。肾主骨生髓，为先天之本。肾精充足，则筋骨强健。若肾精不足，筋骨失养，脑髓不充，则精神疲惫，肢体运动乏力。

慢性疲劳综合征的病位在心、肝、脾、肾，精血不足或浊停血瘀为基本病机。

3. 表现

慢性疲劳综合征辨证分为虚实两大类。一般病程较短者为实证，病程较长者为虚证。临床表现为疲劳，休息后不能缓解，低热（或自觉发热），咽喉痛，肌痛，多关节痛，头痛，淋巴结轻度肿痛和抑郁，注意力不集中等精神神经症状。

（1）肝郁气滞型：可见胸胁胀满疼痛，善太息，精神抑郁，情绪不宁，焦虑不安，脘闷纳呆，大便不调。舌苔薄白，脉弦。

（2）浊停血瘀型：可见疲乏无力，嗜睡头晕，精神不振，失眠健忘，工作、学习耐力差，行动笨拙，反应迟钝，四肢有肿胀感，大便秘结，面色唇色晦暗。舌暗红有瘀斑，苔厚腻。

（3）心脾两虚型：精神萎靡，倦怠乏力，心悸健忘，失眠多梦，头晕目眩，纳呆腹胀，面色苍白或萎黄，便溏。舌淡嫩，苔白，脉细弱。

（4）肝肾不足型：疲乏无力，腰膝酸软，头晕目眩，失眠健忘，盗汗消瘦，男子遗精，女子带下，须发早白，牙齿松动。舌红，少苔，脉细数。

二、疲劳调理方法

1. 刮痧方法

（1）治法

实证以疏肝理气、活血降浊为治法；虚证以补益心脾、补益肝肾为治法。

（2）主刮部位

头面部督脉循行线（印堂至后发际）、颈肩部足少阳胆经循行线（风池经肩井至肩峰）、背部足太阳膀胱经第一侧线（大杼至肾俞）、腹部任脉循行线（脐下至关元）。近端刮痧选四神聪、天宗、上髎、次髎、中髎、下髎、夹脊。

（3）配刮部位

1）中医方面。肝郁气滞证者，加小腿部足厥阴肝经循行线、太冲、行间；浊停血瘀证者，加膈俞、天枢、小腿部足阳明胃经循行线、足三里、血海；心脾两虚证者，加小腿部足阳明胃经、足太阴脾经循行线、三阴交；肝肾不足证者，加小腿部足厥阴肝经、足少阴肾经循行线、太溪。

2）西医方面。注意力不集中或记忆力下降、睡眠障碍者，可加刮劳宫、肾俞、太溪；咽痛者，可加刮大椎；头痛者，可适当加刮曲鬓、合谷。

（4）刮痧部位的方义理解

1）主刮部位。刮拭面部督脉印堂至后发际循行线、四神聪，可健脑益神，清利头目；刮拭颈肩部足少阳胆经风池经肩井至肩峰段循行线、天宗，可疏泄肝胆，通经活血，缓解疲劳，促进体力恢复；刮拭背部足太阳膀胱经第一侧线大杼至肾俞段，可调理脏腑气血；刮拭八髎可调理气血，通经活络，有效缓解疲劳；刮拭夹脊可调理脏腑阴阳，调理气血，有效缓解疲劳；刮拭腹部任脉脐下至关元段循行线，可温补阳气，补益气血。

2）配刮部位。配小腿部足厥阴肝经、太冲、行间可疏肝解郁；配膈俞、天枢、小腿部足阳明胃经循行线、足三里、血海可活血化瘀，理气通便，通气降浊；配小腿部足阳明胃经、足太阴脾经循行线、三阴交可健脾益气，培补后天；配小腿部足厥阴肝经、足少阴肾经循行线、太溪可滋补肝肾。

2. 操作前准备

根据刮拭部位嘱顾客取仰卧位、俯卧位或坐位，自然放松全身。然后调理师在待施术部位均匀涂抹刮痧介质，如刮痧油、润肤乳、凡士林等，以避免皮肤擦伤。

3. 操作步骤

（1）操作要点

用牛角刮痧板分段刮痧，手法应沉缓柔和，力度均匀，以施术部位出现充血或沙状的红色小点为度，运用面刮法、角刮法、颤法、按揉法等，由上至下地单向刮拭。每条循行线自上而下反复刮痧2～3 min。刮痧顺序一般为先内后外、先左再右。

（2）操作顺序

首先从百会刮至前发际、印堂，再从百会刮至后发际；其次刮颈肩部足少阳胆经，刮拭风池经肩井至肩峰段循行线，要求出痧；再次刮背部足太阳膀胱经第一侧线大杼至肾俞段，要求出痧，并对背部出痧之处进行叩击；采用横向快速擦法刺激八髎，使局部皮肤发红，若属虚证，可适当延长刮痧时间至局部热量向深部渗透至小腹；由上向下推脊柱两侧夹脊数遍；然后补刮腹部任脉脐下至关元循行线；角刮小腿部肝经、肾经、脾经、胃经循行线，皮肤微红即可；角推太冲、行间；膈俞、天枢、足三里、血海、三阴交、太溪等穴可采用角揉法；最后以阿是穴、筋结点为中心重点刮拭。慢性疲劳综合征刮痧流程如图4-5所示。

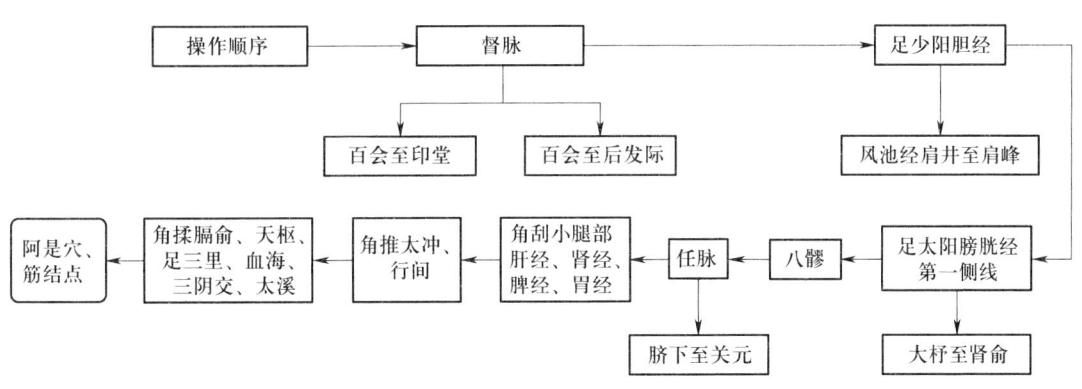

图4-5 慢性疲劳综合征刮痧流程

（3）补泻原则

根据证型判断刮痧补泻手法，实证主要采用泻法刮拭，刮拭按压力度大，速度快，刺激时间短；虚证采用补法刮拭，刮拭按压力度小，速度慢，刺激时间长。

4. 注意事项

（1）刮痧调理慢性疲劳综合征的躯体化症状效果良好，对调节情绪、改善睡眠效果显著。

（2）保持乐观情绪，避免不良精神刺激；生活作息规律，合理锻炼，参加娱乐活动。

（3）刮痧完成后，嘱顾客饮适量温开水，注意观察患者刮拭部位的变化。

（4）间隔4~5天刮痧1次，具体间隔时间视顾客刮痧部位恢复情况而定，6次为1个调理周期，经过1个调理周期，休息2周后，再开始第2个调理周期，应连续调理4~5个周期。

三、疲劳健康指导

1. 避风寒，适寒温，尽量减少伤风感冒。
2. 调饮食，戒烟酒，少食辛辣厚味和生冷不洁之物。
3. 慎起居，适劳逸，松弛有度，适当节制房事。
4. 抒情志，少烦忧，积极的心理疏导有利于身体的康复。

四、临床案例

1. 情景描述

顾客，女，31岁。因"神疲乏力1年余"前来调理。顾客自述1年来无明显诱因出现疲倦乏力，动则尤甚，常感心悸，睡眠质量一般，多梦，食欲减退，进食后胃胀满感明显，无明显嗳气、反酸，经常腹泻。中医情况：神疲，面色萎黄，便溏，舌淡苔白，脉细。西医诊断为疲劳综合征，中医诊断为虚劳（心脾两虚证）。嘱顾客仰卧，从百会刮至前发际、印堂，再嘱顾客换为俯卧，从百会刮至后发际，操作2~3 min；刮背部足太阳膀胱经第一侧线大杼至肾俞段，要求出痧，并对背部出痧之处进行叩击，操作2~3 min；嘱顾客换为仰卧，补刮腹部任脉脐下至关元循行线，操作2~3 min；角刮小腿部肝经、肾经、脾经、胃经循行线，皮肤微红即可；角推太冲、行间；角揉膈俞、天枢、足三里、血海、三阴交、太溪等穴；以阿是穴、筋结点为中心重点刮拭。

2. 案例分析

该顾客无明显诱因而感疲劳，诊断明确，属慢性疲劳综合征。根据上述操作规范，对顾客头部、背部、腿部及腹部进行刮痧，过程中对重点穴位进行重点刺激，疏通经络，以达到益气抗疲劳的目的。

学习单元 3　失 眠 调 理

一、失眠概述

1. 定义

失眠是指尽管有合适的睡眠机会和睡眠环境，依然对睡眠时间和（或）质量感到不满足，并且影响日间社会功能的一种主观体验。主要症状表现为入睡困难（入睡潜伏期超过 30 min）、睡眠维持障碍（整夜觉醒次数 ≥ 2 次）、早醒、睡眠质量下降和总睡眠时间减少（通常少于 6.5 h），同时伴有日间功能障碍（《中国成人失眠诊断与治疗指南》）。

该病在中医中属不寐的范畴。不寐是由于情志、饮食内伤，病后及年迈，禀赋不足，心虚胆怯等病因，引起心神失养或心神不安，从而导致以经常不能获得正常睡眠为特征的一类病证。主要表现为睡眠时间、深度的不足以及不能消除疲劳、恢复体力与精力，轻者入睡困难，或寐而不酣，时寐时醒，或醒后不能再寐，重者彻夜不寐。

2. 常见病因

失眠按病因可划分为原发性失眠和继发性失眠。原发性失眠通常缺少明确病因，或在排除可能引起失眠的病因后仍遗留失眠症状，主要包括心理生理性失眠、特发性失眠和主观性失眠 3 种类型。原发性失眠的诊断缺乏特异性指标，主要是一种排除性诊断。当可能引起失眠的病因被排除或治愈以后，仍遗留失眠症状时即可考虑为原发性失眠。继发性失眠包括由于躯体疾病、精神障碍、药物滥用等引起的失眠，以及与睡眠呼吸紊乱、睡眠运动障碍等相关的失眠。

失眠在《黄帝内经》中称为"目不瞑""不得眠""不得卧"。《难经》最早提出"不寐"这一病名，《难经·四十六难》认为老人不寐的病机为"血气衰，肌肉不滑，荣卫之道涩，故昼日不能精，夜不得寐也"。

失眠的病因虽多，但以情志、饮食或气血亏虚等内伤病因居多，其基本病机以心血虚、胆虚、脾虚、肾阴亏虚进而导致的心失所养，以及由心火偏亢、肝郁、痰热、胃失和降进而导致的心神不安两方面为主。其病位在心，但与肝、胆、脾、胃、肾关系密切。

3. 表现

失眠是临床最为常见的睡眠障碍类型。长期失眠对于正常生活和工作会产生严重负面影响，甚至会导致恶性意外事故的发生。2002年全球10个国家失眠流行病学研究（问卷调查）结果显示，45.4%的中国人在过去1个月中曾经历过不同程度的失眠。

失眠虚证多由心脾两虚，心虚胆怯，阴虚火旺，引起心神失养所致。失眠实证则多由心火炽盛，肝郁化火，痰热内扰，引起心神不安所致。

（1）心火偏亢型：心烦不寐，躁扰不宁，怔忡，口干舌燥，小便短赤，口舌生疮。舌尖红，苔薄黄，脉细数。

（2）肝郁化火型：急躁易怒，不寐多梦，甚至彻夜不眠，伴有头晕头胀，目赤耳鸣，口干而苦，便秘溲赤。舌红苔黄，脉弦而数。

（3）痰热内扰型：不寐，胸闷心烦，泛恶，嗳气，伴有头重目眩，口苦。舌红苔黄腻，脉滑数。

（4）胃气失和型：不寐，脘腹胀满，胸闷嗳气，嗳腐吞酸，或见恶心呕吐，大便不爽。舌苔腻，脉滑。

（5）阴虚火旺型：心烦不寐，心悸不安，腰酸足软，伴头晕，耳鸣，健忘，遗精，口干津少，五心烦热。舌红少苔，脉细而数。

（6）心脾两虚型：多梦易醒，心悸健忘，神疲食少，头晕目眩，伴有四肢倦怠，面色少华。舌淡苔薄，脉细无力。

（7）心胆气虚型：心烦不寐，多梦易醒，胆怯心悸，触事易惊，伴有气短自汗，倦怠乏力。舌淡，脉弦细。

二、失眠调理方法

1. 刮痧方法

（1）治法

以通督调神、宁心安神为治法。

（2）主刮部位（见图4-6）

前头部督脉（百会到前发际）、头部两侧（太阳至风池）、四神聪、印堂、颈背部督脉循行线（哑门至命门）、足太阳膀胱经第二侧线（魄户至志室）、前臂至掌心手厥阴心包经循行线（曲泽到劳宫）、内关、神门、三阴交。

（3）配刮部位

心肝火旺证者，加肝俞、太冲；心脾两虚证者，加脾俞、足三里；心肾不交证者，加肾俞、太溪；心胆气虚证者，加胆俞、阳陵泉。

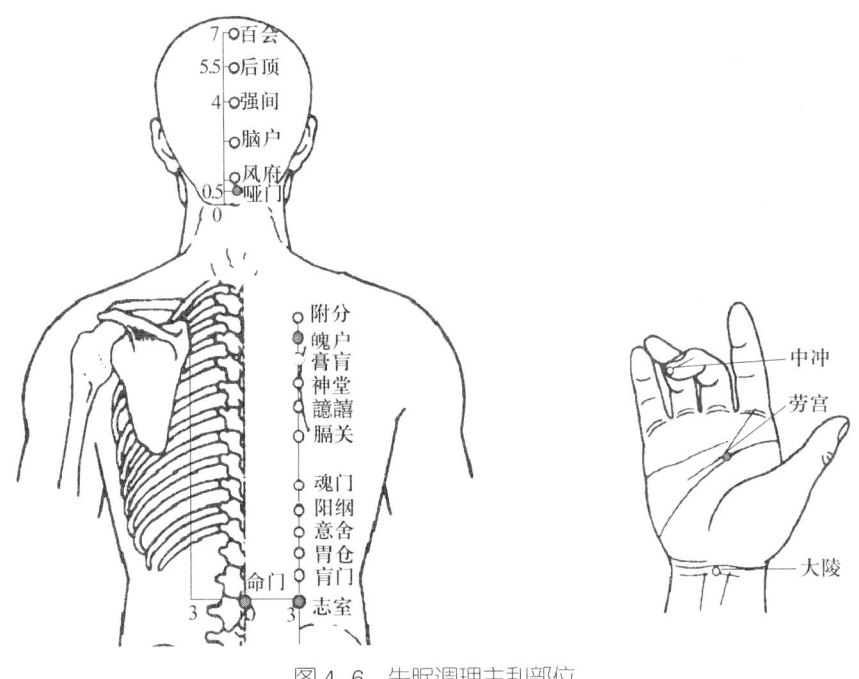

图 4-6　失眠调理主刮部位

（4）刮痧部位的方义理解

1）主刮部位。刮拭前头部督脉（百会到印堂）、头部两侧（太阳至风池）、四神聪、颈背部督脉循行线（哑门至命门）可安神定志；刮拭足太阳膀胱经第二侧线（魄户至志室）、心俞、前臂至掌心手厥阴心包经循行线（曲泽到劳宫）可宁心安神；刮拭神门、三阴交可交通心肾。

2）配刮部位。配肝俞、太冲可疏肝泻火；配脾俞、足三里可健脾养心；配肾俞、太溪可补肾益气；配胆俞、阳陵泉可益气镇惊。

2. 操作前准备

顾客取仰卧位，自然平躺放松 5 min 后，调理师在待施术部位均匀涂抹刮痧介质，如刮痧油、润肤乳、凡士林等，以避免皮肤擦伤。

3. 操作步骤

（1）操作要点

用刮痧板分段刮痧，手法应沉缓柔和，力度均匀，以施术部位出现充血或沙状的红色小点为度，运用面刮法或角刮法，由上至下单向刮拭。每条循行线自上而下反复刮痧 2 ~ 3 min。刮痧顺序一般为先内后外、先左再右。

（2）操作顺序

先取仰卧位，按照从前到后、从上到下、从左到右的原则，先刮前头部从百会到印堂段，再刮头部两侧从太阳至风池、四神聪。再沿前臂手厥阴心包经循行线从曲泽刮到劳宫，局部角揉神门、三阴交。若在此操作过程中顾客已安睡，则不必拘泥继续施刮；若顾客毫无睡意，则嘱顾客取俯卧位，沿着督脉从哑门刮至命门，再沿着足太阳膀胱经第二侧线从魄户刮至志室。失眠调理刮痧流程如图4-7所示。

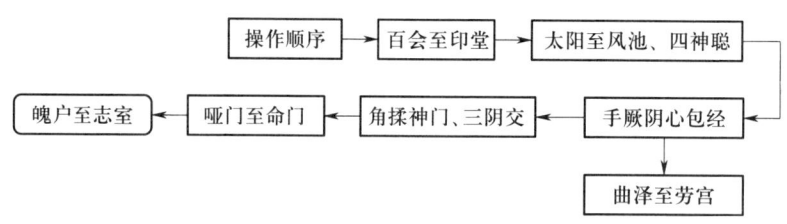

图4-7 失眠调理刮痧流程

（3）补泻原则

根据证型判断刮痧补泻手法，实证主要采用泻法刮拭，刮拭按压力度大，速度快，刺激时间短；虚证采用补法刮拭，刮拭按压力度小，速度慢，刺激时间长。

4. 注意事项

（1）刮痧调理不寐效果较好，刮痧当日顾客症状可有改善，亦可配合针灸、艾灸、足疗。

（2）睡眠环境宜安静，睡前应避免饮用浓茶、咖啡及过度兴奋刺激之品。

（3）本病因属心神病变，故尤应注意精神调摄，做到喜恶有节，解除忧思焦虑，保持精神舒畅；养成良好的生活习惯，改善睡眠环境，劳逸结合等。

（4）刮痧完成后，嘱顾客避风寒，施术后12 h内禁止洗浴，勤饮温开水，注意观察顾客刮拭部位的变化。

（5）间隔5~6天刮痧1次，具体间隔时间视顾客刮痧部位恢复情况而定，4次为1个调理周期，连续调理2个周期，休息2周后，可再开始第3个调理周期。

三、失眠健康指导

1. 需注意精神调摄，消除思想顾虑，克服过度的紧张、兴奋、焦虑、抑郁、惊恐、愤怒等不良情绪，保持心情舒畅。

2. 适当进行体育锻炼，增强体质，养成良好的生活习惯。

3. 养成良好的睡眠习惯。晚饭宜有营养、易消化、适量，忌过饱；睡前0.5 h内不吸烟，不饮酒、浓茶和咖啡等；睡眠环境宜安静、舒适，不宜穿紧身衣服睡觉；睡前避免从事紧张和兴奋的活动，可听较舒缓的轻音乐，以放松精神，协助入寐；还可配合心理治疗。

四、临床案例

1. 情景描述

顾客，女，42岁。因"入睡困难6月余"前来调理。顾客6个月前在无明显诱因的情况下出现夜间入睡困难，勉强入睡后常于凌晨2点左右醒来，曾服用"安定"等药物，未见明显好转。中医情况：多梦易醒，心烦易怒，口干口苦，便秘。舌红苔薄黄，脉弦。综合顾客病史，西医诊断为睡眠障碍，中医诊断为不寐（肝郁化火型）。先取仰卧位，按照从前到后、从上到下、从左到右的原则，先刮前头部从百会到印堂段，操作 2~3 min，再刮头部两侧从太阳至风池、四神聪，操作 2~3 min，过程中点按安眠；然后从前臂到掌心沿手厥阴心包经循行线从曲泽刮到劳宫，局部角揉神门、三阴交，操作 2~3 min。最后沿着足太阳膀胱经第二侧线从魄户刮至志室，操作 2~3 min。

2. 案例分析

该顾客以入睡困难为主诉，诊断明确，属于睡眠障碍。根据上述操作规范，对顾客头部、枕部、背部及手臂进行刮痧，过程中对阿是穴、经验穴进行重点刺激，疏通经络，以达到平肝潜阳助眠的目的。

学习单元 4　食欲不振调理

一、食欲不振概述

1. 定义

食欲不振是指进食的欲望降低。完全的不思进食则称厌食。夏季暑湿之时，常使症状加重。

西医学的消化系统疾病如胃肠炎、肝炎、便秘，全身性疾病如贫血、结核病、缺锌，药物的毒副作用、小儿喂养不当、情绪紧张、恐惧忧伤等引起的厌食，均可归属本病范畴进行辨证施治。

2. 常见病因

除了明确器质性病变及占位性病变外，西医认为本病还与胃排空延迟、胃窦的动力减弱及肠道运动失常、胃容受性下降、幽门螺杆菌感染、内脏敏感性增加、十二指肠对酸的敏感性异常、乳糖不耐受、巨噬细胞和嗜酸性粒细胞的浸润以及精神因素等相关。

中医学认为，本病病位在脾胃。脾胃为后天之本，胃司受纳，脾主运化，脾胃调和，则知饥欲食，食而能化。其常见病因有喂养不当、脾胃湿热、他病伤脾、禀赋不足、情志失调、邪毒犯胃等。

3. 表现

食欲不振可见于多个年龄段，临床多见于小儿。

（1）本病可因各种原因而损伤脾胃正常纳化功能，致脾胃失和，纳化失职，而成厌食。

1）脾运失健型。面色少华，不思纳食，或食物无味，拒进饮食，形体偏瘦，而精神状态无特殊异常，大小便均基本正常。舌苔白或薄腻，脉尚有力。

2）脾胃气虚型。食欲不振，少食懒言，面色萎黄，精神萎靡，大便溏薄，有不消化食物残渣。舌淡苔薄。

3）胃阴不足型。口干多饮而不欲进食，皮肤干燥缺乏润泽，大便多干结。舌苔多见光剥，亦有光红少津者，质偏红，脉细。

（2）本病多见于功能性消化不良，症状包括餐后饱胀不适、早饱感、上腹痛、上腹烧灼感中的一项或多项，且没有可以解释上述症状的功能性疾病，可分为餐后不适综合征和上腹疼痛综合征两个亚型。

二、食欲不振调理方法

1. 刮痧方法

（1）治法

以和胃健脾、益气养阴为治法。

（2）主刮部位（见图 4-8）

补刮督脉大椎至腰阳关的循行线、足太阳膀胱经第一侧线大杼至大肠俞的循行线，不必强求出痧；角推脊柱两侧夹脊 2～3 遍；补刮任脉上脘至水分的循行线，皮肤微红为度；角揉建里；补刮足阳明胃经梁门至天枢的循行线，皮肤微红为度；角揉梁门；补刮足阳明胃经足三里至下巨虚的循行线，皮肤微红为度；角揉足三里。

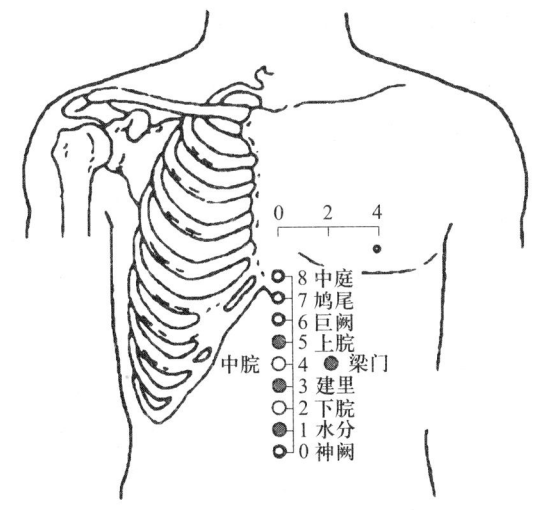

图 4-8 食欲不振调理主刮部位

（3）配刮部位

脾胃不和证者，加角揉内关、公孙；脾胃虚弱证者，加角揉脾俞、胃俞；胃阴不足证者，加角揉三阴交、内庭。

（4）刮痧部位的方义理解

1）主刮部位。补刮督脉大椎至腰阳关段、足太阳膀胱经第一侧线大杼至大肠俞段，角推夹脊，可调理脏腑；补刮任脉上脘至水分段、足阳明胃经梁门至天枢段，角揉建里、梁门，可疏调脘腹经气，助胃纳脾运；补刮足阳明胃经足三里至下巨虚段，角揉足三里，可健运脾胃，补养气血。

2）配刮部位。配内关、公孙可和胃健脾；配脾俞、胃俞可补中益气；配三阴交、内庭可养阴清热。

2. 操作前准备

顾客先取俯卧位，后取仰卧位，自然放松全身，然后调理师在待施术部位均匀涂抹刮痧介质，如刮痧油、润肤乳、凡士林等，以避免皮肤擦伤。

3. 操作步骤

（1）操作要点

用刮痧板分段刮痧，手法应沉缓柔和，力度均匀，以施术部位出现充血或沙状的红色小点为度，运用面刮法或角刮法，由上至下单向刮拭。每条循行线自上而下反复刮痧 2～3 min。刮痧顺序一般为先内后外、先左再右。

（2）操作顺序

先取俯卧位，沿着督脉从大椎刮至腰阳关，再沿着足太阳膀胱经第一侧线从大杼刮至大肠俞，然后角推夹脊。接着让顾客取仰卧位，沿着任脉从上脘刮至水分。再分两段刮足阳明胃经循行线，一段是腹部梁门至天枢，一段是足部足三里至下巨虚。最后可重点角揉建里、梁门、足三里等穴。食欲不振调理刮痧流程如图4-9所示。

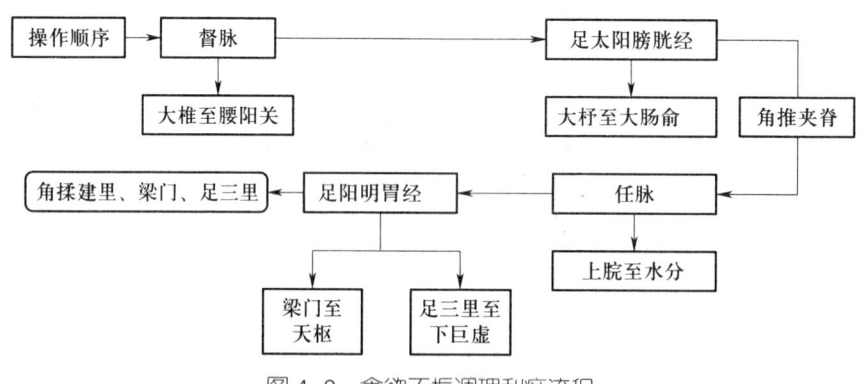

图4-9 食欲不振调理刮痧流程

（3）补泻原则

根据证型判断刮痧补泻手法，实证主要采用泻法刮拭，刮拭按压力度大，速度快，刺激时间短；虚证采用补法刮拭，刮拭按压力度小，速度慢，刺激时间长。

4. **注意事项**

（1）刮痧调理食欲不振效果较好，但应当积极寻找引起食欲不振的病因，采取相应措施。

（2）纠正不良饮食习惯，饮食按时定量，饭菜品种多样化，荤素搭配。少食肥甘厚味、生冷坚硬等不易消化的食物，少吃零食。鼓励多食蔬菜及粗粮，按营养需要供给食物。注意生活起居，加强精神调护，保持良好情绪，营造良好的就餐环境。

（3）刮痧后酌情饮用100～200 mL温开水。

（4）应间隔3～4日刮痧1次，连续6次为1个调理周期，完成1个调理周期，休息2周后再开始第2个调理周期，应坚持调理2～3个周期。

三、食欲不振健康指导

1. **保证食物多样性，三餐不单调**

（1）膳食以谷类为主，保证能量充足。谷类是为人类提供能量的主力军，能提供丰富的碳水化合物，确保身体机能正常。一日三餐都应该保证摄入充足的谷类食物。

（2）保证每天摄入奶及奶制品 300 mL 以上。牛奶中富含钙、优质蛋白、磷、钾、维生素 A、维生素 D、维生素 B_2 等多种营养素，每天摄入充足的奶类食物，有助于更全面地补充营养。

（3）每餐添加适量蔬菜和水果，有助于增加食欲，还能补充维生素，可选择西瓜、木瓜、菠萝、草莓等。

（4）多补水。一般人每天身体内水的消耗量较大，可以选择饮用适量柠檬水，借助柠檬的酸味增加食欲；也可以在饭前 30 min 喝一杯水，以保证消化液的分泌。

（5）多在厨艺方面下功夫。烹饪时可适当添加调味香料，芳香醒脾，提升食欲，如常见的葱、姜、蒜、醋等。另外，在注意食物多样性的同时，还可以追求食物的颜值，注重摆盘和搭配，如绿色搭配红色，可以体现色彩的对比，增加食欲。

2. 规律进食，习惯成自然

规律进食很重要，能帮助人体建立良好的条件反射，养成较固定的进食习惯，从而促进食欲。如正餐食欲确实低下，难以保证每天的营养摄入，可以少量多餐，选择每隔两个小时进食一些健康的零食，如水果、坚果等，但应避免摄入油炸食品、膨化食品等不健康零食。

3. 锻炼身体，促进消化

适当的锻炼，可以促进人体体内能量的消耗，增加机体对食物的需求，达到提振食欲的目的。可选择较长时间的中等强度运动，如长跑、游泳等。研究显示，力量训练和高强度间歇性有氧运动，相对来说会在较大程度上抑制食欲，应当尽量避免，而低强度的有氧运动，对食欲几乎没有影响。

四、临床案例

1. 情景描述

顾客，男，7 岁。因"食欲下降半年"前来调理。患儿近半年来食欲下降，不思饮食或拒进饮食，其人面色蜡黄，体格消瘦，精神萎靡，大便溏薄，伴有不消化食物残渣。中医情况：舌淡胖有齿痕，苔白微腻。西医诊断为消化不良，中医诊断为食欲不振（脾运失健证）。嘱患儿取俯卧位，安抚患儿情绪，令其放松全身。沿着督脉从大椎刮至腰阳关，再沿着足太阳膀胱经第一侧线从大杼刮至大肠俞，然后角推夹脊；接着让患儿取仰卧位，从上脘刮至水分；再分两段刮足阳明胃经循行线，一段从腹部梁门刮至天枢，一段从足部足三里刮至下巨虚。每条循行线自上而下反复刮痧 2 ~ 3 min，力度轻而速度缓，以出现充血或沙状的红色小点为度。

2. 案例分析

该患儿食欲下降，不思饮食，符合"食欲不振"诊断。根据操作规范，对患儿督脉大椎至腰阳关，任脉上脘至水分，足太阳膀胱经大杼至大肠俞及足阳明胃经梁门至天枢、足三里至下巨虚进行了补法刮痧，以达到疏调脘腹经气，助胃纳脾运，补养气血的目的。

培训课程3 刮痧保健调理后的运动、起居、饮食、情志调摄指导

一、运动调摄指导

运动养生是指运用传统体育运动方式进行锻炼，以达到延年益寿的目的。早在春秋战国时期，体育运动就已成为健身、防病的重要手段。《庄子·刻意》中记载："吹呴呼吸，吐故纳新，熊经鸟申，为寿而已矣。此导引之士，养形之人，彭祖寿考者之所好也。"东汉时期，名医华佗创编了一套医疗保健操——五禽戏，模仿虎、鹿、熊、猿、鸟5种动物的动作做体操，从而将中医健身术发展到一个新的阶段。明代郑瑄在《昨非庵日纂·颐真》中记载："体欲常摇，谷气得清，血脉流通，疾不得生。"意思是说：经常运动，可以帮助机体充分消化和吸收食物，保持血脉畅通，从而避免产生疾病。

适当的运动有助于气血流通，能强壮体质，增进健康；适当的休息能消除疲劳，恢复体力。正常范围内的劳和逸是人体生命活动之必需，但如果劳逸失度，又会导致各种疾病。《吕氏春秋·孟春》警告那些好逸恶劳的富人道："出则以车，入则以辇，务以自佚，命之曰招蹶之机。"意思是说：出入皆乘车而从不主动运动，这种让人舒服的车子，其实是使人摔倒的机关。形体宜动，但须中和，不可过度劳累。《千金要方》对此论述道："养生之术，每欲小劳，但莫大疲。"如果过分劳累，则会消耗人体气血，使精血亏虚，外邪入侵。

二、起居调摄指导

起居养生，是指生活作息要有规律，要顺应自然，使人体内在环境与外界自然环

境相适应，从而达到内外环境的协调与统一。《素问·宝命全形论》中记载："天覆地载，万物悉备，莫贵于人。人以天地之气生，四时之法成。"四时（春夏秋冬）阴阳的变化与人体五脏的功能也是相互联系的。《素问·六节藏象论》中记载："心者，阳中之太阳，通于夏气；肺者，阳中之太阴，通于秋气；肾者，阴中之少阴，通于冬气；肝者，阳中之少阳，通于春气。"因此，"春季养生之道，重在养肝"，故春季应心平气和，少发怒；夏季"木气已衰，肝气式微，心阳日上"，故夏季宜养心火，勿大怒大泄等。

人类生活在地球上，已自然而然形成了适应四时气候变化的习惯，这是人类生存与发展的基本条件之一。古代有修养的圣人，正是因为能够调摄精神以适应天气变化，才能达到积精全神的境地。如果违反了四时的次序，就会"九窍闭塞不利，卫气耗散"。《素问·四气调神大论》也说道："夫四时阴阳者，万物之根本也。所以圣人春夏养阳，秋冬养阴，以从其根，故与万物沉浮于生长之门。逆其根，则伐其本，坏其真矣。故阴阳四时者，万物之终始也，死生之本也，逆之则灾害生，从之则苛疾不起，是谓得道。"可见，圣人之所以能够维持生命正常的生长发育，是因为顺应自然变化而养生。

三、饮食调摄指导

饮食是人类生存和维持健康的物质基础。人类通过对饮食的消化和吸收，摄取必要的营养物质，以维持人体正常的生长发育和生理功能。饮食质量的好坏，影响到人体健康。因此，要达到养生的目的，必须做到五味调和、饮食有节。饮食有节是指饮食要有节制，它包括两层含义：一是饮食要有规律，即按时进食；二是饮食的量要有节制，不要过饥或过饱。古人非常注重定时饮食，如晋代葛洪在《抱朴子·极言》中记载："不欲极饥而食……不欲极渴而饮。"定量饮食也是中医养生中一个非常重要的原则。明代宫廷御医龚廷贤在《寿世保元》中说得很明白，"恣口腹之欲，极滋美之味，穷饮食之乐，虽肌体充腴，容色悦泽，而酷烈之气，内蚀脏腑，精神虚矣，安能保合太和，以臻遐龄"。可见，放纵自己的口腹之欲，即使看似身强体壮、容颜美丽，这种饮食方法也会加重内脏负担，对内脏造成伤害，使精神萎靡不振，给身体造成巨大的伤害。

若饥而不能食，渴而不能饮，则气血生化之源竭，脏腑组织失其濡养，便会出现气血亏虚之症。反之，如果饮食过量，则超过了人体正常的消化能力，会损伤脾胃功能，从而出现腹胀、吞酸、呕吐、泻下臭秽等症。因此，正确的养生之道要求饮食有节，既满足营养需要，又无损伤脾胃之弊，从而保持后天之本的生机旺盛不衰，延缓衰老的进程。

四、情志调摄指导

中医学将人的心理活动统称为情志，合理的情志养生是人体健康的重要环节。《黄帝内经》对人体疾病的心理致病因素、发病机制、诊断防治等问题都作了精辟的论述，对心理因素在疾病发生发展过程中的作用进行了系统的总结，并提出了许多颇有价值的见解。《素问·上古天真论》中记载："恬淡虚无，真气从之，精神内守，病安从来？"《素问·阴阳应象大论》中也说："是以圣人为无为之事，乐恬淡之能，从欲快志于虚无之守，故寿命无穷，与天地终，此圣人之治身也。"在《孟子·尽心章》中，也有"养心莫善于寡欲"的说法。明代郑瑄在《昨非庵日纂·颐真》中提出"欲求长生先戒性"的养生原则。《素问·举痛论》中记载："百病生于气也，怒则气上，喜则气缓，恐则气下，惊则气乱，思则气结。"《素问·阴阳应象大论》中记载，"怒伤肝"，"喜伤心"、"思伤脾"、"忧伤肺"、"恐伤肾"。因此，中国历代养生家都非常重视情志活动与人体健康的关系，主张调和七情，以达到延年益寿的目的。

五、健康指导与文化宣教

1. 健康指导

号召顾客改变不良生活习惯；限制吸烟；通过限制总热量摄入及经常进行适度的体力活动，保持理想的体重；限制饮酒；限制钠盐（每人每日不超过 6 g），同时摄入足够的钾（来自蔬菜、水果）和钙；限制总脂肪（＜总热量摄入的 30%）、饱和脂肪酸（＜总热量摄入的 10%）、胆固醇（<300 mg/日）和糖；补充多元复合碳水化合物（谷类）和纤维。

2. 文化宣教

加强对社区网络、报刊、电视等教育传播途径的建设。基于社区居民以中青年为主的客观事实，增加对社区新型媒体的建设力度，创新教育传播方式。

社区在制订卫生健康工作年度计划时，应该将中医"治未病"健康文化宣教活动纳入健康工作中来，定期开展中医"治未病"健康文化宣教活动，并按季度或月份向社区居民公布，以利于居民安排自己的时间，有计划、有目的地接受教育。征求社区居民对中医"治未病"健康文化宣教活动的意见和建议。针对不同季节、气候的流行病开展具有针对性的健康文化宣教活动。

高级

职业模块 5
刮痧保健调理判断

培训课程 1　健康状况信息收集

一、中医体质的概念

在中医体质学范畴中，体质是指人体生命过程中，在先天禀赋和后天获得的基础上所形成的形态结构、生理功能和心理状态方面综合的、相对稳定的固定特质，是人类在生长发育过程中所形成的与自然、社会环境相适应的人体特性，表现为结构、功能、代谢以及对外界刺激反应等方面的个体差异性，对某些病因和疾病的易感性，以及在疾病传变转归中的某种倾向性。

二、体质的影响因素

体质既秉承于先天，亦关系于后天。体质的稳定性由相似的遗传背景形成，年龄、性别等因素也可使体质表现出一定的稳定性。然而，体质的稳定性是相对的，每一个体在生长壮老的生命过程中，因受环境、精神、营养、锻炼、疾病等内外环境中诸多因素的影响，体质会发生变化，因此体质既有相对稳定性，又有动态可变性。

中医学认为，形神相关，阴阳、气血、津液是生命的物质基础，而体质现象是阴阳、气血、津液盛衰变化的反应状态，因而能从中医体质学的角度进行分类，并由此建立分类系统，包括生物差异因子系统、个体遗传差异因子系统、个体心理差异因子系统及自然社会适应差异因子系统。目前所发现与提出的平和质、气虚质、阳虚质、阴虚质、痰湿质、湿热质、血瘀质、气郁质、特禀质 9 种体质类型及其形成的概念系统，反映了不同人群的个体特征。

三、体质的分型

体质分 9 种，分别是平和体质、气虚体质、阳虚体质、阴虚体质、痰湿体质、湿热体质、血瘀体质、气郁体质、特禀体质。这 9 种体质当中，平和体质是健康的，其余 8 种各有偏颇，是不健康的，或者说是亚健康的。

1. 平和体质——健康

精力充沛，语言有力，处事乐观，适应力强。

2. 气虚体质——气短

容易疲乏，声音低弱，喜欢安静，容易感冒。

3. 阳虚体质——怕冷

手脚发凉，不耐寒冷，容易腹泻，胃脘、背部或腰膝怕冷。

4. 阴虚体质——缺水

手脚心发热，口咽干燥，大便干燥，两颧潮红或偏红。

5. 痰湿体质——体胖

身体有沉重感，腹部肥满松软，额部油脂分泌多，上眼睑比别人肿。

6. 湿热体质——长痘

面部有油腻感，易生痤疮，口苦口臭，大便黏滞。

7. 血瘀体质——长斑

面部晦暗或有褐斑，口唇颜色偏暗，皮肤不知不觉出现青紫瘀斑，容易忘事。

8. 气郁体质——郁闷

情绪低沉，精神紧张，多愁善感，容易受到惊吓。

9. 特禀体质——过敏

容易过敏，不感冒也会打喷嚏、流鼻涕、鼻塞，皮肤容易出现抓痕，起荨麻疹。

培训课程2　刮痧保健调理方法确定

一、刮痧调理的原则

刮痧过程是先备好刮痧板和刮痧油，再根据顾客病变和体质状况选择有效的经络和穴位，采取局部取穴、循经取穴、按神经分布取穴、对称取穴的方法，进行辨证论治，并将中医的四诊（望、闻、问、切）、八纲理论（阴阳、表里、寒热、虚实）应用于保健调理的全过程。

一般来说，对于急慢性疼痛病症，在排除严重外伤及器质性病变的情况下，疼痛区的经穴要用力刮拭,每刮到一经穴时,可以用刮痧板按压穴位,着重刺激病灶。对于体质较强者可适当重刮,称为泻法;对于体质弱者应轻刮,称为补法。刮痧手法以顾客耐受为度,将施治部位刮出痧象即可,不可过于追求明显痧象。

二、刮痧调理的补泻操作

刮痧补泻手法是治病的手段,视顾客的体质强弱、病情轻重,采取或补,或泻,或平补平泻之运板方式,调节经络、脏腑之平衡,使疾病不药而愈。《素问》中记载:"邪气盛则实,精气夺则虚。"刮痧疗法与针刺一脉相承,都以中医基础理论为指导,调理时应针对不同的体质和病证运用相应补虚泻实的方法,以达到扶正祛邪、调整阴阳的目的。补法适合年老、体弱、重病久病、形体瘦弱之虚证者,泻法适合年轻、体壮、新病急病、形体壮实之实证者。

补泻手法基本要素为板压、板速、刮治时间、操作方向。基本补泻手法是指刮痧施治过程中的运板方式和具有补或泻作用的运板技巧,并选取具有补(强壮)或泻(止痛、退热)作用的穴、区、带。

补泻手法具体内容包括运板的快、慢、轻、重、方向、次数等因素,在调理时适当运用,以达补虚泻实之功效,从而使疾病早日痊愈。大量临床实践证明,刮痧运板技巧的正确使用,确有促进机体功能和抑制机体某些功能亢进的作用。刮痧运板技巧是补虚泻实之关键。现将其要素分述如下。

1. 板压

运板压力是指刺激穴、区、带的强度。作用表浅、动作轻柔为补,反之则为泻。

2. 板速

运板的速度,即刮拭的频率。一般板速慢、刮拭频率低者为补,板速快、刮拭频率高者为泻。

3. 出痧状态

出痧色淡红而量少为补法,出痧多、呈紫黑疱状者为泻法。

4. 附加施术补泻

刮后在要穴处或痧痕处施以温灸者为补法,于痧痕处施以拔罐或刺络拔罐者为泻法。

5. 选穴多少及刮治时间

所选穴、区、带少,刮治时间短者为补;选取穴、区、带多,刮治时间长者为泻。

6. 操作方向

操作方向顺经脉运行方向者为补法，操作方向逆经脉运行方向者为泻法。

临证时，泻其太过，多用于实证、急症、功能异常亢进者，如发热、充血、发炎、疼痛、痉挛、抽搐等；补其不足，多用于虚证、功能衰弱、久病虚弱、肢体倦怠疲乏、食欲不振、纳谷不馨、心悸、气短而促、麻痹、四肢痿软无力等。补和泻是两种截然不同的运板技巧，起到相反、对立的作用，但又是相互联系的，其目的均是调节阴阳平衡，增强人体正气，所以补和泻之间的关系是对立统一的。法虽有定，变通在人，补与泻手法的应用绝非一成不变，而是相对变化的，临证时必须灵活应用，根据具体情况随证施刮，最终达到扶正祛邪的目的，使人体朝着有利于机体功能正常化的方向发展。

综上所述，刮痧补泻手法是根据疾病的性质和顾客体质状况，采取不同的运板技巧来实现的。任何一种保健调理手段，均必须在一定的刺激范围内才能获得最佳效果，太过或不及均不可取。实践证明，手法太重、出痧过多，轻则表现为疲劳、恶心、嗜睡，重则出现眩晕等反应；手法太轻则对穴、区、带没有足够的刺激量，便无效果可言。补泻手法的真正掌握来源于实践，多实践是提高保健调理效果的唯一办法。

职业模块 6
常见病症刮痧保健调理

培训课程 1　伤科常见病症调理

学习单元 1　颈痛调理

一、颈痛概述

1. 定义

颈痛是指颈部区域，即颈后，范围包括上项线至肩胛骨区域、侧面区域的下界至锁骨上缘和胸骨上切迹的疼痛、酸痛或不适，常由颈椎病、落枕、劳损等因素引起，是慢性病中最为常见的健康问题之一。颈痛是一组常见的临床症状，依顾客对局部疼痛的描述，可分为酸痛、胀痛、麻痛、刺痛、刀割痛、绞痛、灼痛、牵扯痛等。一般而言，酸痛、胀痛、麻痛见于软组织的慢性劳损和陈旧性损伤，亦见于某些风湿或类风湿性病变。刺痛、刀割痛较多见于关节囊、韧带、滑膜等急性损伤。灼痛、牵扯痛较多见于神经根刺激、脊髓病变。

颈痛的分类方法较多，按病程分为慢性颈痛（>90 天）、亚急性颈痛（30～90 天）和急性颈痛（<30 天）。根据发病机制分为机械性颈痛、神经性颈痛和继发性颈痛（如心血管疾病引起的牵涉痛）。

随着社会节奏的加快和生活工作环境的变化，颈椎病不仅发病率增长势头迅猛，而且呈现明显的年轻化趋势。2017 年《柳叶刀》（*Lancet*）期刊报道，颈痛的健康寿命损失年从 2006 年至 2016 年增加了 21.9%。颈痛不仅影响患者的身体功能、生活与工作质量，还会增加直接医疗成本与间接社会成本。

西医临床医学研究显示，局部酸痛、头昏、肢体麻木等表现均是颈痛的常见早期症状；中医则认为，正虚劳损是颈椎疾病的主要病因，由气血亏虚引发经脉受损及颈肩部气血瘀滞，进而引发局部疼痛。

2. 常见病因

（1）中医病因病机

1）感受风邪。《素问·骨空论》中记载："风者，百病之始也。"风邪常兼他邪合而伤人，凡寒、湿、暑、燥、热诸邪，常依附于风而侵犯人体，从而形成外感风寒、风湿、风热、风燥等证。居处潮湿，或劳作汗出当风，或冒雨受凉，风、寒、湿等六淫之邪乘虚而入，导致经脉受阻，气血运行不畅而致颈痛。

2）寒邪凝滞。《内经·举痛论》中记载："寒气客于脉外，则脉寒，脉寒则缩踡，缩踡则脉细急，细急则外引小络，故卒然而痛。"经脉流行不止、环周不休。颈部受寒，寒性收引凝滞，易使经脉拘急，脉络蜷缩，气血阻滞，引起颈痛，即不通则痛。

3）湿气阻络。《素问·六元正纪大论》中记载："湿胜则濡泄，甚则水闭胕肿。"湿邪重浊、黏滞、趋下。湿为阴邪，易伤阳气，易阻气机，留滞于颈部经脉，阻遏气机，使气机升降失常，阻滞不畅，以致颈痛。

4）气滞血瘀。颈部遭受跌仆闪挫，举重抬物，暴力扭转，坠落跌打，或体位不正，用力不当，导致颈部经络气血运行不畅，气血阻滞不通发生疼痛。

5）禀赋不足。素体亏虚，卫外不固，或脾虚运化失常，气血生化乏源，易感外邪。另外，年老体虚，肝肾不足，颈部筋脉失养；或病后气血不足，腠理空疏，外邪乘虚而入，外邪入侵颈部而发生颈痛。

6）劳逸不当。劳欲过度，精气亏损，卫外不固；或激烈活动，耗损正气，汗出肌疏，外邪乘袭。

颈痛的主要病机，概而论之有风、寒、湿、瘀、虚，此五种病机在一定条件下可相互影响，相互转化，引起颈部经络痹阻，气血运行不畅，从而导致颈痛。风、寒、湿、瘀、虚病邪为患，各有侧重：风邪甚者，病邪流窜，病变部位游走不定；寒邪甚者，肃杀阳气，疼痛剧烈；湿邪甚者，病邪重着、黏滞，病变部位固定不移；瘀血阻络，病变部位多为刺痛，固定不移；虚证颈痛者，疼痛隐隐，时发时止，常伴全身虚象。

从经络辨证来看，颈痛的发生与督脉、足太阳膀胱经、手阳明大肠经、足少阳胆经有关。

（2）西医病因病理

西医上颈痛的最常见病因为软组织损伤。可因固定的姿势较久、风寒潮湿、轻微扭伤、感冒等因素引起，以肌肉僵硬、短缩、痉挛、粘连，甚至纤维化为病理特征。受寒、冷，加重者占绝大多数，有上感史、长途背包旅行史、肩扛重物时、挎包逛街时症状加重，上肢下垂时加重。

同时，脊髓型颈椎病、椎管外肿瘤、全身疾病（如风湿病、痛风、骨质疏松）、中枢神经系统损伤、感染性疾病（如颈肩部骨与关节、软组织发生急性化脓性感染、颈肩部结核、急性带状疱疹及疱疹后神经痛、臂丛神经炎等）、脏器疾病（如冠心病、急性心包炎、主动脉夹层、胸膜炎，甚至胆囊炎和胰腺炎）、心理疾病（如神经衰弱、情绪焦虑、心境低落、幻觉性、癔症）等也可以导致颈痛。

3. 表现

（1）中医辨证

颈痛者初期多为实证，后期久病由实化虚或虚实夹杂。前期可出现颈项强直、疼痛等症状，多呈持续性，头颈部活动时加重，拒按，颈项部活动受限，转头不利；后期可见眩晕头痛，恶心呕吐，单侧或双侧上肢放射性麻木、无力、酸胀疼痛、感觉减弱等，甚至出现步态不稳、行走困难等症状。

1）寒湿痹阻型。颈部疼痛，部位固定，热敷后缓解，颈部僵硬，伴关节僵硬、关节麻木、手脚发凉，喜热饮，关节酸痛，指甲色淡，尿少。舌苔白润，脉濡或滑。

2）湿热痹阻型。颈部疼痛，部位固定，刺痛后灼热痛，颈部僵硬，伴口干喜冷饮，胸胁灼痛，尿色黄，便秘。舌质紫红，苔黄而腻，脉滑数或涩。

3）肝郁脾虚型。颈部疼痛，时轻时重，随情绪波动，容易疲乏，头部沉重，伴情绪低落，烦躁易怒，食欲不振，肢体困重，少气懒言，喜叹气，腹胀，口中黏腻，大便时干时稀。舌淡，脉弦缓。

4）瘀血阻滞型。颈部疼痛，固定不移，痛如针刺，痛处拒按，日轻夜重，轻者仰头不便，重者不能转侧。舌质紫暗，或有瘀斑，脉涩。

5）气阴两虚型。颈部疼痛，颈项部酸胀，容易疲乏，伴五心烦热，潮热心悸，失眠多梦，易受惊恐，腰膝酸软，健忘，脱发，耳鸣。舌红少苔，脉细数无力。

（2）西医方面

1）神经根型。是指由于颈椎退变、神经根受压迫等因素导致神经根支配的区域出现疼痛、麻木、感觉缺失和反射改变等症状。

2）椎间盘源性疼痛。主要发病机制是自身免疫反应。髓核是身体最大的无血管组织，正常血管只分布到纤维环表层。因为自胚胎形成髓核就被纤维环和软骨终板包绕，始终没能与血液系统接触，形成隐匿的自身抗原。故当椎间盘退变，纤维环破裂，髓核接触到组织液，就会激发免疫反应。

3）软组织损害。颈部肌肉本身肌力小、耐力差，若颈部长期保持不良姿势，如长时间使用手机、电脑，会导致颈部肌肉劳损，释放致痛物质，刺激神经末梢，产生颈痛。

4）颈脊神经后支源性。神经通过骨纤维管、肌群腱性交叉纤维中的转折处，如果存在着肌肉痉挛或关节紊乱等问题，则可能形成卡压。以颈、肩或上肢产生非根性疼痛为表现。

二、颈痛调理方法

1. 刮痧方法

（1）治法

以活血散瘀、疏通经络为治法。

（2）主刮部位（见图6-1）

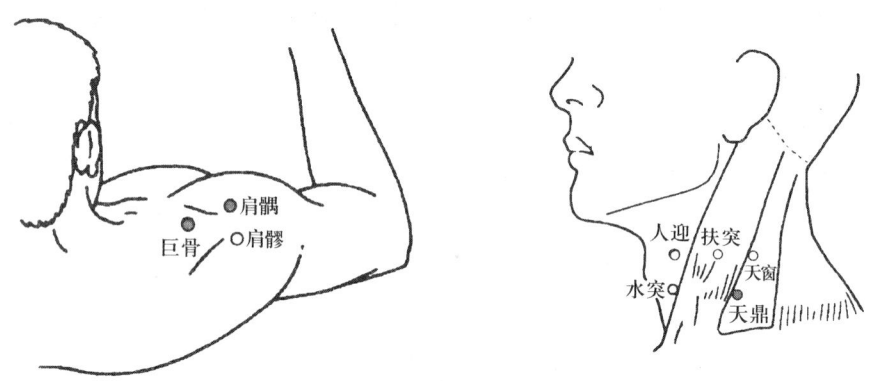

图6-1 颈痛调理主刮部位

取督脉（风府至大椎）循行线、双侧足太阳膀胱经（玉枕至风门）第一侧线、双侧手阳明大肠经（肩髃、巨骨至天鼎）、双侧足少阳胆经（风池至肩井）循行线；近端刮痧颈夹脊；远端刮痧阿是穴、筋结点。

（3）配刮部位

风寒湿证者，加风门、风府；气滞血瘀证者，加膈俞、血海、太冲、合谷；痰湿阻络者，加丰隆、支正；肝肾不足者，加肝俞、肾俞；气血亏虚者，加足三里、三阴交；上肢无力、手麻者，加手阳明大肠经循行区域。

（4）刮痧部位的方义理解

1）主刮部位。刮拭肩颈部手阳明大肠经（肩髃、巨骨至天鼎）及足少阳胆经（风池至肩井），既可疏散风寒，也可疏通局部筋脉；刮背部正中督脉循行线既属循经取穴，也属近端选经，可疏散外邪，舒筋活络止痛，督脉之大椎可调通阳气，以祛寒湿之邪，风府可祛风散寒，以防外邪入侵；刮拭背部足太阳膀胱经第一侧线，可调畅全身气机；刮颈夹脊和以痛为腧的阿是穴、筋结点，可疏通局部气血。

2）配刮部位。配风门、风府以祛风活络；配膈俞、血海、太冲、合谷以行气活血、通络止痛；配丰隆、支正以祛痰散结；配肝俞、肾俞以补益肝肾，补髓壮骨；配足三里、三阴交以调和气血。

2. 操作前准备

顾客取俯卧位或者俯伏坐位，自然放松颈部。然后调理师在待施术部位均匀涂抹刮痧介质，如刮痧油、润肤乳、凡士林等，以避免皮肤擦伤。

3. 操作步骤

（1）操作要点

用牛角刮痧板分段刮痧，手法应沉缓柔和，力度均匀，以施术部位出现充血或沙状的红色小点为度，运用面刮法及角刮法，由上至下地单向刮拭。每条循行线自上而下反复刮痧 2 ~ 3 min。

（2）操作顺序

先刮肩上部，从风池到肩井再到肩髃，尽量拉长刮拭路线，不要停顿；然后刮项部，先刮督脉，即从风府刮至第 7 颈椎处，再刮足太阳膀胱经第一侧线处，即玉枕、天柱、大杼、风门连线处；然后沿手阳明大肠经、足少阳胆经依次刮拭；最后以阿是穴、筋结点为中心重点刮拭。颈痛调理刮痧流程如图 6-2 所示。

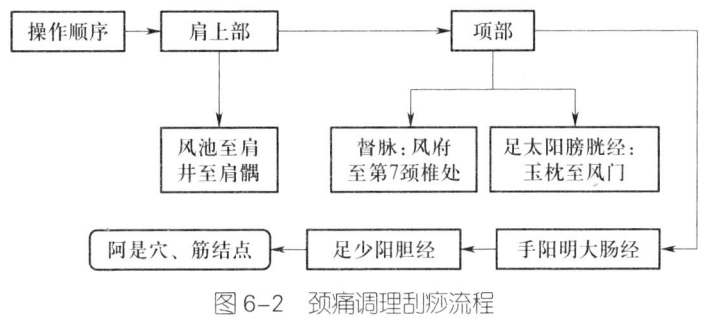

图 6-2 颈痛调理刮痧流程

4. 注意事项

（1）临床颈痛原因多样，调理师应先确定病因再决定是否刮痧调理。

（2）刮痧调理颈痛效果较好，即时止痛作用非常明显，顾客可配合针灸、推拿、艾灸进行调理。

（3）调理师应提醒顾客注意局部保暖、适度运动，可做"米"字操锻炼，避免长时间低头伏案工作，看电视，操作手机、电脑等电子产品时应保持正确的姿势，注意正确的坐姿、睡姿，注意间断休息，其间活动颈肩部，促进局部血液循环。

（4）刮痧后，嘱顾客避风寒，施术后 12 h 内禁止洗浴，勤饮温开水，注意观察顾客刮拭部位的变化。

（5）间隔 2 ~ 3 天刮痧 1 次，具体间隔时间视顾客刮痧部位恢复情况而定，3 次为 1 个调理周期，连续调理 2 个周期，休息 2 周后，再开始第 3 个调理周期。

三、颈痛健康指导

1. 避免风寒

颈痛的病因其实非常复杂，但一般规律是：小于 40 岁考虑肌肉问题，大于 40 岁多考虑骨性改变。对于顾客，需要嘱咐其避免吹风着凉，尤其是汗出后，腠理打开，风邪易侵入。

2. 适度锻炼

指导顾客在自身条件允许的情况下进行适当的运动锻炼。对疼痛部位进行拍打、拉伸，常常会有立竿见影的疗效。有规律地进行肌肉拉伸，对后期的肌肉保健也非常有效。

3. 改变不良工作生活习惯

颈部肌肉的特点是多、繁杂、力量薄弱。所以进行颈部运动时，应避免剧烈的运动，避免长时间维持一个姿势，造成局部肌肉的疲劳。饮食方面，如果是受寒导致的颈部痛，需要多吃辛味食物，发汗散寒，如生姜、大葱等，但也不可过度，以免耗伤营阴。

四、临床案例

1. 情景描述

顾客，男，25 岁。因"颈部疼痛 1 周"前来调理。顾客平素长时间伏案工作。医院诊断为"双侧斜方肌筋膜炎"。刮痧操作：沿督脉（风府至大椎）循行线、双侧足太阳膀胱经（玉枕至风门）第一侧线、双侧手阳明大肠经（肩髃、巨骨至天鼎）、双侧足少阳胆经（风池至肩井）循行线、颈夹脊线进行刮痧操作。

2. 案例分析

该顾客长期伏案，诊断明确，属斜方肌长期紧张所致的肌筋膜炎症。根据上述操作规范，对顾客肩颈、后背进行刮痧，过程中对阿是穴及筋结点进行重点刺激，疏通经络，以达到松解肌肉、缓解疼痛的目的。

学习单元 2 落枕调理

一、落枕概述

1. 定义

落枕是因睡眠姿势不良或感受风寒而引起的以急性颈部肌肉痉挛、强直、酸胀、疼痛，以致颈部僵硬、转动不灵为主要临床表现的一种疾患。患部一侧酸楚疼痛，并可向同侧肩部及上肢扩散。此病虽可治愈，但轻者需3~5天，重者可延续数周，有的甚至反复发作。

落枕又称"颈部伤筋"，归属于"失枕""失颈""颈部伤筋"等病症范畴。多因起居不当，受风寒湿邪侵袭，导致寒凝气滞，经脉瘀阻。

2. 常见病因

中医学对落枕认识较早，起初落枕叫作"失枕"，源于《素问·骨空论》，"失枕在肩上横骨间，折使揄臂齐肘正，灸脊中"，指出了落枕的发病病位及治疗方法。《素问·至真要大论》中记载："诸痉项强，皆属于湿""湿淫所胜……病冲头涌，目似脱，项似拔"。《素问·痹论》亦有"风寒湿三气杂至，合而为痹也。其风气胜者为行痹，寒气胜者为痛痹，湿气胜者为着痹"的论述。《伤科汇纂·旋台骨》载有"有因挫闪及失枕而颈强痛者"。《证治准绳·杂病》认为"颈痛非风邪，既是气挫，亦有落枕而痛者"。

落枕多由于平素体质虚劳，加上睡眠姿势不良，或因睡眠时枕头不合适，过高、过低或过硬，使头颈处肌肉处于过伸或过屈状态，进而使受累处肌筋强硬不和，气血运行不畅，导致局部疼痛不适，动作明显受限等。亦可由于感受风寒，如睡眠时受寒、盛夏贪凉，使颈背部气血凝滞，筋络痹阻，以致僵硬疼痛，动作不利。

中医学认为落枕的病因病机主要有三个方面：一是卧姿不当，伤其颈筋；二是风寒浸淫，气血凝滞；三是体质虚弱，复感外邪。这三者皆可使颈部经络气血不利，不通、不荣则痛。基本病机是肌肉气血凝滞，经络瘀阻。从经络辨证来看，主要与督脉，手、足太阳经，足少阳经有关。

落枕在现代医学方面属于急性颈痛范畴，根据疼痛研究国际协会的标准：病程小于7天为急性颈痛。虽然对于急性颈痛的相关流行病学研究较少，但是其给患者造成的痛苦不容小觑。急性颈痛多是由于夜间睡眠姿势不良，头颈长时间处于过度偏转位置导致；或因睡眠时枕头不合适（过高、过低、过硬），使头颈处于过伸或过屈状态，从而造成颈部的一侧肌肉过度紧张，使颈椎小关节扭错，长时间的小关节错位会导致静力性损伤的发生。除此之外，当颈部突然向某一方向转动或屈伸时，可引起颈部软组织撕裂损伤，致使部分肌肉扭伤牵拉，从而发生肌肉痉挛或使颈椎关节突关节滑膜嵌顿等。常见的受累肌肉有胸锁乳突肌、颈前斜角肌、颈长肌或肩胛提肌、斜方肌等，并可出现颈肩部或一侧上肢的放射性疼痛。

3. 表现

落枕好发于青壮年，男性多于女性，冬春两季多发。近年来，落枕的发病率增高，且部分患者反复难愈。

落枕患者多为实证，可出现颈项背部明显酸痛，头部强直于异常位置，使头偏向病侧，出现转头不利等症状。轻者可自行痊愈，重者可延至数周。

（1）瘀滞型：晨起颈项疼痛，活动不利，活动时患侧疼痛加剧，头部歪向患侧，局部有明显压痛点，有时可见筋结；舌紫暗，脉弦紧。

（2）风寒型：以颈项背部强痛、拘挛麻木为主，可兼有渐渐恶风、微发热、头痛等表证。舌淡，苔薄白，脉弦紧。

二、落枕调理方法

1. 刮痧方法

（1）治法

治法以祛风散寒除湿、舒筋活络止痛为主。

（2）主刮部位（见图6-3）

取督脉（风府至大椎）循行线、双侧足少阳胆经（风池至肩井）循行线、双侧手太阳小肠经（肩中俞到天宗）循行线；近端刮痧颈夹脊，远端刮痧阿是穴、筋结点等。

（3）配刮部位

1）中医方面。瘀滞型者，加膈俞、血海、太冲、合谷悬钟；风寒型者，加风门、风府、外关；肝肾不足者，加肝俞、肾俞。

2）西医方面。反复出现者，可适当增加次数，加刮前臂等。

（4）刮痧部位的方义理解

1）主刮部位。刮颈部正中督脉循行线，既属循经取穴，也属近端选经，可疏散外邪，舒筋活络止痛，督脉之大椎调通阳气，可祛寒湿之邪；刮颈夹脊和以痛为腧的阿是穴，以疏通局部气血；刮拭颈部左右足太阳膀胱经（天柱到大杼），可调畅全身气

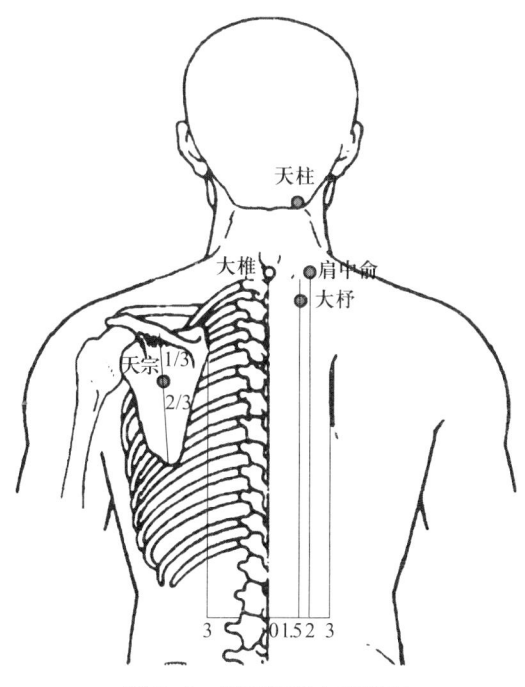

图 6-3 落枕调理主刮部位

机；刮拭颈肩部外侧足少阳胆经（风池至肩井），既可疏散风寒，也可起到疏通局部筋脉的作用；刮拭颈肩部手太阳小肠经（肩中俞到天宗），可生发阳气。先刮颈椎及其两侧三线，至出现痧痕为止，再刮颈侧区与肩上区（重点刮患侧）1～3 线，枕区、肩胛区、肩胛冈区。每日 1 次，中病即止。手法力度视证情而定。

2）配刮部位。配膈俞、血海、太冲、合谷、悬钟以行气活血、通络止痛；配风门、风府以祛风活络；配肝俞、肾俞以补益肝肾。

2. 操作前准备

顾客取俯卧位或者俯伏坐位，自然放松颈部。调理师在待施术部位均匀涂抹刮痧介质，如刮痧油、润肤乳、凡士林等，以避免皮肤擦伤。

3. 操作步骤

（1）操作要点

用牛角刮痧板分段刮痧，手法应沉缓柔和，力度均匀，以施术部位出现充血或沙状的红色小点为度，运用面刮法及角刮法，由上至下地单向刮拭。每条循行线自上而下反复刮痧 2～3 min。刮痧顺序一般为先内后外、先左再右。

（2）操作顺序

首先从督脉风府刮至第 7 颈椎处；其次刮督脉旁开 0.5 寸的夹脊及旁开 1.5 寸的足

太阳膀胱经；再次沿风池到肩井连线及手太阳小肠经依次刮拭；最后以阿是穴为中心重点刮拭。落枕调理刮痧流程如图6-4所示。

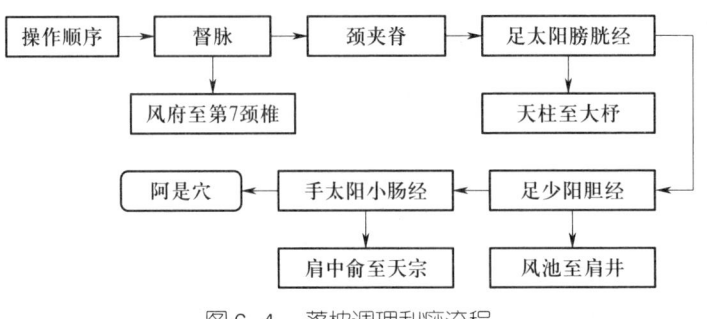

图6-4　落枕调理刮痧流程

（3）补泻原则

根据证型判断刮痧补泻手法，实证主要采用泻法刮拭，刮拭按压力度大，速度快，刺激时间短；虚证采用补法刮拭，刮拭按压力度小，速度慢，刺激时间长。

4. 注意事项

（1）刮痧调理落枕效果较好，即时止痛作用非常明显，顾客可配合针灸、推拿、艾灸进行调理。

（2）注意局部保暖、适度运动，选择合适的枕头，避免颈部的损伤。

（3）刮痧后，嘱顾客避风寒，施术后12 h内禁止洗浴，勤饮温开水，注意观察顾客刮拭部位的变化。

（4）轻者1次刮痧即可恢复正常，反复出现或长久不愈者可间隔2～3天刮痧1次，具体间隔时间视顾客刮痧部位恢复情况而定，3次为1个调理周期，连续调理2个周期，休息2周后再开始第3个调理周期。

三、落枕健康指导

1. 正确使用枕头

在临床中指导顾客睡眠时采取正确睡姿，避免使用过高、过低、过硬的枕头，否则容易导致颈部肌肉痉挛、强直、酸胀、疼痛，以致颈部僵硬、转动不灵；同时告知顾客睡枕适宜高度为8～15 cm，应软硬适中；平卧时头轻度后仰，枕头放在颈后而不是脑后；侧卧时头部与颈部保持在同一水平面，枕头的高度应与肩部等高，这样贴合颈椎的生理曲度，可以缓解颈肩部肌肉的紧张，有效避免落枕发生。

2. 注意保暖

在临床中指导顾客防寒保暖，避免受凉。感受风寒会使颈背部气血凝滞，筋络痹阻，以致僵硬疼痛，导致落枕。可用热毛巾敷在颈部 3～5 min，或在洗澡时用温水对颈部进行冲刷，以达到加速局部血液循环的目的，但需要告知顾客水温不高于 42 ℃ 为宜，以防烫伤。

四、临床案例

1. 情景描述

顾客，男，17 岁，学生，因"颈部疼痛伴活动受限 2 天"前来调理。顾客平素长时间伏案学习，近半年来反复出现落枕症状。舌红，苔薄白，脉弦缓。颈部疼痛伴活动受限均是由落枕导致颈部肌肉紧张、痉挛所致。嘱顾客取俯伏位或俯伏坐位，选用合适的刮痧板，沿督脉（风府至第 7 颈椎）循行线以及颈夹脊各操作 2～3 min，过程中对大椎、颈夹脊进行点按刺激。沿双侧足太阳膀胱经（天柱到大杼）第一侧线刮拭，操作 2～3 min；再沿风池到肩井连线及双侧手太阳小肠经（肩中俞至天宗）操作 2～3 min；寻找顾客阿是穴，重点点按刺激。

2. 案例分析

该顾客长期伏案学习，诊断明确，属落枕引起的一系列症状。根据上述操作规范，对顾客肩颈、背部进行刮痧，过程中对阿是穴进行重点刺激，疏通经络，以达到祛风散寒除湿、舒筋活络止痛的目的。

学习单元 3 腰肌劳损调理

一、腰肌劳损概述

1. 定义

腰肌劳损是指腰部肌肉及其附着点筋膜或骨膜发生的慢性损伤性炎症，常因腰部长期反复的过度运动或过度负荷，或急性腰扭伤治疗不及时而发生。同时，该病的促发或加重与劳累程度、气候变化密切相关，当顾客劳累，或气温降低，抑或湿度太大时，腰肌劳损可急性加重。

该病在中医中属"肾虚腰痛"或"风湿痹证"的范畴。

中医认为腰肌劳损是由于感受寒湿、湿热，气滞血瘀，肾亏体虚或跌打外伤所致。久劳和劳伤久不复原是形成腰肌劳损的主要原因。

2. 常见病因

腰肌劳损在中医学中早有记载，属中医学腰痛范畴。《素问·宣明五气篇》中记载，"久视伤血，久卧伤气，久坐伤肉，久立伤骨，久行伤筋，是谓五劳所伤也"，说明腰痛与久坐、久立有关。因腰为肾之府，所以腰痛和肾的关系最为密切。中医认为本病多由劳逸失当，气血筋骨活动失调或汗出当风，赤膊贪凉，寒湿入侵，或年老体弱，腠理空疏，肝肾亏虚，骨髓亏缺所致。虽腰部活动无碍，但时有牵掣不适，久坐久站不耐，弯腰稍久后直腰困难。因此，调理以散寒祛湿，活血化瘀，舒筋活络为主。

中医学认为，腰痛病机为筋脉失养、经络阻滞。从经络辨证来看，腰痛的发病主要与督脉、足少阳经、足太阳经、足少阴经密切相关。

腰肌劳损又称"功能性腰痛"或"腰背部肌筋膜炎"，是由于慢性积累性损伤、迁延的急性腰扭伤等引起的受损肌肉、筋膜、韧带修复不良，产生较多瘢痕和组织粘连，压迫神经纤维而产生疼痛。急性腰扭伤治疗不及时会导致腰肌劳损发生，或脊柱外伤后伴随韧带损伤和脊柱稳定性破坏，导致结构上的紊乱，或先天性畸形如隐性脊柱裂，小儿麻痹症遗留下肢畸形，腰骶角异常等，使腰椎姿势不平衡，从而产生腰肌劳损等。个别顾客出现牵扯性疼痛，但无窜痛和肌肤麻木感。

3. 表现

随着现代社会经济的发展和手机网络的普及，腰肌劳损的发病人群逐渐趋于年轻化，易发人群多为30～50岁的中青年人，患病率也呈增高趋势，其发病呈现高发性和低龄化的特点。

腰肌劳损患者可出现腰部或腰骶部胀痛、酸痛，反复发作，其疼痛可随气候变化或劳累程度而变化，如日间劳累加重，休息后可减轻，时轻时重。

（1）风寒湿阻型：可见腰背部疼痛、僵硬、活动不力，恶寒畏风；舌质淡红，苔薄白，脉弦紧。

（2）气滞血瘀型：可见腰背部刺痛，痛处固定；舌质暗，苔白，脉弦。

（3）肝肾不足型：可见腰部酸困无力，劳累后明显加重，伴失眠多梦、面红目赤；舌红少津，脉细。

二、腰肌劳损调理方法

1. 刮痧方法

（1）治法

治法以行气活血、舒筋解痉为主。

（2）主刮部位（见图6-5）

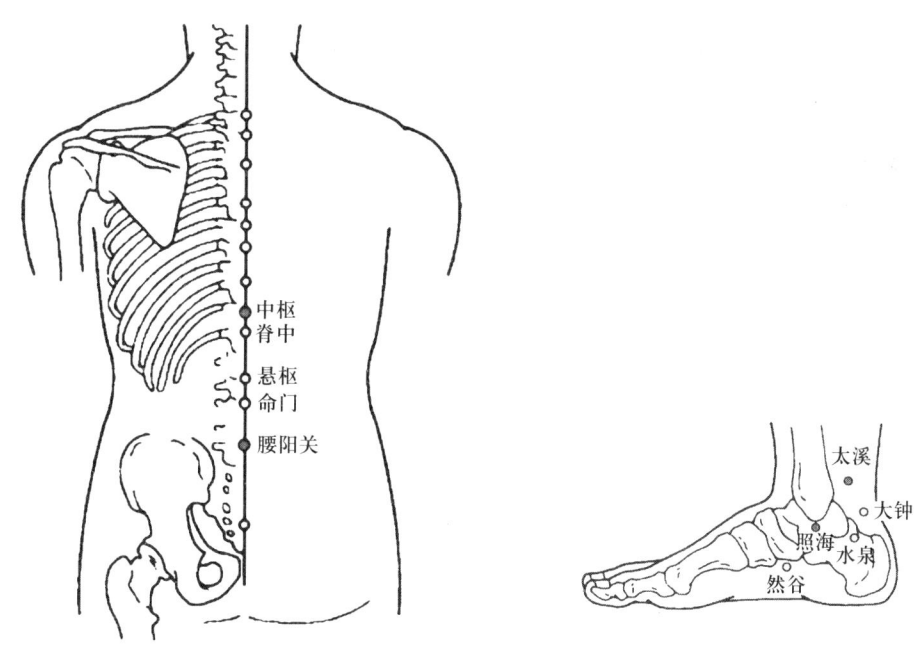

图6-5 腰肌劳损调理主刮部位

主刮部位为督脉（中枢至腰阳关）循行线、双侧足太阳膀胱经（膈俞至大肠俞）第一侧线、双侧足太阳膀胱经第二侧线（委中至承山）、双侧足少阳胆经（阳陵泉到足三里）循行线、双侧足少阴肾经（照海到太溪）。近端刮痧可取腰夹脊；远端刮痧可取阿是穴、筋结点等。

（3）配刮部位

1）中医方面。风寒湿证者，加大椎、涌泉；气滞血瘀证者，加人中、血海、太冲；肝肾不足证者，加肝俞、大敦。

2）西医方面。急性腰痛者，可适当加刮腰背部肌肉；慢性腰痛者，可适当加刮下肢等。

（4）刮痧部位的方义理解

1）主刮部位。刮背部正中督脉循行线既属循经取穴，也属近端选经，可行气化瘀利腰脊；刮拭背部足太阳膀胱经第一侧线（膈俞到大肠俞），可调畅全身气机，补益气血；刮拭足太阳膀胱经、足少阳胆经下肢部分，可起到疏通活络、消肿止痛的作用；刮足少阴肾经（照海到太溪）可滋补肾阴；刮腰夹脊配合以痛为腧的阿是穴，可疏通局部气血。

2）配刮部位。配大椎、涌泉以祛风散寒；配肝俞、大敦以补益肝肾，补髓壮骨；配人中、血海、太冲以调和气血。

2. 操作前准备

顾客取俯卧位，自然放松背部，然后调理师在待施术部位均匀涂抹刮痧介质，如刮痧油、润肤乳、凡士林等，以避免皮肤擦伤。

3. 操作步骤

（1）操作要点

用牛角刮痧板分段刮痧，手法应沉缓柔和，力度均匀，以施术部位出现充血或沙状的红色小点为度，运用面刮法及角刮法，由上至下地单向刮拭。每条循行线自上而下反复刮痧 2～3 min。刮痧顺序一般为先内后外、先左再右。

（2）操作顺序

用刮痧板刮督脉（中枢至腰阳关）；再刮督脉旁开 0.5 寸的夹脊及旁开 1.5 寸的足太阳膀胱经（膈俞到大肠俞）；然后刮足太阳膀胱经、足少阳胆经下肢部分、足少阴肾经（照海到太溪）；最后以阿是穴为中心重点刮拭。腰肌劳损调理刮痧流程如图 6-6 所示。

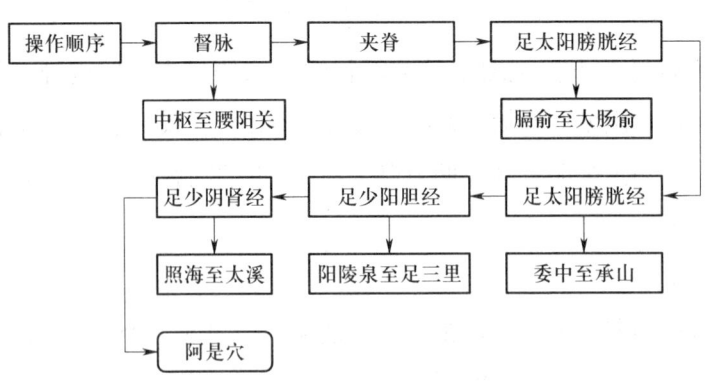

图 6-6　腰肌劳损调理刮痧流程

（3）补泻原则

先采取平补平泻手法刮背腰部正中、背腰部脊柱两侧和腰骶部，每个部位刮 10～20 次，重手法刮拭。再以补法刮拭下肢，速度慢，刺激时间长。

4. 注意事项

（1）刮痧调理腰肌劳损效果较好，即时止痛作用非常明显，顾客可配合针灸、推拿、艾灸进行调理。

（2）注意局部保暖、适度运动，避免长时间低头伏案工作。看电视，操作手机、电脑等电子产品时应注意间断休息，其间活动腰部，促进局部血液循环。平时重点训练腰背肌，以增强脊柱的外在平衡，恢复肌肉的正常功能。

（3）刮痧后，嘱顾客避风寒，施术后 12 h 内禁止洗浴，勤饮温开水，注意观察顾客刮拭部位的变化。

（4）间隔 2~3 天刮痧 1 次，具体间隔时间视顾客刮痧部位恢复情况而定，3 次为 1 个调理周期，连续调理 2 个周期，休息 2 周后再开始第 3 个调理周期。

三、腰肌劳损健康指导

1. 加强保暖

在临床中指导顾客加强保暖。温度下降常会引起肌肉组织和小血管收缩，导致局部肌肉缺血、疼痛加剧。嘱咐顾客及时增添衣物，用毛巾热敷，或泡温泉等，以促进血液循环，改善症状。

2. 改变不良生活习惯

（1）指导顾客避免长期久坐，坐 30 min 后要站起来活动腰椎。

（2）指导顾客避免弯腰搬重物，避免长期进行重体力劳作，以免扭伤加重症状。

（3）嘱咐顾客多卧床休息，卧床期间可以进行腰部热敷、刮痧、针灸等来促进腰部血液循环，解除腰部肌肉痉挛的状态，以缓解腰肌劳损的症状。

（4）慢性期可以进行适当锻炼，运动时可佩戴腰托进行保护。

（5）控制体重，避免体重过重给腰部带来额外负担。

四、临床案例

1. 情景描述

顾客，男，45 岁，公司职员，因"腰痛 3 月余，加重 8 天"前来调理。顾客平素长时间伏案工作，近 3 个月来反复出现腰部酸痛不适，不耐疲劳。舌暗，苔黄腻，脉弦。医院诊断腰部酸痛不适、劳累均是由腰肌劳损所致。嘱顾客取俯伏位或俯伏坐位，选用合适的刮痧板，沿督脉（中枢刮至腰阳关）循行线操作 2~3 min；再沿督脉旁开 0.5 寸的夹脊及旁开 1.5 寸的足太阳膀胱经（膈俞到大肠俞），各操作

2~3 min；后刮足太阳膀胱经、足少阳胆经下肢部分、足少阴肾经（照海到太溪），操作2~3 min；最后寻找顾客阿是穴，重点点按刺激。

2. 案例分析

该顾客长期伏案工作，诊断明确，属腰肌劳损引起的一系列症状。根据上述操作规范，对顾客腰部、下肢进行刮痧，过程中对阿是穴进行重点刺激，疏通经络，以达到行气活血、舒筋解痉的目的。

培训课程2　内科常见病症调理

学习单元1　感冒调理

一、感冒概述

1. 定义

凡是感受风邪或时行疫毒，导致肺卫失和，以鼻塞、流涕、喷嚏、头痛、恶寒、发热、全身不适等为主要临床表现的外感疾病，统称感冒。病情轻者，亦称伤风、冒风、冒寒；病情重者称为重伤风。在一个时期广泛流行，证候多相类似者，称为时行感冒。此病全年均发，尤以冬春季为多，盖因四季气候之变化和病邪之殊或体质强弱之异而变化。

本病的发生，主要由于卫外功能减弱，邪气由皮毛、口鼻而入，导致一系列外感症状。由于外邪有偏寒偏热的不同，因此，偏于寒，则寒邪束表，肺气不宣，阳气阻遏，毛窍闭塞，此为风寒外感；偏于热，则热邪灼肺，腠理疏泄，肺失清肃，此为风热外感。

2. 常见病因

（1）感冒之病因，主要为感受风邪疫毒，尤在气候突变、寒暖失常、正气虚弱的情况下易发。

1）外感风邪疫毒。外感邪气或疫毒，从皮毛或口鼻侵犯人体，使肺卫失和而发病。风邪为六淫之首，于不同季节，往往随时气而侵入。例如：冬季多属风寒，春季多属风热，夏季多挟暑湿，秋季多兼燥气，梅雨季节多挟湿邪。若四时之中气候失常，"非其时而有其气"，即春应温而反寒，夏应热而反冷，秋应凉而反热，冬应寒而反暖，亦能使风寒暑湿之邪侵入人体发生感冒或引起时行感冒。由此可见，外感风邪是感冒的主要原因，但风邪多合时气或非时之气挟疫毒伤人为病。

2）正气虚弱，肺卫功能失常。若生活起居不慎，寒暖不调或过度疲劳，皆可使肌腠不密，肺卫调节功能失常，卫外不固，遇外邪侵袭则易发病。年老体衰或先天不足，后天失养，久病、重病之后，皆可使正气虚弱，腠膜空虚，卫表不固，极易为外邪所侵为体虚感冒。且感邪性质与体质特点相关，阳虚之人易感风寒，阴虚之人易感风热、燥热，痰湿偏盛者易感外湿，湿热偏盛者易感暑湿。

综上所述，感冒之病位在肺卫，而主要在卫表。风性轻扬，即"伤于风者，上先受之"，肺为五脏之华盖，居胸中，属上焦，主气司呼吸，开窍于鼻，主宣发肃降，外合皮毛，职司卫外，且为娇脏，不耐邪扰。外邪侵袭，肺卫首当其冲，卫阳被遏，营卫失和，正邪相争则恶寒、发热、头痛、身痛，肺失宣肃则鼻塞、流涕、咳嗽、咽痛。

由于感受四时之气的不同及禀赋素质的差异，故临床症候表现有风寒、风热及挟湿、挟暑、挟燥、挟虚的不同，在病程中又可见寒与热的转化及错杂。

（2）感冒是鼻腔、咽或喉部急性炎症的总称，是最常见的急性呼吸道感染性疾病。多由鼻病毒、副流感病毒、呼吸道合胞病毒、埃可病毒、柯萨奇病毒、冠状病毒、腺病毒等引起。临床表现常为鼻塞、喷嚏、流涕、发热、咳嗽、头痛等，多呈自限性。大多散发，冬、春季节多发，季节交替时多发。

3. 表现

初起多见鼻窍和卫表症状。鼻、咽作痒而不适，鼻塞，流清涕，喷嚏，声重而嘶，头痛，恶风等，继而恶寒、发热、咳嗽、咽痛、肢节酸重不适。部分患者病及脾胃，而表现胸脘痞闷、恶心呕吐、食欲减退、大便稀溏等症。

时行感冒多呈流行性，同时一家、一处、众人突然发病，迅速蔓延，首发症状常见恶寒、发热，体温常达39～40℃，周身酸痛，疲乏无力。1～3日后出现明显的鼻塞、流涕、喷嚏、咳嗽、咽痛等症状，病情较一般感冒重，体力恢复较慢。

（1）风寒袭肺型：恶寒重，发热轻，头痛，身痛，鼻塞流清涕，口不渴，咽不痛不肿，咽痒；苔白，脉浮紧。

（2）风热犯肺型：发热重，恶寒轻，鼻塞流黄涕，口渴，咽痛；苔白少津或薄黄，脉浮数。

（3）暑湿伤表型：面垢身热汗出，但汗出不畅，身热不扬，身重倦怠，头昏重痛，或有鼻塞流涕，咳嗽痰黄，胸闷欲呕，小便短赤；舌苔黄腻，脉濡数。

（4）虚人感冒：以老年人多见，顾客形体虚弱，多有慢性病，稍不谨慎即可诱发，证候特点为虚实夹杂，寒热错综，病情轻重不一，无传染性，病程多较长。

二、感冒调理方法

1. 刮痧方法

（1）治法

以解表宣肺、祛风散邪为主。

（2）主刮部位（见图6-7）

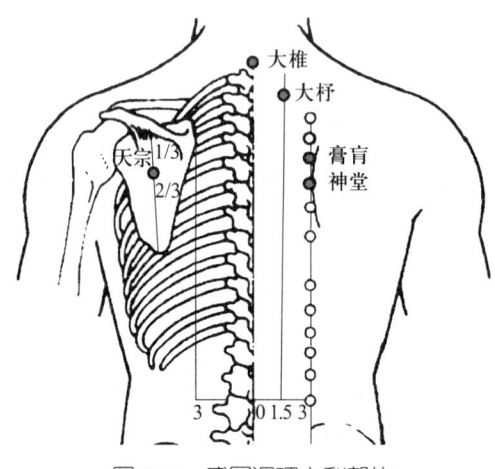

图6-7 感冒调理主刮部位

主刮部位取督脉（后发际经大椎至命门）、足少阳经（风池到肩峰）、足太阳经（大杼至肾俞）、手太阳经、手阳明经。

（3）配刮部位

1）中医方面。风寒加刮列缺、风门；风热加刮曲池、外关、鱼际。

2）西医方面。鼻塞加刮迎香；头痛加刮太阳；咳嗽加刮尺泽、列缺；咽喉疼痛加刮少商。

（4）刮痧部位的方义理解

1）主刮部位。大椎为督脉经穴部位，又是诸阳之会，可通一身之阳气，为全身强壮要穴之一，取之以扶正祛邪。大杼、膏肓、神堂均为膀胱经穴，膀胱主一身之表，五脏六腑之背俞均位于膀胱经上，故刮拭膀胱经之腧穴可通调膀胱经气而调五脏六腑之功能。同时大杼宣肺，膏肓养阴，神堂安神，四穴同用为刮痧调理各病的主要部位，亦为经验用法。风池为足少阳、阳维之交会穴，亦是疏风解表、清理头目之要穴。

天宗是手太阳小肠经常用的腧穴,具有平喘止咳、祛风散寒的功效。合谷属手阳明大肠经,主治发热、头痛、目赤肿痛、鼻衄、血渊、咽喉肿痛、齿痛、面肿、发热等情况。

2）配刮部位。肺主皮毛,寒邪束表,取肺经络穴列缺以宣肺气。太阳主一身之表,取风门以疏调太阳经气、散风寒解表邪。曲池、外关、鱼际泻肺火,退郁热。迎香开鼻窍,太阳通经活络而止头痛,尺泽配列缺宣肺止咳,少商为治咽痛之经验效穴,诸穴共奏疏风解表之功。

2. 操作前准备

顾客取俯卧位或者俯伏坐位,自然放松颈部。然后调理师在待施术部位均匀涂抹刮痧介质,如刮痧油、润肤乳、凡士林等,以避免皮肤擦伤。

3. 操作步骤

（1）操作要点

用牛角刮痧板分段刮痧,手法应沉缓柔和,力度均匀,以施术部位出现充血或沙状的红色小点为度,运用面刮法及角刮法,由上至下地单向刮拭。每条循行线自上而下反复刮痧 2 ~ 3 min。刮痧顺序一般为先内后外、先左再右。

（2）操作顺序

重刮主刮曲池、外关、鱼际各 3 min 左右,以局部出现痧点为佳;轻刮其他经穴部位 3 ~ 5 min,刮拭面部穴位时不可损伤皮肤。感冒调理刮痧流程如图 6-8 所示。

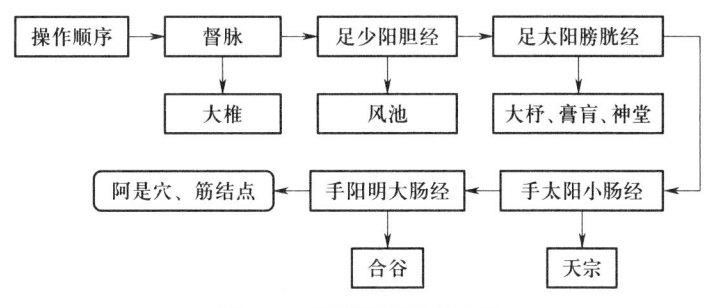

图 6-8 感冒调理刮痧流程

（3）补泻原则

根据证型判断刮痧补泻手法,实证主要采用泻法刮拭,刮拭按压力度大,速度快,刺激时间短;虚证采用补法刮拭,刮拭按压力度小,速度慢,刺激时间长。

4. 注意事项

（1）刮痧调理感冒效果明显,顾客可配合拔火罐、推拿、艾灸等进行调理。

（2）汗出热退时宜用干毛巾擦身,及时更换衣服。

（3）刮痧后，嘱顾客避风寒，施术后 12 h 内禁止洗浴，勤饮温开水，注意观察顾客刮拭部位的变化。

（4）间隔 2～3 天刮痧 1 次，具体间隔时间视顾客刮痧部位恢复情况而定，一般 2～3 次即可痊愈。

三、感冒健康指导

1. 加强户外运动

平日多到户外运动，呼吸新鲜空气，运动可活跃气血，增强体魄。保持充足的睡眠，正气存内、邪不可干，让身体有健康的状态。

2. 病后缓慢调理

当反复感冒时，切勿追求快速恢复而随意、过多地使用抗生素。调整饮食结构，均衡膳食。保持良好的心情，不要过分激动、紧张、焦虑。

四、临床案例

1. 情景描述

顾客，男，41 岁，工人。因"鼻塞流清涕头痛 2 天"前来调理。顾客 2 天前下夜班淋雨受凉，继而出现双侧颞部头痛，鼻塞伴流清涕。无发热，无咽痛。恶风怕寒，头项强直不适，肌肉酸痛。胃纳不佳，二便可，睡眠差。查体：舌淡，苔白，脉浮。医院诊断为风寒感冒，予以刮痧调理。嘱顾客取俯卧位，按揉松解头后大小直肌、头夹肌、颈夹肌、上斜方肌等部位，局部涂抹润滑油。用刮痧板依次刮督脉（后发际经大椎至命门），操作 2 min；刮足少阳经（风池到肩峰），操作 2～3 min；刮足太阳经（大杼至肾俞），操作 2 min；刮手太阳经（列缺），操作 2 min。以局部皮肤微红出痧为度。嘱顾客避风寒，可将荆芥穗 10 g、防风 10 g、桂枝 10 g、蕲艾 10 g 煎煮取药液药浴，加强解表散寒的功效。

2. 案例分析

顾客受寒淋雨，感染风寒，风寒锁表，肺卫不通，因此出现恶风怕寒、鼻塞流涕等症状。根据上述操作规范，对顾客相应经络进行刮痧调理，起到散寒解表、祛风活血、温通经络的作用。

学习单元 2　咳 嗽 调 理

一、咳嗽概述

1. 定义

咳嗽是指肺失宣降，肺气上逆，发出咳声或咳吐痰液的一种肺系病症。咳嗽是肺系疾病的一个重要症状，又是具有独立性的一种疾患。历代将有声无痰称为咳，有痰无声称为嗽，有痰有声称为咳嗽。临床上多为声痰并见，很难截然分开，所以一般统称咳嗽。

西医学的上呼吸道感染、急慢性支气管炎、支气管扩张、肺炎等疾病所见的咳嗽，均可参照本病辨证论治。

2. 常见病因

（1）中医病因病机

咳嗽分外感咳嗽和内伤咳嗽两大类。外感咳嗽为六淫外邪犯肺；内伤咳嗽为脏腑功能失调，内邪干肺。不论邪从外入，或邪自内生，均影响及肺，致使肺失宣肃，肺气上逆发为咳嗽。

1）外感咳嗽。外感邪气主要为风、寒、暑、湿、燥、火等六淫之邪，在肺卫功能失调或减弱的情况下，遇气候突变，冷热失常之时，乘虚从口鼻而入，或从皮毛侵袭，伤及肺系，使肺失宣降，气机上逆引起咳嗽。由于四时主气的不同，因而人体所感受的致病外邪亦有区别。六淫虽然皆令人咳，但风为六淫之首，其他外邪多随风邪侵袭人体，所以外感咳嗽常以风为先导，挟寒、热、燥等外邪入侵，故临床以风寒、风热、燥邪咳嗽为多见。

2）内伤咳嗽。主要是脏腑功能失于调节，影响及肺，可以分为肺脏致病和他脏累及肺。其主要分型有以下几种。

①肺脏虚弱型。常由肺系疾病迁延不愈，肺脏虚弱，或其他脏腑有病，累及肺脏，阴伤气耗，肺主气功能失常，肃降无权而致咳嗽。肺阴不足易致阴虚火炎，灼津为痰，肺失濡润，气逆作咳；或肺气亏虚，肃降无权，气不化津，津聚成痰，气逆于上，引起咳嗽。

②痰湿蕴肺型。由饮食生冷，酗酒过度，损伤脾胃，或过食肥厚辛辣，伤及脾胃，脾失健运，不能输布水谷精微，酿湿生痰，壅遏肺气，肺气不利而发为本病。此即

"脾为生痰之源，肺为储痰之器"的道理。如痰湿蕴肺，久蕴化热，痰热郁肺，则可表现为痰热咳嗽。

③肝火犯肺型。肝脉布胁肋，上注于肺。若肝气生发，肺气肃降，相互制约，相互协调，则人体气机升降正常。若因情志忧郁，肝失条达，气郁化火，火气循经上逆犯肺，肺失肃降，则致咳嗽，称为"木火刑金"。

④肾脏亏虚型。肾主纳气，为气化之源。若肾气衰弱，气失摄纳而上逆，或肾阳不振，气化不利，水饮内停，上逆犯肺而咳。肾阴亏虚，虚火上炎，损伤肺阴，灼津成痰，肺失滋润，肃降无权，而发咳嗽。

（2）西医病因病理

咳嗽是一种呼吸道常见症状，由于气管、支气管黏膜或胸膜受炎症、异物、物理或化学性刺激引起，表现先是声门关闭、呼吸肌收缩、肺内压升高，然后声门张开，肺内空气喷射而出，通常伴随声音。咳嗽具有清除呼吸道异物和分泌物的保护性作用。但如果咳嗽不停，由急性转为慢性，则会给患者带来很大的痛苦，如胸闷、咽痒、气喘等。咳嗽可伴随咳痰。

咳嗽的形成和反复发病，常是许多复杂因素综合作用的结果。常见的因素如下。

1）特异性和非特异性吸入物。前者如尘螨、花粉、动物毛屑等，后者如甲醛、二氧化硫等。

2）感染。咳嗽的形成和发作常与呼吸道反复感染有关，如细菌、病毒、支原体感染等。

3）食物过敏。常见于过敏体质患者，进食不当食物后诱发的过敏性咳嗽。

4）气候变化。气温、湿度、气压变化均可能诱发咳嗽。

5）精神因素。激动、紧张不安、怨怒的情绪均会触发咳嗽。

6）运动。剧烈运动有可能诱发支气管痉挛导致咳嗽，称为运动诱发性咳嗽或运动性咳嗽。

7）药物。某些药物可引发咳嗽。

3. 表现

咳嗽有声或伴喉痒咳痰。外感咳嗽多起病急，病程短，常伴恶寒发热等表证；内伤咳嗽多为久病，常反复发作，病程较长，常伴其他脏腑失调的症状。

（1）中医辨证

咳嗽可有外感和内伤两大类型，在此基础上可细分的具体证型如下。

1）外感咳嗽。多是新病，常突然发生，病程短，初起多兼有寒热、头痛、鼻塞等肺卫症状，属于邪实，有风寒袭肺型、风热犯肺型、燥热伤肺型、痰湿蕴肺型及痰热壅肺型。咳声嘶哑，病势急而病程短者，多为外感风寒或风热；咳声粗浊者多为风热或痰热伤津所致；早晨咳嗽阵发加剧，咳嗽连声重浊，痰出咳减者，多为痰湿或痰热咳嗽。

2）内伤咳嗽。多是宿病，常反复发作，迁延不已，常兼他脏病证，多属邪实正虚，有肺气亏损和肺阴亏耗等。咳嗽时作，白天多于夜间，咳嗽急剧，声重，咽痒则咳，病势缓而病程长者，多为阴虚或气虚；午后、黄昏咳嗽加重，或夜间时有咳嗽，咳声轻微短促者，多属肺燥阴虚。

分清寒热虚实。外感咳嗽以风寒、风热、风燥为主者多属实证，而内伤咳嗽中痰湿、痰热、肝火多属实邪，日久伤肺，可与正虚并见。临床上恶寒，咳痰，鼻涕清稀色白，多属寒；恶风，咳痰，鼻涕黏稠而黄，多属热；病势急，病程短，咳声洪亮有力，属实；病势缓，病程长，咳声低弱，气怯，乏力，属虚。咳嗽痰少，或干咳无痰者，多属燥热、气火、阴虚；痰多者，常属痰湿、痰热、虚寒；痰白清稀者，属风、属寒；痰白而稠厚者，属湿；痰黄而黏稠者，属热；痰中带血者，多属肺热或肺阴虚。

（2）西医分型

咳嗽因原发疾病不同，表现亦有差异。可有发热、胸痛、咳痰、咯血、打喷嚏、流涕、咽部不适、气促等。

二、咳嗽调理方法

1. 刮痧方法

（1）治法

以清肺化痰、止咳平喘为主。

（2）主刮部位（见图6-9）

可取督脉（大椎至命门）、足太阳经（大杼至肺俞）、手太阴经（列缺至尺泽）、足太阴经（阴陵泉至三阴交）。

（3）配刮部位

1）中医方面。脾虚加刮脾俞、三阴交；肝郁化火加刮太冲、行间。

2）西医方面。恶寒加刮合谷、风池；痰多加刮丰隆、太渊、太白；胸闷加刮天突至膻中；发热加刮大椎、曲池、外关。

（4）刮痧部位的方义理解

1）主刮部位。太阳主一身之表，大杼、风门、肺俞为足太阳之经穴部位，又位于

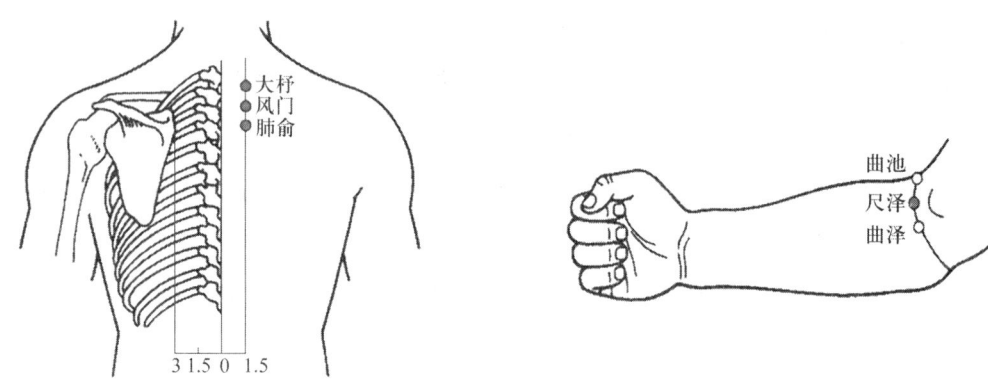

图 6-9 咳嗽调理主刮部位

肺脏之上，具有宣肺降逆解表之作用。列缺至尺泽为手太阴肺经之经穴部位；列缺为八脉交会穴，能宣通肺气、降逆止咳；尺泽为"合治内腑"，可直接调理肺气，使肺气通调，清肃有权，功能得以恢复。肺俞是足太阳膀胱经的腧穴，具有解表宣肺、肃降肺气的作用，常用于治疗肺系疾病，尤对治疗咳喘功效突出。膏肓主治咳嗽气喘、肺痨等病，配肺俞起到止咳平喘、化痰理气、提高正气之功效。神堂有宽胸理气、化痰定喘之效，对于咳嗽见胸闷气短、咳甚不能平卧者尤有良效。

2) 配刮部位。脾俞是脾气直接输注的地方，三阴交为脾经之大穴，轻刮以行补法，健脾以祛痰。太冲至行间为肝之经穴部位，重刮以清泻肝经之郁热，以免肺阴受灼。恶寒为表证，用合谷、风池经穴部位加强解表。太渊为肺之原穴，太白为脾之原穴，原穴是脏腑原气输注之处，是补虚泻实之总治穴，配合使用则健运脾土而利肺气，因脾为生痰之源，此乃脾肺同取、标本合治之法。丰隆为足阳明络穴，取其推动中焦脾胃之气，使气行津布，痰湿得化。天突至膻中为任脉经穴部位，宽胸理气。曲池、外关、大椎为泄热之有效穴位。

2. 操作前准备

顾客取俯卧位或者俯伏坐位，自然放松颈部，然后调理师在待施术部位均匀涂抹刮痧介质，如刮痧油、润肤乳、凡士林等，以避免皮肤擦伤。

3. 操作步骤

（1）操作要点

用牛角刮痧板分段刮痧，手法应沉缓柔和，力度均匀，以施术部位出现充血或沙状的红色小点为度，运用面刮法及角刮法，由上至下地单向刮拭。每条循行线自上而下反复刮痧 2～3 min。刮痧顺序一般为先内后外、先左再右。

（2）操作顺序

主刮及配刮经穴部位均用泻法刮 3 ~ 5 min，以局部出现紫红色痧点为佳，除脾俞、三阴交经穴部位以轻刮 3 min 为补外，其他加刮经穴部位均可重刮或以中等强度刮拭 3 min 左右，以泻法为主。咳嗽调理刮痧流程如图 6-10 所示。

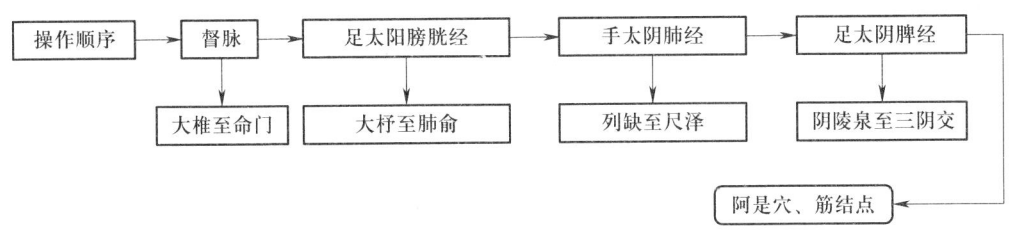

图 6-10 咳嗽调理刮痧流程

（3）补泻原则

根据证型判断刮痧补泻手法，实证主要采用泻法刮拭，刮拭按压力度大，速度快，刺激时间短；虚证采用补法刮拭，刮拭按压力度小，速度慢，刺激时间长。

4. 注意事项

（1）刮痧调理咳嗽效果较好，顾客可配合针灸、艾灸、点穴进行调理。

（2）注意保暖，配合高蛋白、高维生素饮食，多饮水；保持空气清新流通，避免接触尘埃及烟雾等。

（3）刮痧后，嘱顾客避风寒，施术后 12 h 内禁止洗浴，勤饮温开水，注意观察顾客刮拭部位的变化。

（4）间隔 2 ~ 3 天刮痧 1 次，具体间隔时间视顾客刮痧部位恢复情况而定，3 次为 1 个调理周期。

三、咳嗽健康指导

保持适当的温度、湿度，保持空气清新，防止烟尘及特殊气味的刺激，避免对流风；适当进行户外运动，同时注意保暖，避免外邪复侵；饮食清淡，忌过食肥甘厚腻、油炸及刺激性食品；保持精神愉快，避免情绪刺激。

四、临床案例

1. 情景描述

顾客，女，60 岁，退休人员。因"反复咳嗽 2 周"前来调理。顾客于 2 周前参加宴会，过食肥甘厚味，继而出现咳嗽痰多，咯吐黄浓痰。无发热，无喘息。大便秘结，胃纳一般，睡眠差。医院诊断为痰热咳嗽，予以刮痧调理：嘱顾客取俯卧位，施术部位涂抹润滑剂。依次刮拭督脉（大椎至命门）2～3 min，足太阳经（大杼至肺俞）2～3 min，手太阴经（列缺至尺泽）2～3 min，足太阴经（阴陵泉至三阴交）1～2 min。因顾客痰多，加刮丰隆、太白1～2 min；因内蕴痰热，加刮大椎、曲池1～2 min。

可取枇杷叶10 g、桔梗10 g、厚朴10 g、前胡10 g煎煮取药液药浴，加强化痰止咳的功效。

2. 案例分析

顾客过食甘肥厚味，积食生痰，导致咳嗽痰多。根据上述操作规范，对顾客相应经络进行刮痧，起到清热化痰、理气止咳的作用。

学习单元3 中暑调理

一、中暑概述

1. 定义

中暑古称"中暍"，俗称"发痧"。盛夏季节，天气炎热，在烈日下暴晒，或在高温环境下劳作，或在车、船、剧院等公共场所活动，由于缺乏必要的防暑降温措施，或体质虚弱及过度劳累，机体无法耐受，使暑热之邪郁于肌肤，汗出不畅，热不外泄，出现头晕、头痛、身热、心烦、呕吐、四肢无力；重则暑热炽盛，内犯心包，出现汗闭、高热、神昏、心慌、抽搐，甚至两眼发黑，突然晕倒。

2. 常见病因

（1）中医病因病机

1）天暑地热之时，在高温环境中工作，或在烈日下远行，暴晒过久，暑湿秽浊之气伤人，感受暑热之邪，闭塞清窍，清升浊降，气化失常，导致阴阳气血失和而发病。

2）年老体弱或病后正气不足，阴津亏损；或产后血虚；或疲劳过度，睡眠不足，汗出过多等致正气虚损，不耐暑热，感而病发。

3）轻者暑邪郁于肌表属卫分证；重者由表入里邪犯心营或内陷心包，甚至热极生风。热邪伤阴耗气，可致气阴两竭之重证。

（2）西医病因病理

属热射病范畴，与高温、高湿环境密切相关。由于高温环境引起人体体温调节功能失调，汗腺功能衰竭和水电解质丢失过多，体内热量过度积蓄，从而引起以中枢神经或心血管功能障碍为主要表现的急性疾病。根据临床表现，中暑可分为先兆中暑、轻症中暑、重症中暑。

3. 表现

以头晕、出汗、心悸、胸闷、恶心、疲乏无力，甚至高热、神昏、烦躁、抽搐为主要临床特征，严重时可危及生命。

（1）中医辨证

1）暑入阳明致气阴两伤型。症见壮热多汗，口渴欲饮，面赤气粗，大便燥结，小便短赤，舌质红，脉洪数，指纹深红透达气关。治宜清泻阳明，益气生津。

2）暑犯心包致神昏谵语型。症见猝然昏倒，昏狂谵语，身热肢厥，斑色紫黑，舌缝起刺，脉洪大而滑数，指纹紫暗，直达命关。治宜清心开窍，凉血解毒。

3）暑热亢盛致肝风内动型。症见昏眩欲倒，四肢挛急，头项抽搐，甚至角弓反张，牙关紧闭，神志不清。治宜镇肝熄风，开窍醒神。

4）阴损及阳致气虚欲脱型。症见面色不华，头晕心悸，精神萎靡，汗出肢冷，发作时昏倒仆地，气息短促，舌质紫暗，苔白腻，脉象沉微或沉缓，指纹多淡滞。治宜益气固脱，益阴复阳。

（2）西医分型

1）先兆中暑。在高温环境下，出现头痛、头晕、口渴、多汗、四肢无力发酸、注意力不集中、动作不协调等症状，体温正常或略有升高。

2）轻症中暑。除上述症状外，体温往往在38 ℃以上，伴有面色潮红、大量出汗、皮肤灼热，或出现四肢湿冷、面色苍白、血压下降、脉搏增快等症状。

3）重症中暑。包括热痉挛、热衰竭和热射病。

二、中暑调理方法

1. 刮痧方法

（1）治法

治法以清热益气、养阴开窍、息风化湿为主。

（2）主刮部位

主刮部位选取督脉（大椎至身柱）、足太阳经（脊背两侧和腘窝经穴部位）、手厥阴经（曲泽至内关）。

（3）配刮部位

根据症状循证取穴：头痛加刮头维、太阳；呕吐加刮中脘；昏迷加刮人中、百会；抽搐加刮太冲、合谷。

（4）刮痧部位的方义理解

1）主刮部位。中暑为热邪内闭，不得宣泄，重刮主一身之表的足太阳经穴部位，配合阳脉之海——督脉以宣泄内热，肘窝部的曲泽为手厥阴心包经之合穴，委中为足太阳膀胱经之合穴，四穴共用称为四弯穴。内关可清泻心火，和胃止呕。重刮至出痧点，可泻营血暑热，开窍醒神。内关为刮痧常用部位，可疏调局部经气而止痛。

2）配刮部位。头维、太阳均可通经活络而止头痛。中脘为任脉之经穴部位，又是胃之募穴，是胃气结聚于腹部的地方，可和胃止呕；人中、百会均为督脉之经穴部位，位于元神之府，为醒神开窍之代表穴；太冲、合谷，分别为主血之厥阴经原穴和主气之阳明经原穴，四穴合用称为开四关，为镇痉之代表穴位。

2. 操作前准备

顾客取俯卧位或者俯伏坐位，自然放松颈部，然后调理师在待施术部位均匀涂抹刮痧介质，如刮痧油、润肤乳、凡士林等，以避免皮肤擦伤。

3. 操作步骤

（1）操作要点

用牛角刮痧板分段刮痧，手法应沉缓柔和，力度均匀，以施术部位出现充血或沙状的红色小点为度，运用面刮法及角刮法，由上至下地单向刮拭。每条循行线自上而下反复刮痧 2～3 min。刮痧顺序一般为先内后外、先左再右。

（2）操作顺序

首先在背部脊柱两旁由上至下反复重刮 3～5 min，以局部青紫或出现痧点为好。继而重刮肘窝及腘窝各 3 min 左右，太阳及人中以手扯刮痧 20～30 次至局部紫红为度，其他加刮经穴部位均可用重刮或中等强度刮拭 3 min 左右。中暑调理刮痧流程如图 6-11 所示。

（3）补泻原则

根据证型判断刮痧补泻手法，实证主要采用泻法刮拭，刮拭按压力度大，速度快，刺激时间短；虚证采用补法刮拭，刮拭按压力度小，速度慢，刺激时间长。

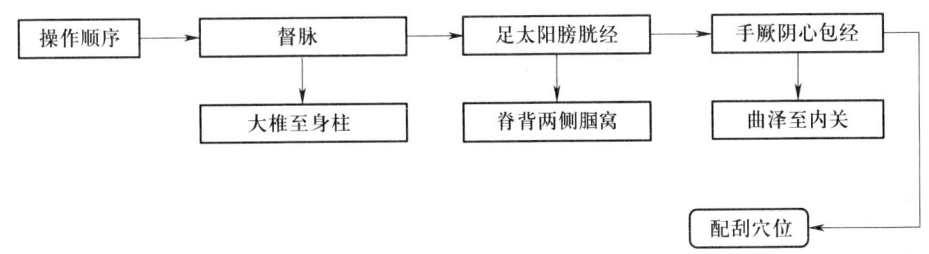

图6-11 中暑调理刮痧流程

4. 注意事项

（1）刮痧调理中暑效果明显，顾客可配合针灸、拔火罐、刺络放血进行调理。

（2）中暑顾客应立即撤离高温环境，转入通风的阴凉处休息，嘱顾客饮用含电解质的清凉饮料（如淡盐水等）；对于重度中暑者，应迅速进行物理降温，如温水擦浴等。

（3）刮痧后，嘱顾客12 h内禁止洗浴，注意观察顾客刮拭部位的变化。

（4）间隔2~3天刮痧1次，具体间隔时间视顾客刮痧部位恢复情况而定，3次为1个调理周期。

三、中暑健康指导

夏季气温高，要尽可能避免在烈日下外出行走甚至劳作，如必须，则要做好充足的防晒工作，并准备充足的饮用水，注意随时及时补充水分与盐分，避免摄入过凉的冰冻饮料；同时注意保证充足睡眠，使机体和大脑得到放松。

四、临床案例

1. 情景描述

顾客，男，25岁，工人。因发热头痛1天前来调理。顾客从事户外测量工作，发病时在户外高温（36 ℃）露天作业4 h。突发高热，体温39 ℃。大汗淋漓，头痛欲裂，恶心欲呕。大便秘结，小便黄，胃纳差。舌红苔黄腻，脉洪数。医院诊断为中暑。

予以刮痧调理：嘱顾客取俯卧位，施术部位涂抹润滑剂。取刮痧板刮拭督脉（大椎至身柱）3~4 min，刮拭足太阳经（脊背两侧和腘窝经穴部位）2~3 min，刮拭手厥阴经（曲泽至内关）3~4 min。因顾客头痛，加刮头维、太阳约3 min；因恶心欲呕，加刮中脘2~3 min。

2. 案例分析

顾客于高温之下在户外工作，导致中暑，即热射病。根据上述操作规范，对顾客相应经络进行刮痧，起到清热解暑、益气养阴的作用。

学习单元4 胃痛调理

一、胃痛概述

1. 定义

凡由于脾胃受损、气血不调所引起的胃脘部疼痛,统称胃痛,又称胃脘痛。胃脘部一般指上、中、下三脘部位,或指两侧肋骨下缘连线以上至鸠尾的梯形部位。胃痛以各种性状的胃脘部位的疼痛为主症,往往兼见胃脘部痞满、胀闷、嗳气、吐酸、纳呆、胁胀、腹胀等症。常反复发作,久治难愈,上消化道钡餐造影或胃镜检查多有阳性所见,甚至可见吐血、黑便、呕吐、卒腹痛等证。

西医学的急、慢性胃炎,消化性溃疡,胃神经官能症,胃癌,以及部分肝、胆、胰疾病,见有胃脘部位疼痛者,可参考本病辨证论治。

2. 常见病因

(1) 中医病因病机

胃痛发病常与情志不遂、饮食不节、劳累、受寒等因素有关。初发多属实证,其病位主要在胃,间可及肝;病久常见虚证,其病位主要在脾;亦有虚实夹杂者,或脾胃同病,或肝脾同病。

1) 外邪犯胃。外邪之中以寒邪最易犯胃,夏暑之季,暑热、湿浊之邪也间有之。邪气客胃,胃气受伤,轻则气机壅滞,重则和降失司,而致胃脘作痛。寒主凝滞,多见绞痛;暑热急迫,常致灼痛;湿浊黏腻,常见闷痛。

2) 饮食不节。胃主受纳,开窍于口,若纵恣口腹之欲,饥饱失调,寒热不适,偏嗜烟酒,或用伤胃药物,均可损伤胃气,使气机升降失调,而作胃痛。目前,临床上以过食肥甘及烟酒致病最为常见,因厚味及烟酒皆具湿热或燥热之性,停于胃腑伤津耗液为先,久则损脾。

3) 情志不畅。情志所伤,使肝脾功能受到影响,也能引起胃痛。如气郁恼怒则伤肝,肝气失于疏泄条达,横犯脾胃,而致肝胃不和或肝脾不和,气血阻滞则胃痛;忧思焦虑则伤脾,脾伤则运化失司,升降失常,气机不畅也致胃痛。

4) 脾胃虚弱。劳倦太过,失血过多;或久病不愈,伤及脾胃;或身体素虚,脾胃不健,运化无权,升降转枢乏力,气机阻滞而致胃痛。若中气下陷者,病情可进一步加重;若脾胃阳虚、阴寒内生,胃络失于温养,则拘急而痛;若胃病日久,阴津暗耗,胃失濡养，气机失调，也致胃痛。

（2）西医病因病理

胃痛又称胃脘痛，是临床上常见的一个症状，以胃脘近心窝处常发生疼痛为主要表现，多见于急慢性胃炎，胃、十二指肠溃疡病，胃神经官能症，也见于胃黏膜脱垂、胃下垂、胰腺炎、胆囊炎及胆石症等病。

3. 表现

胃脘部疼痛，常伴有食欲不振，痞闷或胀满，恶心呕吐，吞酸嘈杂等。起病或急或缓，常有反复发作的病史。

（1）辨寒热

外受寒凉或过食生冷而发病或加重，胃中绞痛，得温熨或饮热汤则痛减，口淡不渴或渴饮而不欲咽者属寒；胃中灼痛，痛势急迫，得冷饮或冷熨而痛减，口干渴或口苦者属热。

（2）辨虚实

凡属暴痛，痛势剧烈，病而拒按，食后痛甚或痛而不移，病无休止者属实；若疼痛日久或反复发作，痛势绵绵，痛而喜按，得食痛减，或劳倦加重、休息后减轻者属虚。壮年新病者多实；年高久病者多虚。补而痛剧者为实，攻而痛甚者为虚。

（3）辨气血

从疼痛的性质而言，若以胀痛为主，伴有嗳气者属于气滞；痛如针刺或刀割，或伴吐血、黑便者属于血瘀。从疼痛的部位而言，若以游走不定，攻冲作痛者为气滞；痛处固定或扪之有积块者为血瘀。从病程而论，初病多在气，久病多入血。

（4）辨在胃、在肝、在脾

在胃多属胃病初发，常因外感、伤食所引起，症见胃脘胀痛、闷痛，嗳气，痛无休止，大便不爽，脉滑等。在肝多属反复发作，每与情志不遂有关，胃脘胀痛连及胁肋，窜走不定，太息为快，脉弦等。在脾多属久病，胃中隐痛，饥时为甚，进食可缓，劳倦则重，休息则轻，面色萎黄，疲乏无力，大便溏薄，脉缓等。

二、胃痛调理方法

1. 刮痧方法

（1）治法

治法以理气和胃、疏肝健脾、消食导滞为主。

(2）主刮部位（见图6-12）

主刮部位取足太阳经（大杼至胃俞）、足阳明经（梁门至天枢）、手厥阴经经穴部位。

（3）配刮部位

肝气犯胃证者，加刮太冲、期门；脾胃虚弱证者，加刮脾俞、胃俞、章门。

（4）刮痧部位的方义理解

1）主刮部位。刮足太阳经第一侧线（大杼至胃俞）和足阳明经（梁门至天枢）可舒畅气机，和胃止痛。中脘是任脉之经穴部位，又是胃之募穴，是胃气直接结聚之所。配合足阳明胃经的合穴足三里，以疏调胃腑，升清降浊，导滞止痛。内关为手厥阴心包经之经穴部位，其经历络三焦，可调理三焦之气，在上宽胸理气，在中则和胃止痛。膏肓是强壮要穴，配合足三里，能促进精微疏布，改善胃胀痞满、胃中嘈杂、完谷不化的症状。

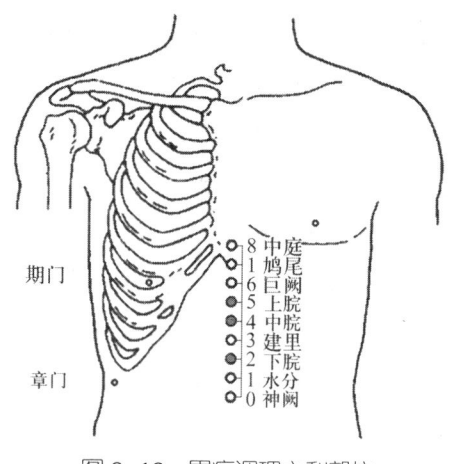

图6-12 胃痛调理主刮部位

2）配刮部位。期门为肝之募穴，太冲为肝之原穴，二穴合用既疏肝解郁，又和胃止痛。脾俞为脾之背俞穴，章门为脾之募穴，俞募同用以健脾和胃，补中益气。胃俞为胃之背俞穴，可直接调和胃气以止痛，更助脾之俞募以健中焦。

2. 操作前准备

顾客取俯卧位或者俯伏坐位，自然放松颈部，然后调理师在待施术部位均匀涂抹刮痧介质，如刮痧油、润肤乳、凡士林等，以避免皮肤擦伤。

3. 操作步骤

（1）操作要点

用牛角刮痧板分段刮痧，手法应沉缓柔和，力度均匀，以施术部位出现充血或沙状的红色小点为度，运用面刮法及角刮法，由上至下地单向刮拭。每条循行线自上而下反复刮痧2～3 min。刮痧顺序一般为先内后外、先左再右。

（2）操作顺序

每个主刮经穴部位均重刮3～5 min，太冲、期门中等强度刮拭3 min，脾俞、胃俞、章门轻刮3 min左右。胃痛调理刮痧流程如图6-13所示。

4. 注意事项

（1）顾客可配合针灸、艾灸、拔火罐、挑割、耳穴压豆进行调理。

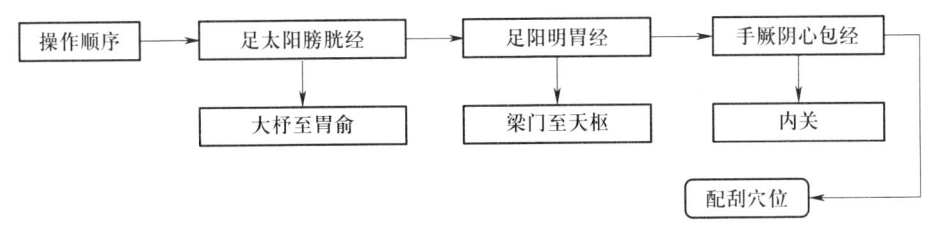

图 6-13 胃痛调理刮痧流程

（2）嘱顾客养成良好饮食习惯，定时进食，少吃多餐，进食容易消化的软食，宜细嚼慢咽，减少对胃黏膜的刺激；平时也要注重情绪调控，保持心情愉快，性格豁达开朗。

（3）调理完成后，嘱顾客避风寒，施术后 12 h 内禁止洗浴，勤饮温开水，注意观察顾客刮拭部位的变化。

（4）间隔 2~3 天刮痧 1 次，具体间隔时间视顾客刮痧部位恢复情况而定，3 次为 1 个调理周期，连续调理 2 个周期，休息 1 周后再开始第 3 个调理周期。

三、胃痛健康指导

作息规律，保证充足的睡眠，培养乐观的情绪，饮食有节，定时定量，否则"饮食自倍，肠胃乃伤"；顺四时，平衡阴阳，起居有常，劳逸结合，并进行适当的体育锻炼，如慢跑、散步、打太极拳等，增强体质，提高机体的免疫力，同时提高生活质量，也可分散对于胃痛的注意力。

四、临床案例

1. 情景描述

顾客，男，40 岁，白领。因"胃脘疼痛 1 周"前来调理。顾客平素反酸嗳气，工作压力大，长期进食不规则，胃脘闷痛，饱食后加剧，紧张焦虑时疼痛加剧。顾客疲乏无力，胃纳不佳，大便溏烂，睡眠差。舌淡红苔白腻，脉弦紧。经胃镜检查，医院诊断为因"浅表性胃炎"所致的胃痛。

予以刮痧调理：嘱顾客取俯卧位，施术部位涂抹润滑剂。取刮痧板刮拭足太阳经（大杼至胃俞）约 3 min，刮拭足阳明经（梁门至天枢）2~3 min，刮拭督脉（大椎至身柱）3~4 min，刮拭足太阳经（脊背两侧和腘窝经穴部位）2~3 min，刮拭手厥阴经（曲泽至内关）3~4 min。因顾客头痛，加刮头维、太阳约 3 min；因恶心欲呕，加刮中脘 2~3 min。太冲点刮 1~2 min，胃俞点刮 1~2 min，脾俞点刮 1~2 min。

刮痧后以艾条温和悬灸中脘、公孙、内关、足三里，每穴 3 ~ 5 min。

嘱顾客准时进餐，勿食辛辣刺激之物，不可进食过度，保持精神情绪愉快，早睡早起。

2. 案例分析

顾客长期精神紧张，进食不规律，为虚实夹杂型胃痛。先刮痧祛其实证，再艾灸补其虚证，如此祛邪扶正，培元固本，起到攻补兼施、退病安身之效。

培训课程 3　其他病症调理

学习单元 1　乳腺增生调理

一、乳腺增生概述

1. 定义

乳腺增生又称乳癖，是发生在乳房的慢性非化脓性良性肿块，是以妇女单侧或双侧乳房出现单个或多个大小不等的慢性肿块、局部胀痛或压痛、与月经周期相关为主要表现的乳腺组织的增生性疾病。

西医学的乳腺小叶增生、乳房囊性增生、乳房纤维瘤等疾病可归属本病范畴进行辨证施治。

2. 常见病因

目前认为乳腺增生与内分泌失调及精神因素有关，其中雌激素与孕激素的比例失调是主要病因。

中医学认为乳腺增生多由于恼怒、忧愁、思虑，以致肝脾气结，内生痰湿，痰湿阻滞乳络；或因冲任失调，肝肾亏虚，经脉失养，气滞痰凝互结阳明、厥阴、太阴经脉所致。乳腺增生在胃、肝、脾三经，基本病机为气滞痰凝，冲任失调。

3. 表现

本病可发生于不同年龄的妇女，尤其是 25 ~ 45 岁的中青年妇女，约占全部乳腺疾病的 75%，是临床上最常见的乳房疾病。

临床上乳腺增生肿块多表面光滑，边界清楚，推之可动，增长缓慢，质地坚韧或呈囊性感。辨证有虚实之分。

（1）气滞痰凝型

气滞痰凝型常见于青壮年妇女，患者自觉乳房肿块胀痛或刺痛，兼见乳房肿块较大，质地坚实，每因喜怒消长，胸闷嗳气，眩晕。舌胖舌紫苔腻，脉弦滑。

（2）冲任失调型

冲任失调型常见于中年妇女，患者平素乳房肿块隐痛，兼见经前肿块明显增大，疼痛加重，经后减轻，月经不调，痛经，不孕，心烦失眠，手足心热，低热盗汗，腰膝酸痛。舌红苔少，脉细。

二、乳腺增生调理方法

1. 刮痧方法

（1）治法

以疏肝解郁、行气消结为治法。

（2）主刮部位（见图6-14）

泻刮足少阳胆经风池经肩井至肩峰的循行线、足太阳膀胱经第一侧线大杼至胆俞的循行线，均要求出痧，采用叩击法或拍法对出痧之处进行叩击或拍击；采用颤法颤动天宗；泻刮任脉华盖至鸠尾的循行线；角揉膻中；平刮胸部两侧，注意避开乳头，手法宜轻，以皮肤微红为度；角揉膺窗、乳根；平刮天池至腋前线，以皮肤微红为度；角推从前正中线沿第6肋间经期门至腋前线，手法宜轻，以皮肤微红为度；泻刮足太阴脾经阴陵泉至三阴交的循行线、足厥阴肝经膝关至中封的循行线，均以皮肤微红为度。

（3）配刮部位

月经不调证者，加角揉中脘、血海，角推太冲；气滞痰凝证者，加角揉丰隆、三阴交。

（4）刮痧部位的方义理解

1）主刮部位。泻刮胆经风池经肩井至肩峰段、膀胱经第一侧线大杼至胆俞段，可调理脏腑，疏通气血；颤动天宗，可疏利气机，宽中理气；泻刮任脉华盖至鸠尾段、角揉膻中、平刮胸部两侧，可疏通胸部任脉、少阴、阳明经气，行气散结；角揉膺窗、乳根，可疏通局部气血，利于乳癖肿块消散；平刮天池至腋前线、角推从前正中线沿第6肋间经期门至腋前线段，可疏肝理气解郁；泻刮脾经阴陵泉至三阴交段、肝经膝关至中封段，可疏肝健脾，化痰散结。

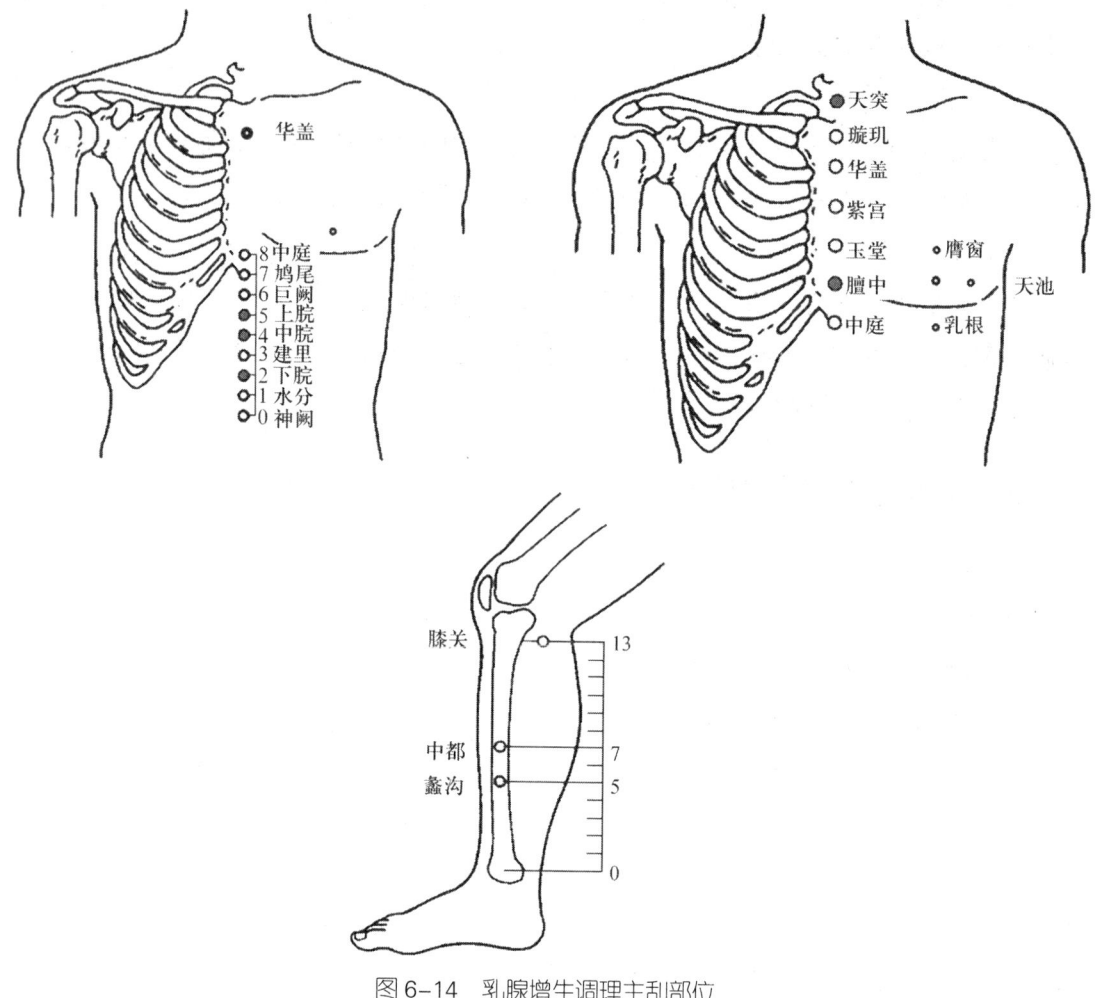

图 6-14 乳腺增生调理主刮部位

2)配刮部位。配血海、三阴交、太冲可理气活血调经;配中脘、丰隆可健脾和胃,理气化痰。

2. 操作前准备

顾客先取俯卧位,再取仰卧位,自然放松上半身,然后调理师在待施术部位均匀涂抹刮痧介质,如刮痧油、润肤乳、凡士林等,以避免皮肤擦伤。

3. 操作步骤

(1)操作要点

用牛角刮痧板分段刮痧,手法应沉缓柔和,力度均匀,以施术部位出现充血或沙状的红色小点为度,运用面刮法及角刮法,由上至下地单向刮拭。每条循行线自上而下反复刮痧调理 2~3 min。刮痧顺序一般为先内后外、先左再右。

（2）操作顺序

先取俯卧位，从胆经风池刮至肩峰段，再沿着膀胱经第一侧线从大杼刮至胆俞；然后角揉颤动天宗。接着让顾客取仰卧位，泻刮任脉华盖至鸠尾段、角揉膻中、平刮胸部两侧；角揉膺窗、乳根；然后平刮天池至腋前线、角推从前正中线沿第6肋间经期门至腋前线段。最后泻刮脾经阴陵泉至三阴交段、肝经膝关至中封段。乳腺增生调理刮痧流程如图6-15所示。

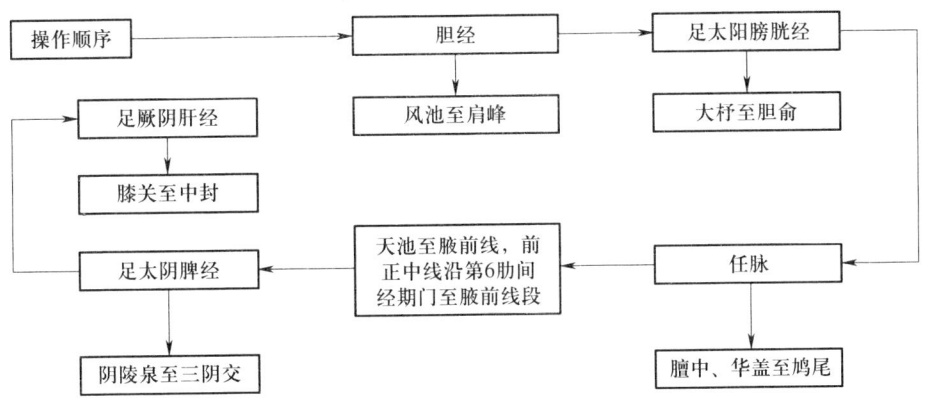

图6-15 乳腺增生调理刮痧流程

（3）补泻原则

根据证型判断刮痧补泻手法，实证主要采用泻法刮拭，刮拭按压力度大，速度快，刺激时间短；虚证采用补法刮拭，刮拭按压力度小，速度慢，刺激时间长。

4. 注意事项

（1）刮痧调理乳腺增生效果较好，但调理周期较长，可配合中药增强疗效。

（2）刮痧调理期间应同时调理月经，保持乐观情绪。

（3）刮痧后饮用300～400 mL温开水。

（4）胸部、乳房部可隔日刮痧1次，其他部位可隔5～6日刮痧1次，连续8次为1个调理周期，完成1个调理周期，休息2周后再开始第2个调理周期，应连续调理3～5个周期。

三、乳腺增生健康指导

1. 保持心情舒畅、情绪稳定

乳腺增生与过度劳累、长期熬夜、心理负担重、精神压力大等情志因素关系密切。不良情绪会抑制卵巢排卵功能，影响雌激素的正常分泌，进而诱发乳腺增生。减轻压力，疏解烦恼，肯定并接受自己的不良情绪，寻找合适的发泄途径。建立良好的作息规律，适当锻炼，保证充足的睡眠，可以促进内分泌平衡。

2. 合理饮食

少食油炸食品、脂肪含量高的肉类以及辛辣刺激的食物，戒烟戒酒。

3. 有生育需求的女性产后尽量亲自哺乳

妊娠、哺乳能使孕激素分泌充足，有效保护、修复乳腺，降低增生出现的概率。此外，还应避免使用富含雌激素的药物、补品、化妆品，不滥用避孕药。

四、临床案例

1. 情景描述

顾客，女，27岁，公务员。因"双侧乳房胀痛3月"前来调理。顾客平素工作压力大，情绪持续紧绷，近3个月来感到双侧乳房胀痛不适，每因喜怒消长，经前加重，经后缓解，伴胸闷嗳气，喜太息。医院诊断为乳腺增生，中医诊断为乳癖（气滞痰凝证）。嘱顾客先取俯卧位，沿胆经风池刮至肩峰段，再沿膀胱经第一侧线从大杼刮至胆俞；然后角揉颤动天宗。接着让顾客取仰卧位，泻刮任脉华盖至鸠尾段、角揉膻中、平刮胸部两侧；角揉膺窗、乳根；然后平刮天池至腋前线、角推从前正中线沿第6肋间经期门至腋前线段。最后泻刮脾经阴陵泉至三阴交段、肝经膝关至中封段。每条循行线自上而下反复刮痧2~3 min，刮拭时手法宜重，速度宜快，以施术部位出现充血或沙状的红色小点为度。

2. 案例分析

该顾客双侧乳房胀痛，医院诊断为乳腺增生。根据操作规范，对顾客胆经风池至肩峰段、膀胱经第一侧线大杼至胆俞段、任脉华盖至鸠尾段、胸部两侧天池至腋前线、前正中线沿第6肋间经期门至腋前线段、脾经阴陵泉至三阴交段、肝经膝关至中封段、膻中、天宗、膺窗、乳根进行刮痧泻法调理，以达到疏肝解郁、行气消结、畅通气血的目的。

学习单元2　痛经调理

一、痛经概述

1. 定义

痛经是指女性在月经期间或月经前后，出现周期性小腹疼痛，或痛及腰骶部，甚至剧痛晕厥的一种病证，又称"经行腹痛"。

2. 常见病因

痛经可分为原发性痛经和继发性痛经。原发性痛经是指生殖器官无器质性病变者，又称功能性痛经，以青少年女性为多见；继发性痛经多继发于生殖器官的某些器质性病变，如子宫内膜异位症、子宫腺肌病、慢性盆腔炎等，以育龄期女性为多见。

古代医籍中，痛经病证最早见于汉代，张仲景《金匮要略·妇人杂病脉证并治》中记载："带下，经水不利，少腹满痛，经一月再见。"其病因病机在隋代巢元方《诸病源候论》中记载："妇人月水来腹痛者，由劳伤血气，致令体虚，受风冷之气客于胞络，损冲任之脉。"后代医家对痛经的病因病机的认识逐渐成熟，如明代张介宾《景岳全书·妇人规》中记载："经行腹痛，证有虚实。实者或因寒滞，或因血滞，或因气滞，或因热滞；虚者有因血虚，有因气虚。然实痛者多痛于未行之前，经通而痛自减；虚痛者多痛于既行之后，血去而痛未止，或血去而痛益甚。大都可按可揉者为虚，拒按拒揉者为实。"

中医学认为，痛经病位在胞宫，与肝、肾关系密切，从经络辨证来看，主要与冲脉、任脉、足太阳经、足三阴经密切相关。痛经特点为伴随月经周期而发，在女性生理周期中，月经前后，子宫、冲任气血由满而溢，泻出后骤虚，气血水平波动较大，此阶段容易受致病因素干扰，导致气血运行失调，出现不荣或不通而痛的病证。经期过后气血渐复，疼痛多可缓解，若致病因素或体质未改善，下1周期月经来潮则会复发。基本病机是不通则痛或不荣则痛。

3. 表现

女性在月经来潮前1～2天，或月经期间，或月经结束后1～2天，出现小腹部隐痛或剧痛，连续出现2个月经周期及以上。

本病与外邪侵袭、情志不畅、饮食不节、劳倦过度和体质等因素有关。

（1）气滞血瘀型：以小腹胀痛或刺痛为主，拒按，兼见胸胁乳房胀痛，经血量少不畅，血色紫黯有块，血块下，痛稍缓。舌质黯或有瘀点，脉弦涩。

（2）寒凝血瘀型：以小腹冷痛为主，得热痛减，兼见肢体畏寒，手足不温，经血量少不畅，血色暗红。舌暗苔白，脉沉紧。

（3）湿热瘀阻型：以小腹胀痛不适，或有灼热感，兼见胸闷心烦，食欲不振，经血量多，色红质黏。舌红，苔黄腻，脉弦数。

（4）气血虚弱型：以小腹坠痛为主，喜温喜按，兼见精神不振，面色无华，神疲乏力，经血量少，色淡红。舌淡苔白，脉细弱。

（5）肾气亏损型：以小腹隐痛为主，兼见头晕耳鸣，腰膝酸软，经血量少，色淡质稀。舌淡苔白，脉沉细。

二、痛经调理方法

1. 刮痧方法

（1）治法

治法以调理冲任、温经止痛为主。

（2）主刮部位（见图6-16）

主刮部位为腰背部足太阳膀胱经（膈俞至肾俞）、下腹部任脉（神阙至中极）、足少阴肾经（肓俞至大赫）、下肢内侧足太阴脾经（地机至三阴交）、足厥阴肝经（膝关至中封）。

（3）配刮部位

气滞血瘀证者，加角揉膈俞、太冲；寒凝血瘀证者，加角揉子宫、归来；湿热瘀阻证者，加角揉阴陵泉、三阴交；气血虚弱证者，加补刮足阳明胃经（足三里至下巨虚），加角揉脾俞、胃俞；肾气亏损证者，加角揉肾俞、太溪。

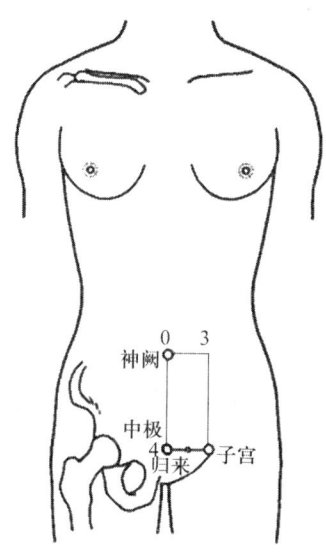

图6-16 痛经调理主刮部位

（4）刮痧部位的方义理解

1）主刮部位。膀胱经段、任脉段，可调理冲任，温经止痛；脾经段，可补益胃气，健脾祛湿；肝经段，可疏肝行气，活血止痛；肾经段，可补肾益气，调理阴阳。

2）配刮部位。配膈俞、太冲以行气活血；配子宫、归来以温经止痛；配阴陵泉、三阴交以清热祛湿；配胃经段、脾俞、胃俞以健脾益胃；配肾俞、太溪以鼓舞肾气。

2. 操作前准备

顾客先取俯卧位，完成腰背部操作后，再取仰卧位，全程需自然放松身体。调理师在待施术部位均匀涂抹刮痧介质，如刮痧油、润肤乳、凡士林等，以避免皮肤擦伤。

3. 操作步骤

（1）操作要点

用牛角刮痧板分段及局部刮痧，手法应沉缓柔和，力度均匀，循行经脉运用面刮法，具体穴位运用角揉法。每条循行线自上而下反复刮痧2～3 min，刮痧顺序一般为先内后外、先左再右。

（2）操作顺序

刮足太阳膀胱经第一侧线：从膈俞刮至肾俞，以出现沙状红色小点为适度。刮任脉：避开神阙，从脐下刮至中极，以皮肤轻度充血为适度。刮足少阴肾经：从肓俞刮至大赫，以皮肤轻度充血为适度。刮足太阴脾经：从地机刮至三阴交，以皮肤微充血为适度。刮足厥阴肝经：从膝关刮至中封，以皮肤微充血为适度。根据证型角推经络段，角揉配穴各1～2 min。痛经调理刮痧流程如图6-17所示。

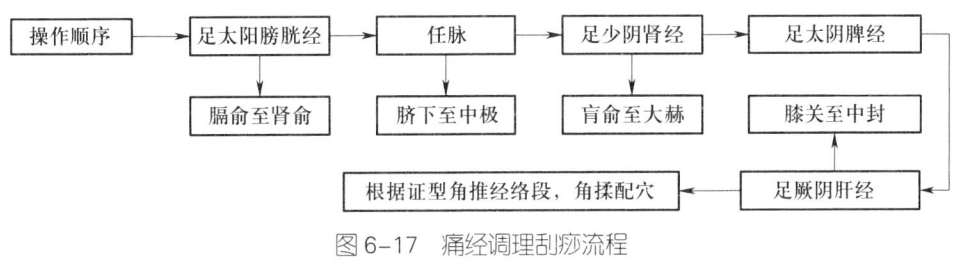

图6-17 痛经调理刮痧流程

（3）补泻原则

根据证型判断刮痧补泻手法，实证主要采用泻法刮拭，刮拭按压力度大，速度快，刺激时间短；虚证采用补法刮拭，刮拭按压力度小，速度慢，刺激时间长。

4. 注意事项

（1）刮痧对原发性痛经实证有一定的调理效果，对继发性痛经，应侧重于治疗原发病。

（2）宜在经前3～5天进行刮痧调理，间隔2天后再调理1次，至月经来潮时停止，连续进行3～4个月经周期。可配合针灸、推拿、艾灸等手段调理。

（3）刮痧操作完成后，嘱顾客避风寒，施术后3～4 h方可洗浴，勤饮温开水，注意观察顾客刮拭部位的变化。

（4）嘱顾客注意保持心情舒畅，避免在经期受寒、饮食生冷之品，规律作息，避免较长时间剧烈运动，平素可加强身体锻炼，增强体质。

三、痛经健康指导

1. 放松心情，避免焦躁情绪

心情愉悦使气血畅通，可以促进经血的顺利排出。反之，精神紧张会加剧疼痛。

2. 注重饮食，保证充足的营养

要多吃铁和维生素 E 含量丰富的食物，多摄入优质蛋白质，不饮酒，杜绝生冷及辛辣食物。

3. 避免在月经期间用凉水洗头及洗澡

凉水不利于经血顺利排出，会加重痛经。可以用暖水袋热敷腹部，并适当用热水泡脚。

4. 保证充足的睡眠

熬夜会导致生理机能紊乱，不利于经血排出。在保证充足睡眠的基础上适当锻炼可增强体质，缓解痛经。

5. 多喝热水

多喝热水不仅有助于保暖，还可以舒张血管。但注意不能喝太烫的热水，否则容易导致食道黏膜被烫伤，一般以 40～45 ℃的温水为佳。

6. 积极治疗各种继发性痛经的原发病

对于急慢性盆腔炎、子宫肌瘤、子宫颈狭窄、子宫内膜异位症等引起的继发性痛经，只有解除病因，痛经才会彻底缓解。

四、临床案例

1. 情景描述

顾客，女，17 岁，高中生。因"痛经 2 年余"前来调理。顾客自述升高中后学业压力增大，情绪紧张难以缓解，近 2 年来月经期间小腹胀痛拒按，经量少而不畅，血色紫黯有块，每当血块下后疼痛稍减，伴乳房胀痛。中医情况：舌暗红，苔白，脉弦涩。西医诊断为原发性痛经，中医诊断为痛经（气滞血瘀型）。嘱顾客先取俯卧位，刮足太阳膀胱经第一侧线：从膈俞刮至肾俞，以出现沙状红色小点为度。接着让顾客平卧，避开神阙，从脐下刮至中极，从肓俞刮至大赫，从地机刮至三阴交，从膝关刮至中封，均以皮肤微充血为度。顾客证属气滞血瘀型，角揉膈俞、太冲各 1～2 min。

2. 案例分析

该顾客平素学业压力大，情绪紧张，月经来潮时小腹疼痛不适，医院诊断为痛经。根据上述操作规范，对顾客膀胱经第一侧线膈俞至肾俞段、任脉脐下至中极段、肾经肓俞至大赫段、脾经地机至三阴交段、肝经膝关至中封段、膈俞、太冲进行刮痧，以达到疏肝行气、补脾益肾、化瘀止痛的目的。

学习单元 3 肥胖调理

一、肥胖概述

1. 定义

肥胖是指体内脂肪过度聚集，体重超过标准体重 20% 的疾病，一般分为单纯性肥胖和继发性肥胖两类。单纯性肥胖不伴有显著的神经、内分泌形态及功能变化，但可伴有代谢调节过程障碍，临床较为常见。继发性肥胖常继发于神经、内分泌及代谢性疾病，或与遗传、药物等因素有关。刮痧以调理单纯性肥胖为主。

目前，评估肥胖的主要依据是体重指数（body mass index，BMI），即体重/身高^2（kg/m^2）。世界卫生组织（World Health Organization，WHO）在 2000 年特别为亚洲人群制定了以 BMI 为依据的肥胖标准，18 岁以上的亚洲人，BMI 在 18.5～23 之间为正常水平。根据中国人的体型特点，目前我国成年人的肥胖标准为：BMI ≥ 24 为超重，BMI ≥ 28 为肥胖。

2. 常见病因

肥胖常与高胰岛素血症并存，两者的因果关系有待进一步探讨，但一般认为系高胰岛素血症引起肥胖。高胰岛素血症性肥胖者的胰岛素释放量约为正常人的 3 倍。单纯性肥胖的发病亦有一定的遗传背景。此外，肥胖症与褐色脂肪组织异常有相关性。褐色脂肪组织主要与分布于皮下及内脏周围的白色脂肪组织相对应。白色脂肪组织是一种储能形式，机体将过剩的能量以中性脂肪形式储藏其间，白色脂肪细胞体积随释能和储能变化较大。褐色脂肪组织在功能上是一种产热器官，当机体摄食或受寒冷刺激时，褐色脂肪细胞内脂肪燃烧，从而决定机体的能量代谢水平。

中医认为本病的发生常与多食、少动、情志有关。脾气虚弱则运化传输无力，水谷精微失于输布，化为膏脂，痰湿内聚；胃肠热盛则食欲旺盛，消谷善饥，多食而滋生浊脂；肝郁气滞则影响胆汁疏泄，不能净浊化脂，浊脂内聚；肾阳虚衰则水液失于蒸化，二便排泄无力，水湿内停，皆可形成肥胖。

3. 表现

《2010 年国民体质监测公报》显示，我国成人超重率为 32.1%、肥胖率为 9.9%，更有年轻化倾向。

（1）肥胖的病位

肥胖的病位主要在脾。多为本虚标实，本虚以气虚为主，标实主要为痰浊、膏脂、水湿、气滞等。气虚和痰湿是单纯性肥胖病机的关键环节。

1）胃热滞脾型。兼见多食，消谷善饥，形体肥胖，脘腹胀满，面色红润，心烦头昏，口干口苦，胃脘灼痛，嘈杂，得食则缓。舌红苔黄腻，脉弦滑。

2）痰湿内阻型。兼见形盛体胖，身体重着，肢体困倦，胸膈痞满，痰涎壅盛，头晕目眩，口干而不欲饮，嗜食肥甘醇酒，神疲嗜卧。苔白腻或白滑，脉滑。

3）脾虚不运型。兼见肥胖臃肿，神疲乏力，身体困重，胸闷脘胀，四肢轻度浮肿，晨轻暮重，劳累后明显，饮食如常或偏少，既往多有暴饮暴食史，小便不利，便溏或便秘。舌淡胖，边有齿印，苔薄白或白腻，脉濡细。

4）脾肾阳虚型。兼见形体肥胖，颜面虚浮，神疲嗜卧，气短乏力，腹胀便溏，自汗气喘，动则更甚，畏寒肢冷，下肢浮肿，尿昼少夜频。舌淡胖苔薄白，脉沉细。

（2）肥胖的分类

按发病机制及病因，肥胖可分为单纯性肥胖和继发性肥胖两大类，单纯性肥胖又称原发性肥胖，无明显内分泌、代谢病因可循；而继发性肥胖是指继发于神经、内分泌及代谢紊乱基础上的肥胖。根据发病年龄和脂肪组织病理，又可分为体质性肥胖（幼年起病性肥胖）和获得性肥胖（成年起病性肥胖）。

此外，依据脂肪积聚部位，肥胖可分为中心型肥胖（腹型肥胖）和周围型肥胖（皮下脂肪型肥胖）。中心型肥胖是以脂肪主要蓄积于腹部为特征，内脏脂肪增加，腰部增粗，呈现"梨形"肥胖，此型肥胖顾客更易患糖尿病等代谢性疾病；周围型肥胖以脂肪聚积于股部、臀部等处为特征，呈现"苹果形"肥胖。

二、肥胖调理方法

1. 刮痧方法

（1）治法

以健脾益肾、温阳化气、利湿降浊为治法。

（2）主刮部位（见图6-18）

主刮部位为背部足太阳膀胱经第一侧线（大杼至肾俞）、脾俞、胃俞、肾俞、背部夹脊（胸1至腰5）、腹部任脉循行线（脐下至中极）、腹部足阳明胃经循行线（天枢至水道）、小腿部足太阴脾经循行线、足阳明胃经循行线（足三里至丰隆）。

（3）配刮部位

脾虚湿阻证者，加阴陵泉、三阴交；脾肾阳虚证者，加命门、关元；腹部肥胖者，

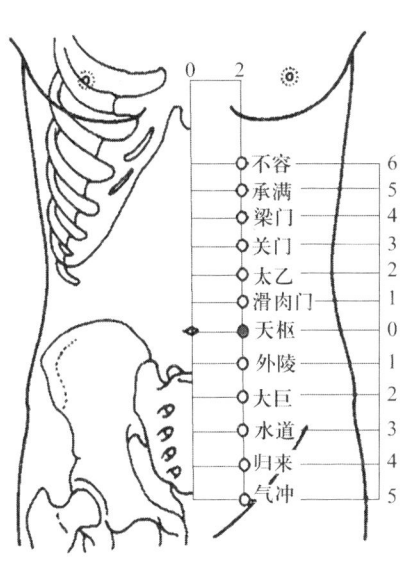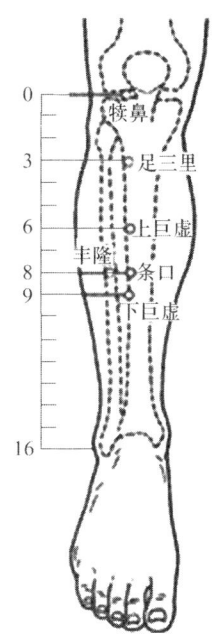

图 6-18 肥胖调理主刮部位

加气海、水道;臀部肥胖者,加秩边、环跳;臂部肥胖者,加肩贞、臂臑;大腿肥胖者,加风市、梁丘。

(4)刮痧部位的方义理解

刮拭背部足太阳膀胱经第一侧线大杼至肾俞段、脾俞、胃俞、肾俞,可调理脏腑,补益脾肾;刮拭背部夹脊,可调和五脏,调理阴阳,振奋阳气;刮拭腹部任脉脐下至中极段循行线、腹部足阳明胃经天枢至水道段循行线,可温阳化气,利湿降浊;刮拭小腿部足太阴脾经、足阳明胃经足三里至丰隆段循行线,可健脾化痰,消脂降浊。配阴陵泉、三阴交可健脾利湿消肿;配命门、关元可温阳化气行水;配腹部气海、水道,臀部秩边、环跳,臂部肩贞、臂臑,大腿部风市、梁丘意在消化局部浊脂。

2. 操作前准备

顾客取仰卧位和俯卧位,自然放松身体。然后调理师在待施术部位均匀涂抹刮痧介质,如刮痧油、润肤乳、凡士林等,以避免皮肤擦伤。

3. 操作步骤

(1)操作要点

用牛角刮痧板分段刮痧,手法应沉缓柔和,力度均匀,以施术部位出现充血或沙状的红色小点为度,运用面刮法及角刮法,由上至下地单向刮拭。每条循行线自上而下反复刮痧 2 ~ 3 min。刮痧顺序一般为先内后外、先左再右。

（2）操作顺序

首先，俯卧位刮拭足太阳膀胱经第一侧线，从大杼刮至肾俞，再角推脊柱两侧夹脊 3~5 遍。然后，仰卧位刮任脉中脘至中极，再刮足阳明胃经天枢至水道，角揉天枢，刮手阳明大肠经曲池至合谷，刮足阳明胃经足三里至丰隆，均以皮肤微红为度。单纯性肥胖调理刮痧流程如图 6-19 所示。

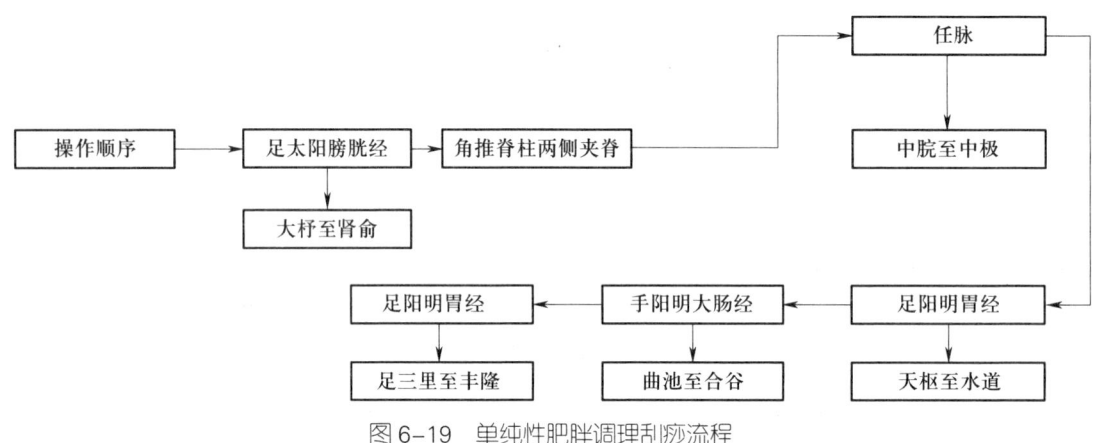

图 6-19　单纯性肥胖调理刮痧流程

（3）补泻原则

根据证型判断刮痧补泻手法，实证主要采用泻法刮拭，刮拭按压力度大，速度快，刺激时间短；虚证采用补法刮拭，刮拭按压力度小，速度慢，刺激时间长。

4. 注意事项

（1）刮痧对单纯性肥胖者减肥效果很好，无副作用。在逐步减轻体重的同时还能对全身脏腑进行综合调节，改善亚健康状态。

（2）刮痧减肥的同时应注意合理饮食，限定食量，少吃零食；坚持适度的体力劳动和体育锻炼，养成良好的饮食和生活习惯。

（3）刮痧后饮用 300~400 mL 温开水。

（4）开始时可间隔 1~2 日刮痧 1 次，连续 10 次为 1 个调理周期，治疗 1 个调理周期，休息 1 周后再开始第 2 个调理周期，应坚持 3~4 个调理周期。待体重基本恢复正常后，可改为 6~7 日刮痧 1 次，坚持数月，以巩固疗效。

三、肥胖健康指导

1. 减少热量摄入——控制饮食

成人每日的热量摄入基本上来自碳水化合物、蛋白质和脂肪。主食是碳水化合物含量较高的食物，日常生活中应选择既能为我们提供必要的碳水化合物，升糖指数（glycemic index，GI）、血糖负荷（glycemic load，GL）值又偏低的主食。除了主食，蛋白质含量丰富的食物也是减肥期需要摄入的。蛋白质是构成生物体最重要的含氮有机化合物，可以帮助消耗热量、产生饱腹感以及促进新陈代谢。为了保证充足的蛋白质补给，吃肉是非常好的方式，可以选择牛肉、猪肉等红肉，但是每周应不超过 500 g。如果实在担心红肉中的脂肪，可以多选择豆制品、鱼虾类、家禽类白肉或者脱脂奶制品。需要注意的是，科学的减脂饮食方案并不是单单降低热量摄入这么简单。即使在热量摄入相同的情况下，不同的营养素比例、进食时间和进食频率也会对人体造成不同的影响。因此，最好在专业人士的指导下制定专属于自己的减脂饮食方案。

2. 增加热量消耗——提高运动量

运动是治疗和预防肥胖的关键方法之一。研究表明：规律的运动不仅能够促进脂肪燃烧，还可以提升心肺功能和力量水平，并改善人体综合健康状况。对不运动或少运动的人群而言，突然增大运动量显然不太现实。为了逐步养成良好的运动习惯，此类人群可以先从日常活动量的增加开始，再根据自身情况选择合适的运动方式，逐步增加运动量。

四、临床案例

1. 情景描述

顾客，女，32 岁，公务员。因"体重增加 8 年"前来调理。顾客自述结婚 8 年以来，食欲旺盛，喜进食酸奶、零食，极少运动，体重进行性增加。近 2 年体重增加明显，10～15 kg/年，现体重 80 kg，BMI 指数 31.2。表现为心烦头晕，口干口苦，舌红苔黄腻，脉弦滑。西医诊断为单纯性肥胖，中医诊断为肥胖症（胃热滞脾证）。嘱顾客俯卧位，刮拭足太阳膀胱经第一侧线，从大杼刮至肾俞，再角推脊椎两侧夹脊 3～5 遍；然后，让顾客仰卧，刮任脉中脘至中极，再刮足阳明胃经天枢至水道，角揉天枢，刮手阳明大肠经曲池至合谷，足阳明胃经足三里至丰隆，每条循行线自上而下反复刮痧 2～3 min，均以皮肤微红为度。

2. 案例分析

该顾客嗜食肥甘，运动极少。对顾客膀胱经第一侧线大杼至肾俞段，两侧夹脊，任脉中脘至中极段，胃经天枢至水道段，足三里至丰隆段，天枢，大肠经曲池至合谷段进行刮痧，以达到温阳化气、利湿降浊的目的。

培训课程 4　刮痧保健调理后的运动、起居、饮食、情志调摄指导

一、运动调摄的一般原则

1. 适时适量为度

运动宜适当汗出，使湿邪排出，不宜汗出过多、过急，避免损伤阳气。最好选择在清晨或傍晚较凉爽时锻炼，避免在湿度、温度过高的环境下进行身体锻炼。

2. 循序渐进为宜

运动应循序渐进，不宜过急。逐渐加大运动量，一则能够使机体更加容易适应，二则更容易长期坚持，这样才能有更好的效果。

二、起居调摄的一般原则

起居调摄的一般原则主要是以下方面：起居有常，安卧有方，劳逸适度，即包括睡眠调摄、衣着调摄、二便调摄。养成良好的作息习惯，保持充足的睡眠时间，避免熬夜，休养生息，这样有助于避免精神症状的发生。穿衣主要是为了防寒避暑，注意顺应四时变化增减衣物，同时款式合体且具有美感的衣物也能使人心情舒畅，达到养生保健的目的。大小便是人体食物残渣、机体代谢产物和有毒物质的主要排出途径，长期排泄不畅，不仅会对脏器产生危害，同时也会对人的情志产生影响。

三、饮食调摄的一般原则

1. 慎纳饮食，顾护脾气

饮食量宜适度，宁少毋多。《备急千金要方》中记载："食欲数而少，不欲频而多"，"凡食总以少为有益，脾易磨运，才能化生精液（津液）"，否则就会像《洞微经》所说："太饥伤脾，太饱伤气。"而且一日三餐的量也有区别，《黄帝内经》中记载："日中而阳气隆，日西而阳气虚。"故早饭可饱，午后宜少吃，晚上更不能多吃。

2. 饮食宜淡，顺乎自然

饮食宜清淡，同时食物性味应与季节相结合。五味与五脏、季节相对应，不同的季节进食不同性味的食物会影响到相应脏腑的功能。《礼记·内则》中记载："凡和，春多酸，夏多苦，秋多辛，冬多咸，调以滑甘。"无论四时，五味不可偏多，否则易伤及脏腑，如《抱朴子》中记载："酸多伤脾，苦多伤肺，辛多伤肝，咸多伤心，甘多伤肾。"这是五行生克关系中五味克五脏的自然规律，应顺应四时季节规律调整饮食结构以保护脾气。

四、情志调摄的一般原则

1. 清净顺时

《黄帝内经》强调清静无为，顺应自然，从医学方面道出了只有清静养神，恬淡虚无，才能做到心境平稳安宁，才能长寿。《黄帝内经》认为，人是自然界的一部分，人、社会与自然是一个整体。人与天地相应，顺应自然，春夏养阳，秋冬养阴，春生，夏长，秋收，冬藏，了解掌握并遵守自然的客观规律，才能有益于疾病的痊愈。

2. 养性节欲

古代中医学也强调"养生莫若养性"，此处养性主要指理想、情操、精神生活类的道德修养。保持心理健康，心清神健，万事无忧，则人体气血通畅，情志安定，正气存内，病邪不会侵袭。同时，减少对事物的过分追求，保持内心平静，避免较大的情志波动，从而达到精神内守、心神合一的状态。

3. 怡情畅神

《黄帝内经》中记载："外不劳形于事，内无思想之患。以恬愉为务，以自得为功。形体不敝，精神不散，亦可以百数。"强调不为繁杂外事所累，无内在思想负担，平素恬静愉悦，悠然自得，形体就不易衰老，精神就不易涣散，可以百岁而去矣。心情愉悦是保持身体健康的关键。调摄情志，最重要的就是使心情恢复平常。

五、常见病症的运动、起居、饮食、情志调摄原则

不同的疾病有不同的特点，中医诊疗包括运动、起居、饮食、情志等方面的调摄，不同病症的调摄方法亦各有不同。但大体来讲，调畅情志、饮食有节、起居有常、不妄作劳等是总的调摄原则，同时因证制宜，顺应自然。

肝五志属怒，怒易伤肝，易致肝失疏泄。调节好情志，舒畅身心，注重精神调节，保持情绪乐观、心胸开阔，以使肝气调达，气血通畅。饮食有节，不仅指调节饮食结

构、注意饮食节制、把握饮食节奏、适应饮食时节，同时对于已患病者，还应对症饮食，药食同源，在饱腹的同时，还可根据病证的寒热虚实等选择相对应的食物，利用其寒热补泻偏性达到药用调理的目的。起居有常不仅要求建立起一套科学、合理、规律的日常生活作息制度，也要求在日常生活中的工作、学习、休息、娱乐、饮食、睡眠等方面顺应自然界的变化规律，并持之以恒。适当的脑力和体力活动对身体有益，但妄想妄为或劳力太大，就会损伤精神气血，尤其在患病时，更应适可而止，适当休息。

技 师

职业模块 7
刮痧保健调理判断

一、八纲辨证概述

八纲，指表、里、寒、热、虚、实、阴、阳八个纲领。八纲是从各种证的个性中抽象出来的具有普遍规律的共性纲领。表、里是用以辨别病位深浅的基本纲领；寒、热、虚、实是用以辨别疾病性质的基本纲领；阴、阳是区分疾病类别、归纳病证的总纲，并可涵盖表、里、寒、热、虚、实六纲。

八纲辨证，是指运用八纲对四诊所收集的各种病情资料进行分析、归纳，从而辨别疾病现阶段病变部位浅深、疾病性质寒热、邪正斗争盛衰和病证属性阴阳的方法。通过八纲辨证，可找出疾病的关键所在，掌握其要领，确定其类型，推断其趋势，为临床治疗指出方向。因此，八纲辨证是用于分析疾病共性的一种辨证方法，是其他辨证方法的基础，在诊断过程中能起到执简驭繁、提纲挈领的作用。

八纲辨证从八个方面对疾病本质做出纲领性辨别，但并不意味着把顾客的各种临床表现划分为孤立且毫不相关、界限分明的八类证。实际上，八纲之间既相互区别，又相互联系、不可分割，存在相兼、错杂、转化等关系。因此，对于八纲辨证的内容，既要掌握八纲的基本证，又要熟悉八纲之间相互组合形成的各种复合证。

二、八纲基本证

1. 表里辨证

表、里是辨别病变部位外内、浅深的两个纲领。

表与里是相对的概念，如皮肤与筋骨相对而言，皮肤属表，筋骨属里；脏与腑相对而言，腑属表，脏属里；经络与脏腑相对而言，经络属表，脏腑属里；经络中三阳经与三阴经相对而言，三阳经属表，三阴经属里等。

一般而论，身体的皮毛、肌腠在外，属表；血脉、骨髓、脏腑在内，属里。但是临床辨证时，一般把外邪侵犯肌表，病位浅者，称为表证；病在脏腑，病位深者，称为里证。表证、里证的辨别主要以临床表现为依据，不能把表、里简单地理解为固定的解剖部位。

辨别表、里对外感疾病的诊断、治疗和保健调理具有特别重要的意义。这是由于内伤杂病一般属于里证范畴，主要应辨别脏腑具体病位，而外感病则往往具有由表及里、由浅入深、由轻而重的发展传变过程。因此，表里辨证是对外感病发展阶段的基本认识，可以说明病情的轻重浅深及病变趋势，从而把握疾病演变的规律，取得诊疗的主动性。

（1）表证

表证是指六淫、疫疠等邪气，经皮毛、口鼻侵入机体的初期阶段，正气抗邪于肌表，以新起恶寒发热为主要表现的证，其证候表现为：新起恶风寒，或恶寒发热，头身疼痛，喷嚏，鼻塞，流涕，咽喉痒痛，微有咳嗽、气喘，舌淡红，苔薄，脉浮。

（2）里证

里证是指病变部位在内，脏腑、气血、骨髓等受病，以脏腑受损或功能失调为主要表现的证。里证的范围极为广泛，表现多种多样，概而言之，凡非表证（及半表半里证）的特定证，一般都属里证的范畴。其特征是无新起恶寒发热并见，以脏腑症状为主。

（3）半表半里证

半表半里证是指病变既非完全在表，又未完全入里，病位处于表里进退变化之中，以寒热往来等为主要表现的证，其证候表现为：寒热往来，胸胁苦满，心烦喜呕，默默不欲饮食，口苦，咽干，目眩，脉弦。

2. 寒热辨证

寒、热是辨别疾病性质的两个纲领。

病邪有阳邪与阴邪之分，正气有阳气与阴液之别。阳邪致病导致机体阳气偏盛而阴液受伤，或是阴液亏损而阳气偏亢，均可表现为热证；阴邪致病导致机体阴气偏盛而阳气受损，或是阳气虚衰而阴寒内盛，均可表现为寒证。寒证与热证实际是机体阴阳偏盛或偏衰的具体表现。

寒象、热象与寒证、热证既有区别，又有联系。如恶寒、发热等可被称为寒象或热象，是疾病的表现征象，而寒证或热证是对疾病本质所做的判断。一般情况下，疾病的本质和表现的征象多是相符的，热证见热象，寒证见寒象。但某些特殊情况下，出现寒象或热象时，疾病的本质不一定就是寒证或热证。因此，寒热辨证，不能孤立地根据个别寒热症状做判断，而是应在综合四诊资料的基础上进行分析、辨证。

辨清寒证与热证是确定"寒者热之，热者寒之"治疗法则的依据，对于认识疾病的性质和指导治疗有重要意义。

（1）寒证

寒证是指感受寒邪，或阳虚阴盛，导致机体功能活动受抑制而表现出具有冷、凉等症状特点的证。由于阴盛或阳虚都可表现为寒证，故寒证有实寒证与虚寒证之分。其证候表现为：恶寒，或畏寒喜暖，肢冷蜷卧，局部冷痛，口淡不渴，痰、涕、涎液清稀，小便清长，大便溏薄，面色白，舌质淡，苔白而润，脉紧或迟等。

（2）热证

热证是指感受热邪，或脏腑阳气亢盛，或阴虚阳亢，导致机体功能活动亢进而表现出具有温、热等症状特点的证。由于阳盛或阴虚都可表现为热证，故热证有实热证、虚热证之分。其证候表现为：发热，恶热喜冷，口渴欲饮，面赤，烦躁不宁，痰涕黄稠，小便短黄，大便干结，舌红少津，苔黄燥，脉数等。

3. 虚实辨证

虚、实是辨别邪正盛衰的两个纲领。

实主要指邪气盛实，虚主要指正气不足，所以实与虚主要反映病变过程中人体正气的强弱和致病邪气的盛衰。由于邪正斗争是疾病过程中的主要矛盾，阴阳盛衰及其所形成的寒、热证亦存在着虚实之分。所以，分析疾病过程中邪正的虚实关系，是辨证的基本要求。实证宜攻，虚证宜补，虚实辨证准确，攻补方能适宜，才能免犯实实虚虚之误。

（1）虚证

虚证是指人体阴阳、气血、津液、精髓等正气亏虚，以不足、松弛、衰退为主要症状特征的证。其基本病理为正气亏虚、邪气不著。由于人体阴阳、气血、津液、精髓等受损程度的不同及所影响脏腑的差异，虚证的表现也各不相同。因此，虚证的典型证候难以概括。

（2）实证

实证是指人体感受外邪，或疾病过程中阴阳气血失调，体内病理产物蓄积，以有余、亢盛、停聚为主要症状特征的证。其基本病理为邪气盛实、正气不虚。由于感邪性质与病理产物的不同，以及病邪侵袭、停积部位的差别，实证的表现也各不相同，同样难以全面概括。

4. 阴阳辨证

阴、阳是归类病证类别的两个纲领。

阴、阳分别代表事物相互对立的两个方面，它无所不指，也无所定指，故病证的性质及临床表现一般都可用阴阳进行概括或归类。阴证与阳证是根据阴与阳的基本属性而划分的，还可以用于归纳疾病的病位、病性和病势，由此可见阴、阳在辨别病证中的重要性。

表证与里证、寒证与热证、虚证与实证反映了病变过程中几种既对立又统一的矛盾现象，这三对证只能说明疾病在某一方面的特征，而不能反映疾病的全貌。六者在八纲中的地位是平等的，相互之间虽然有一定的联系，但既不能相互概括，又不能相互取代。因此，为了对病情进行更高层面的归纳，可以用阴证与阳证概括其他六类证，即表证、热证、实证属阳，里证、寒证、虚证属阴，阴、阳两纲可以统领其他六纲而成为八纲中的总纲。

阴证与阳证的划分不是绝对的，是相对而言的。例如，与表证相对而言，里证属于阴证，但里证又有寒热、虚实之分，相对于里寒证与里虚证而言，里热证与里实证则又归于阳证的范畴。因此，临床上在具体病证归类时会存在阴中有阳、阳中有阴的情况。

八纲中，阴阳、表里、寒热、虚实虽各自概括着一个方面的病理本质，但它们之间又相互联系，证与证之间存在着相兼、错杂、转化，甚至真假难辨，并且这种关系随着病情发展而不断变化。每个个体独立存在，同病异治、异病同治，辨证时，不仅要注意八纲基本证的辨别，更应把握八纲证之间的相互作用关系，只有将八纲辨证准确，才能保证保健方案的顺利进行。

职业模块 8
常见相对复杂病症刮痧保健调理

培训课程 1　伤科常见相对复杂病症调理

学习单元 1　颈椎病调理

一、颈椎病概述

1. 定义

颈椎病是以单侧或双侧颈部疼痛、颈项拘挛、活动受限、后背酸痛，甚至眩晕、头痛、四肢麻木疼痛、步态不稳等为主要表现的病症。

该病又称项痹、颈痹，在中医中属痹证的范畴。

痹证有广义和狭义之分。广义的痹证是机体正气不足，卫外失司，邪气乘虚而入，脏腑经络气血痹阻所致；狭义的痹证，即指肢体经络痹阻，以四肢、肌肉、筋骨、关节等发生疼痛、麻木、屈伸不利为主要表现的病症。项痹属于狭义痹证范畴，项痹是因正气不足，邪气侵袭，影响气血运行、痹阻经络而引起的以颈项部强痛、活动受限、上肢麻木疼痛为主要表现的疾病。

《颈椎病的分型、诊断及非手术治疗专家共识（2018）》中进一步明确了颈椎病的定义：颈椎病是指颈椎椎间盘退行性改变及其继发的相邻结构病理改变累及周围组织结构（神经、血管等）并出现与影像学改变相应的临床表现的疾病。

2. 常见病因

颈椎病又称颈椎综合征，是颈椎骨关节炎、增生性颈椎炎、颈神经根综合征、颈椎间盘脱出症的总称，是一种颈椎退行性疾病。颈椎间盘退变是本病的内因，各种急、慢性颈部外伤是本病的外因，主要是由于颈椎长期劳损、骨质增生，或椎间盘脱出，韧带增厚，刺激或压迫邻近的神经根、脊髓、椎动脉及颈部交感神经等组织，导致一系列功能障碍的临床综合征。

在我国源远流长的中医学中，并没有明确提过颈椎病的病名，因为中医学强调整体观念和辨证论治，各个医者对于疾病的命名偏向不同，有的偏于病机，有的偏于症状，故而没有明确颈椎病这一提法。根据颈椎病的症状将其归纳为痹证范畴，关于痹证的病因病理，古代医籍早有记载，早在《素问·痹论》中就有提及痹证的病理因素，如"风寒湿三气杂至，合而为痹也"，又有"痛者，寒气多也，有寒故痛也"。

明代戴元礼编著的《证治要诀》粗略描述了项痹的发生机制："人多有挫闪，及久坐并失枕，而致项强痛，不可转移者，皆由肾虚不能升肝，肝虚无以养筋，故机关不利。"且明代医家李梴所著的《医学入门·外集》中记载，"痹久亦能成痿"，痹证日久正虚，穷及肝肾，"肝气衰，筋不能动"进而"肾藏衰，形体皆极"，此时项痹多为虚证，由痹转为痿，治多以补肝肾、强筋骨为主。

由中国历代医家的经验总结可知，颈椎病的病理因素主要有风、寒、湿三种。本病与长期不当姿势、劳损、跌仆损伤、外邪侵袭或年迈体弱、肝肾不足等因素有关。颈椎病的发生主要与正虚劳损，感受外邪有关，多因感受风寒湿邪，痹阻气机，或劳作过度，跌仆外伤，损及筋脉，气滞血瘀，或年老肝血亏虚、肾精不足、筋骨失养，皆可使颈部经络气血不利，不通、不荣则痛。基本病机是筋骨受损，经络气血阻滞不通。

中医学认为，颈椎病病在骨筋，以肾虚为本。从经络辨证来看，颈椎病的发病主要与督脉，手、足少阳经，手、足太阳经密切相关。

3. 表现

颈椎病常见于中老年人，好发于30～60岁的人群。近年来，本病的发病率增高，且有低龄化趋势。

（1）颈椎病患者初期多为实证，可出现颈项强直、疼痛，多呈持续性，头颈部活动时疼痛加重，可累及肩部、上背部和上肢，并伴有肩颈部疼痛僵硬，以及颈项部活动受限、转头不利等症状；后期久病致虚，病证虚实夹杂或肝肾亏虚，可见眩晕头痛，恶心呕吐，单侧或双侧上肢放射性麻木、无力、酸胀疼痛、感觉减弱，甚至步态不稳、行走困难等症状。

1）风寒湿型。兼见误感风寒湿邪致颈、肩、上肢刺痛，以痛为主，颈部僵硬，活动不力，遇寒加重，遇热则缓，或伴形寒肢冷，舌淡红，苔薄白，脉弦紧。

2）气滞血瘀型。兼见跌扑损伤或外伤史，肩颈部及上肢刺痛，痛处固定不移，同时或可伴肢体麻木，舌质紫暗有瘀点，脉弦涩。

3）痰湿阻络型。兼见头晕目眩，头痛如裹，四肢麻木不仁，舌淡红，苔厚腻，脉沉滑。

4）肝肾不足型。兼见眩晕头痛，耳鸣、耳聋，失眠多梦，上肢酸胀麻木，面颧潮红，舌红少津，脉细数。

5）气血亏虚型。兼见头胀痛眩晕，面色苍白，心悸气短，四肢麻木，倦怠乏力，少气懒言，舌淡苔少，脉细弱。

（2）按照《颈椎病的分型、诊断及非手术治疗专家共识（2018）》的要求，根据不同组织结构受累而出现的不同临床表现，将本病分为颈型颈椎病、神经根型颈椎病、脊髓型颈椎病和其他型颈椎病等几类。

1）颈型颈椎病。颈椎退行性变性，患者主诉枕部、颈部、肩部疼痛等异常感觉，可伴有相应的压痛点。查体时，若此型颈椎病处于急性期，则颈椎活动绝对受限，颈椎各活动范围趋向于零，除颈项部肌肉有压痛外，也可出现肩胛部肌肉压痛。

2）神经根型颈椎病。是由于颈椎盘突出偏向侧后方，刺激或压迫神经根，具有较典型的神经根症状（手臂及手指麻木、疼痛），其范围与颈脊神经所支配的区域一致，查体示颈部僵直，活动受限，颈项部及受累神经根支配的肌肉有压痛，椎间孔部位出现压痛并伴有上肢放射性麻木疼痛，压颈试验或臂丛神经牵拉试验阳性。

3）脊髓型颈椎病。是由于颈椎间盘突出、椎管狭窄或椎体后缘骨赘压迫脊髓，临床上出现典型颈脊髓损害的表现，以慢性进行性四肢瘫痪为特征，以四肢运动障碍、感觉及反射异常为主。

4）其他型颈椎病。该分型涵盖既往分型中的椎动脉型颈椎病、交感型颈椎病。临床表现为眩晕、视物模糊、耳鸣、手部麻木、听力障碍、心动过速、心前区疼痛等一系列交感神经症状。椎动脉型颈椎病，表现为发作性眩晕，复视时伴有眼震，可出现一过性瘫痪、发作性昏迷，查体示颈椎棘突有压痛，压颈试验、仰头或转头试验为阳性。交感型颈椎病是由于椎间盘退变和阶段性不稳定，刺激颈椎周围的交感神经末梢，产生交感神经功能紊乱，因此该型颈椎病在出现全身多个系统症状时，还常伴有椎－基底动脉系统供血不足的表现。

二、颈椎病调理方法

1. 刮痧方法

（1）治法

治法以祛风散寒除湿、活血通络止痛为主。

（2）主刮部位

主刮部位为督脉（风府至身柱）循行线、双侧足太阳膀胱经（天柱至肾俞）第一侧线、双侧手阳明大肠经（肩髃、巨骨至天鼎）循行线、双侧足少阳胆经（风池至肩井）循行线。近端刮痧可选取颈夹脊。远端刮痧可选取阿是穴、筋结点等。

（3）配刮部位

1）中医方面。风寒湿证者，加风门、风府；气滞血瘀证者，加膈俞、血海、太冲、合谷；痰湿阻络者，加丰隆、支正；肝肾不足者，加肝俞、肾俞；气血亏虚者，加足三里、三阴交。

2）西医方面。颈型颈椎病者，可适当加刮肩部及肩胛部肌肉；神经根型颈椎病者，可适当加刮前臂及手指等。

（4）刮痧部位的方义理解

1）主刮部位。刮背部正中督脉循行线既属循经取穴，也属近端选经，可疏散外邪，舒经活络止痛，督脉之大椎调通阳气，可祛寒湿之邪；刮拭背部足太阳膀胱经第一侧线，可调畅全身气机；刮拭肩颈部手阳明大肠经（肩髃、巨骨至天鼎）及足少阳胆经（风池至肩井），既可疏散风寒，也可疏通局部筋脉；刮颈夹脊和以痛为腧的阿是穴、筋结点，可疏通局部气血。

2）配刮部位。配风门、风府以祛风活络；配膈俞、血海、太冲、合谷以行气活血，通络止痛；配丰隆、支正以祛痰散结；配肝俞、肾俞以补益肝肾，补髓壮骨；配足三里、三阴交以调和气血。

2. 操作前准备

顾客取俯卧位或者俯伏坐位，自然放松颈部。然后调理师在待施术部位均匀涂抹刮痧介质，如刮痧油、润肤乳、凡士林等，以避免皮肤擦伤。

3. 操作步骤

（1）操作要点

用牛角刮痧板分段刮痧，手法应沉缓柔和，力度均匀，以施术部位出现充血或沙状的红色小点为度，运用面刮法及角刮法，由上至下地单向刮拭。每条循行线自上而下反复刮痧 2 ~ 3 min。刮痧顺序一般为先内后外、先左再右。

（2）操作顺序

督脉分两段刮，先从风府刮至第 7 颈椎处，再从第 7 颈椎下大椎处刮至身柱，以避开第 7 颈椎突出处；再刮督脉旁开 0.5 寸的夹脊及旁开 1.5 寸的足太阳膀胱经，必要时也可选择沿肋间隙弧线，再沿手阳明大肠经、足少阳胆经依次刮拭；最后以阿是穴、筋结点为中心重点刮拭。颈椎病调理刮痧流程如图 8-1 所示。

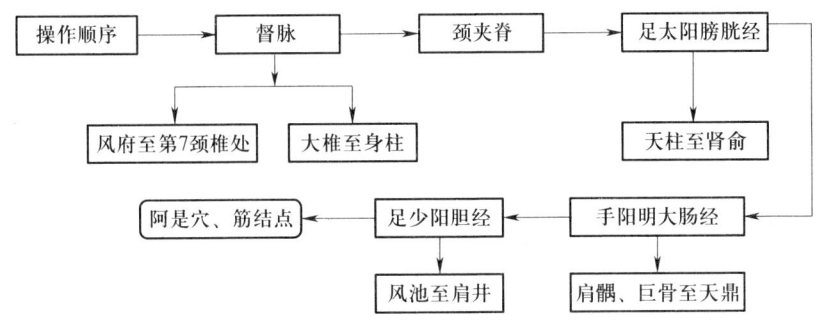

图8-1 颈椎病调理刮痧流程

（3）补泻原则

根据证型判断刮痧补泻手法，实证主要采用泻法刮拭，刮拭按压力度大，速度快，刺激时间短；虚证采用补法刮拭，刮拭按压力度小，速度慢，刺激时间长。

4. 注意事项

（1）刮痧调理项痹效果较好，即时止痛作用非常明显，顾客可配合针灸、推拿、艾灸、牵引进行调理。

（2）注意局部保暖、适度运动，可做"米"字操锻炼，避免长时间低头伏案工作。看电视，操作手机、电脑等电子产品时应注意间断休息，其间活动颈肩部，以促进局部血液循环。

（3）刮痧后，嘱顾客避风寒，施术后12 h内禁止洗浴，勤饮温开水，注意观察顾客刮拭部位的变化。

（4）间隔2～3天刮痧1次，具体间隔时间视顾客刮痧部位恢复情况而定，3次为1个调理周期，连续调理2个周期，休息2周后，再开始第3个调理周期。

三、颈椎病健康指导

1. 正确使用枕头

在临床中指导顾客睡眠时采取正确睡姿，避免俯卧位、长时间高枕睡眠等不良姿势，以免颈椎生理曲度变直，甚至反弓；同时告知顾客睡枕适宜高度为8～15 cm，勿过高或过低；平卧时头轻度后仰，枕头放在颈后而不是脑后；侧卧时头部与颈部保持在同一水平面，枕头的高度应与肩部等高，这样符合颈椎的生理曲度，可以缓解颈肩部肌肉的紧张，对颈椎病的防治大有好处。

2. 改变不当工作生活习惯

（1）指导顾客注意伏案低头工作30 min后要改变姿势，如做颈椎保健操、抬头远眺等，以缓解肌肉僵硬。

（2）指导顾客看电子产品时，眼睛应与电子产品保持在同一水平面。

（3）注意颈部保暖。颈部受寒是引发颈肩部疼痛的主要原因之一，故颈部保暖是预防颈肩疼痛的有效措施。

（4）保持颈椎稳定性。指导顾客在日常工作生活中尽量避免颈部挥鞭伤和运动性损伤，在改变体位或头颈部活动时避免幅度过大。

（5）避免将重物压于颈椎部位、单手持重物等，以免对颈椎产生非常大的损害，尤其在刮痧后要注意日常保养，防止复发。

四、临床案例

1. 情景描述

顾客，女，29岁，公司职员。因"颈项肩背酸胀疼痛伴有头晕2年余"前来调理。顾客平素长时间伏案工作，近2年来反复出现颈项肩背酸胀疼痛伴头晕，偶有上肢麻木感。舌暗，苔白，脉弦涩。医院诊断为颈椎病。颈项肩背酸痛不适、头晕及上肢麻木感均是由神经根受压所致。嘱顾客取俯卧位或俯伏坐位，选用合适的刮痧板，沿督脉（风府至身柱）循行线以及颈夹脊各操作2~3 min，过程中对大椎、颈夹脊进行点按刺激；沿双侧足太阳膀胱经（天柱至肾俞）第一侧线刮拭2~3 min；沿双侧手阳明大肠经（肩髃、巨骨至天鼎）操作2~3 min；寻找顾客阿是穴及筋结点，重点点按刺激。

2. 案例分析

该顾客长期伏案，诊断明确，属由于神经根受压引起的一系列症状。根据上述操作规范，对顾客肩颈、后背进行刮痧调理，过程中对阿是穴及筋结点进行重点刺激，疏通经络，以达到松解肌肉、缓解疼痛的目的。

学习单元2　肩周炎调理

一、肩周炎概述

1. 定义

肩周炎是以肩部逐渐产生疼痛，夜间为甚，逐渐加重，肩关节活动功能受限而且日益加重，达到某种程度后逐渐缓解，直至最后完全复原为主要表现的肩关节囊及其周围韧带、肌腱和滑囊的慢性特异性炎症。该病又称"肩凝症""漏肩风""冻结肩",在中医中属痹证的范畴。

目前传统意义上的肩周炎已被细分为肩峰下滑囊炎、冈上肌腱炎、冈上肌腱钙化、肩袖损伤、肱二头肌长头肌腱炎、喙突炎、冻结肩、肩部撞击综合征等多种疾病。本病好发年龄在 50 岁左右,单侧发病多见,偶见双侧同病。肩痛范围广泛,常涉及三角肌、肱二头肌、冈上肌、冈下肌、肩胛下肌、大圆肌、小圆肌、胸小肌和胸大肌等肌肉。

2. 常见病因

肩周炎是一种以肩关节疼痛及后期活动障碍为常见表现的疾病。《黄帝内经·素问》中记载:"风、寒、湿三气杂至,合而为痹也。其风气胜者为行痹,寒气胜者为痛痹,湿气胜者为着痹。"该病好发于 50 岁以上中老年人群,该人群少动喜静,易致全身血脉运行缓慢。痹症的发生多因经脉阻滞,又复感风、寒、湿三邪,凝滞脉络痹阻不通,终致组织失养及不通则痛。中年以后,因气血不足,肝肾亏损,筋失濡养,风寒侵袭,经络痹阻,营卫气血不畅,肩部正邪相搏发为疼痛。日轻夜重,久则肩部肌肉挛缩,活动受限。本病亦常见于肩部外伤后的患者,局部瘀血内阻,经行不畅,经脉痹阻而致本病。

中医学认为,肩周炎病在骨筋,以肝肾亏虚为本。从经络辨证来看,肩周炎的发病主要与足少阳经、手、足太阳经,手太阴经密切相关。

研究发现,肩周炎患者关节囊明显增厚,滑膜充血增厚,患肩关节囊呈慢性纤维化表现,其中有成纤维细胞和肌成纤维细胞增生,并分泌大量胶原沉积于关节囊而使其过度增厚,进而限制肩关节活动,以外展、上举、内旋、外旋最为明显。早期治疗效果显著,但由于患者忽略或诊断不明确,常错失最佳治疗时间,加上肩周炎发病有隐匿性,多数患者发展到僵硬期才就诊,疼痛及活动受限严重,甚至伴有肌肉萎缩,治疗周期长,所承受的痛苦巨大。肩周炎虽有自限性的特点,未经治疗者整个病程为 12 ~ 42 个月,平均 30 个月,但即使病情得到最大限度恢复,仍有约 60% 的病例不能完全恢复正常,患肩活动度低于对侧正常肩关节。

3. 表现

肩周炎好发于 40 ~ 70 岁的中老年人,在这个年龄段有 2% ~ 5% 的患病率,女性较男性多见,左右手无明显差异。大约有 10% 的肩周炎患者在第 1 次发病后的 5 年内对侧肩关节也会罹患肩周炎。

(1)肩周炎患者初期多为实证,可出现肩部阵发性疼痛,多数为慢性发作,以后疼痛逐渐加剧或变为钝痛或刀割样痛,且呈持续性,气候变化或劳累后常使疼痛加重,疼痛可向颈项及上肢（特别是肘部）扩散。肩关节向各方向活动均可受限，以外展、上举、内旋、外旋最为明显，随着病情进展，长期废用引起关节囊及肩周软组织粘连，肌力逐渐下降，严重时肘关节功能也可受影响，屈肘时手不能摸到同侧肩部，尤其在手臂后伸时不能完成屈肘动作，此时多为虚证。

1）风寒湿阻型。可见肩部串痛、沉重或肩部疼痛剧烈，痛有定处，遇风寒痛增，得温痛缓。舌质淡，苔薄白或腻，脉弦滑或弦紧。

2）气滞血瘀型。可见肩部疼痛，局部肿胀，疼痛拒按，痛以夜间为甚。舌质暗或有瘀斑。舌苔白或薄黄，脉弦或细涩。

3）气血亏虚型。可见肩部酸痛，劳累后疼痛加重，肩部疼痛，伴肢体麻木、颤动。舌质淡，苔少或白，脉细弱或沉。

4）肝肾不足型。可见病程较长，肩部疼痛绵绵，遇劳加重，肩部僵硬，肌肉瘦削，腰膝酸软或畏寒肢冷，阳痿遗精。舌红，苔薄白，脉细数无力。

（2）根据肩周炎的发展过程可以分为三期：急性期、粘连期和缓解期。

1）急性期。病期约1个月，亦可以延续2～3个月。以肩部疼痛、肩关节活动受限为主要表现，后者是由于疼痛引起的肌肉、韧带、关节囊痉挛所致，但肩关节本身尚能有相当范围的活动度。

2）粘连期。病期3～6个月。本期患者疼痛症状已明显减轻，其临床表现为肩关节活动严重受限。肩关节因肩周软组织广泛粘连，活动范围极小，严重时肘关节功能也可受影响，屈肘时手不能摸到同侧肩部，尤其在手臂后伸时不能完成屈肘动作。

3）缓解期。为本症的恢复期或治愈期。本期患者随疼痛的消减，在治疗及日常生活劳动中，肩关节的挛缩、粘连逐渐消除而恢复正常功能。首先是外旋活动逐渐恢复，继而外展和内旋等功能恢复。

二、肩周炎调理方法

1. 刮痧方法

（1）治法

治法以祛风散寒除湿、活血通络止痛为主。

（2）主刮部位（见图8-2）

主刮部位可取双侧足少阳胆经（风池至肩井）、双侧手太阳小肠经（肩中俞至肩贞）、双侧足太阳膀胱经（天柱到膈关）及手少阳三焦经（外关）、手太阴肺经（中府）。近端刮痧可选取颈肩夹脊；远端刮痧可选取阿是穴等。

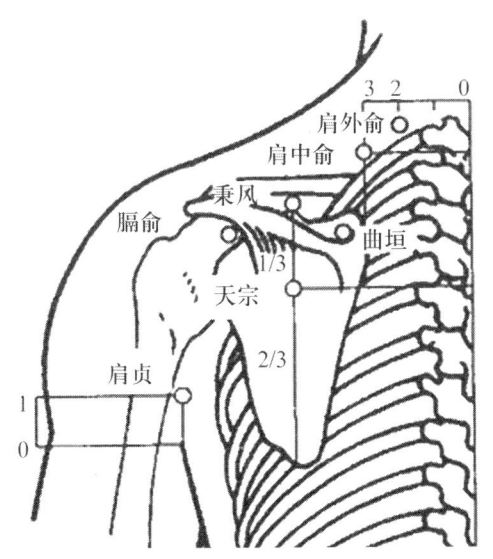 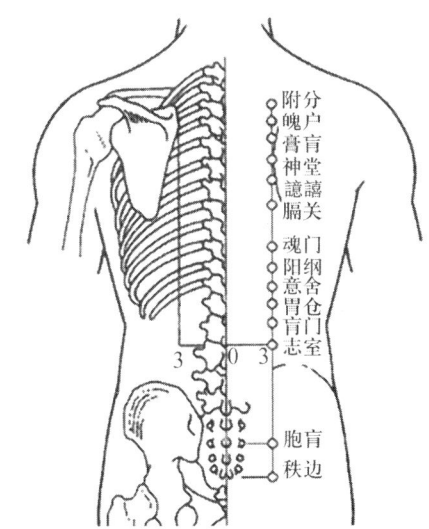

图 8-2 肩周炎调理主刮部位

（3）配刮部位

1）中医方面。风寒湿证者，加风门、风府；气滞血瘀证者，加膈俞、血海、太冲、合谷；气血亏虚者，加足三里、三阴交；肝肾不足者，加肝俞、肾俞。

2）西医方面。急性期患者，可加强用刮痧板的圆角点按或刮拭曲池、外关，以加强活血止痛之功，以患侧为主。粘连期、缓解期时患侧、健侧均需刮拭。

（4）刮痧部位的方义理解

1）主刮部位。刮拭双侧足少阳胆经（风池至肩井）、双侧手太阳小肠经（肩中俞至肩贞），既可疏散风寒，生发阳气，也可起到疏通局部筋脉的作用；刮拭背部足太阳膀胱经（天柱至膈关），可调畅全身气机；刮拭手少阳三焦经（外关），可活血止痛；刮拭手太阴肺经（中府），可疏通局部经气；刮拭颈肩夹脊和以痛为腧的阿是穴，可疏通局部气血。

2）配刮部位。配风门、风府以祛风活络；配足三里、三阴交、血海以调和气血；配肝俞、肾俞以补益肝肾，补髓壮骨。

2. 操作前准备

顾客取俯卧位或者俯伏坐位，自然放松颈肩部，然后调理师在待施术部位均匀涂抹刮痧介质，如刮痧油、润肤乳、凡士林等，以避免皮肤擦伤。

3. 操作步骤

（1）操作要点

用牛角刮痧板分段刮痧，手法应沉缓柔和，力度均匀，以施术部位出现充血或沙状的红色小点为度，运用面刮法及角刮法，由上至下地单向刮拭。每条循行线自上而下反复刮痧 2～3 min。刮痧顺序为头、颈、肩部、上肢。

（2）操作顺序

先自上而下由天柱刮拭至大椎；再刮拭肩上、肩后及肩胛骨内侧；最后用刮痧板的圆角点按或刮拭曲池、外关，并以阿是穴为中心重点刮拭。肩周炎调理刮痧流程如图 8-3 所示。

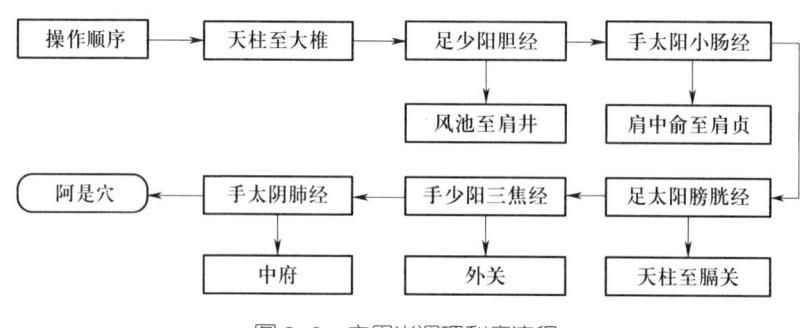

图 8-3　肩周炎调理刮痧流程

（3）补泻原则

根据证型判断刮痧补泻手法，实证主要采用泻法刮拭，刮拭按压力度大，速度快，刺激时间短；虚证采用补法刮拭，刮拭按压力度小，速度慢，刺激时间长。

4. 注意事项

（1）刮痧调理肩周炎疗效较好，即时止痛作用非常明显，且有利于功能恢复，顾客可配合针灸、推拿、艾灸进行调理。

（2）注意局部保暖、适度运动，顾客平日可以进行一些手法按摩和运动，目的是加快血液循环，提升新陈代谢能力，松解粘连部位。

（3）刮痧后，嘱顾客避风寒，施术后 12 h 内禁止洗浴，勤饮温开水，注意观察顾客刮拭部位的变化。

（4）间隔 2～3 天刮痧 1 次，具体间隔时间视顾客刮痧部位恢复情况而定，3 次为 1 个调理周期，连续调理 2 个周期，休息 2 周后再开始第 3 个调理周期。

三、肩周炎健康指导

1. 注意保暖

在临床中指导顾客防寒保暖，避免肩部受凉，因为寒冷、湿气侵袭身体时，常会引起肌肉组织和小血管收缩，导致局部肌肉缺血、疼痛，这是肩周炎的诱因之一。当天气变化时，需及时增添衣物，也可在内衣外表面贴上暖宝宝等自发热材料，晚上用热毛巾敷在患处 3～5 min，或在洗澡时用温水对患肩进行冲刷，以便加快局部血液循环，松弛紧张僵硬的肩周肌群，缓解疼痛。但应提醒顾客水不宜过烫，水温一般不超过 42 ℃，防止烫伤皮肤，以及过度刺激加重痉挛。

2. 日常保健

（1）指导顾客伏案低头工作 30 min 后要改变姿势，最好起立做 5～15 min 的康复运动，舒展腰背，转动头颈，舒松肩关节。

（2）指导顾客尽量避免提重物、长时间劳累工作，以免加重病情。

（3）指导顾客进行自我按摩，用健侧的拇指或手掌自上而下按揉患侧肩关节的前部及外侧 1～2 min，在局部痛点处可以用拇指点按片刻。

（4）增加相关运动，例如：顾客可弯腰坐于凳子上，患肩手臂自然下垂，以肩关节为中心轴，摆动手臂使手在下方自然画圆，顺时针进行 1 min 后换反方向进行，但是需尽量避免进行"爬墙运动"。虽此运动被称为肩周炎绝招，但实践证明，自行尝试此运动，多数人反而会疼痛增加，可能由于此运动会增加肱骨头与肩峰之间的摩擦，加剧炎症，反而不利于康复。

四、临床案例

1. 情景描述

顾客，女，47 岁，保洁人员。因"无明显诱因右肩疼痛、活动受限 2 个月，加重半月余"前来调理。顾客从事酒店保洁工作，每日工作量较大，近 2 个月来，顾客出现右边肩上举、后旋、外展困难，反复出现疼痛，有压痛点。舌暗，苔白腻，脉弦。医院诊断为肩周炎。嘱顾客取俯卧位或俯伏坐位，选用合适的刮痧板，沿双侧足少阳胆经（风池至肩井）、双侧手太阳小肠经（肩中俞至肩贞）、双侧足太阳膀胱经（天柱到膈关）循行线各操作 2～3 min，过程中对肩井进行点按刺激。对手少阳三焦经（外关）、手太阴肺经（中府）点按或刮拭操作 2～3 min；寻找顾客阿是穴，重点点按刺激。

2. 案例分析

该顾客长期从事体力工作，诊断明确，属肩周炎（肱二头肌长头肌腱炎）引起的一系列症状。根据上述操作规范，对顾客肩部、后背进行刮痧，过程中对阿是穴进行重点刺激，疏通经络，以达到祛风散寒除湿、活血通络止痛的目的。

学习单元 3　腱鞘炎调理

一、腱鞘炎概述

1. 定义

腱鞘炎是腱鞘因反复机械性摩擦而产生的慢性无菌性炎症,表现为局部疼痛、肿胀及活动受限等症状。本病可发生于任何部位的腱鞘,手和手指、前臂、肩部多发。

2. 常见病因

(1) 中医病因病机

中医认为腱鞘炎属于"伤筋"范畴,由于慢性劳损或受寒凉,致使气血凝滞,不能濡养经筋而发病。

(2) 西医病因病理

慢性劳损或慢性寒冷刺激是腱鞘炎的主要病因。如果日常生活中经常用拇指劳作,使两条肌腱在狭窄的腱鞘内持续地摩擦,日久可引起肌腱、腱鞘的无菌性炎症。如遇寒冷刺激,如泡冷水、寒冷气候,则症状加重。

腱鞘炎的主要病理变化是肌腱与腱鞘发生炎症、水肿,腱鞘内外层逐渐增厚,使本来就狭窄的腱鞘管道变得更加狭窄,以致肌腱与腱鞘之间轻度粘连,肌腱从狭窄的腱鞘内通过变得困难。由于肌腱肿胀、受压,腱鞘内的张力增加,在腱鞘部位就会产生肿胀疼痛。

3. 表现

腱鞘炎多见于中年妇女,特别是哺乳期、更年期女性,俗称"妈妈手",这与女性需要喂养孩子、操劳家务有关。此外,腱鞘炎也是某些工作的职业病,例如木工、程序员等,都是因为过度使用手腕、手指,导致慢性劳损。

(1) 中医辨证

1) 气滞血瘀型。拇指关节屈伸不利,肿痛。舌质暗红,苔薄白,脉弦细。

2) 风寒湿痹型。局部皮肤苍白、发凉,疼痛固定,遇寒冷疼痛加重。舌淡红或白,苔薄白,脉细紧。

(2) 西医分型

根据发病部位可分为指屈肌腱腱鞘炎、桡骨茎突狭窄性腱鞘炎、拇长屈肌腱腱鞘炎、拇长伸肌腱和指总伸肌腱鞘炎、腓骨长短肌腱鞘炎等,其中前两种临床最为多见。

1）桡骨茎突狭窄性腱鞘炎。即拇长伸肌腱与拇短伸肌腱的腱鞘发炎，由于肌腱的肿胀受压，腱鞘内张力增加，从而在桡骨茎突处产生肿胀疼痛。患者桡骨茎突部疼痛，初起较轻，逐渐加重，可放射至手或肩、臂部，严重时局部有酸胀感或烧灼感。

2）指屈肌腱腱鞘炎。指屈肌腱腱鞘炎是由于屈指肌腱与掌指关节处的屈指肌腱纤维鞘管反复摩擦，产生慢性无菌性炎症反应，局部出现渗出、水肿和纤维化，鞘管壁变厚，肌腱局部变粗，阻碍肌腱在该处的滑动而引起的临床症状。当肿大的肌腱通过狭窄鞘管隧道时，可发生一个弹拨动作和响声，故该病又称"扳机指"或"弹响指"。

二、腱鞘炎调理方法

1. 刮痧方法

（1）治法

治法以活血通络、舒筋止痛为主。

（2）主刮部位

沿腱鞘炎部位取穴选经，以桡骨茎突狭窄性腱鞘炎为例：可取手阳明大肠经（合谷至阳溪）循行线、手太阴肺经（少商到列缺）循行线、阿是穴、筋结点。

（3）配刮部位

1）中医方面。气滞血瘀证者，加膈俞、血海；风寒湿痹证者，加足三里、三阴交。

2）西医方面。症状严重时可加手阳明大肠经（曲池到阳溪）。

（4）刮痧部位的方义理解

1）主刮部位（见图8-4）。手阳明大肠经从合谷至阳溪循行线、手太阴肺经从少商到列缺循行线可舒筋通络、活血化瘀。

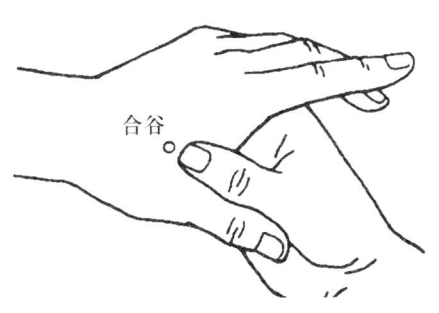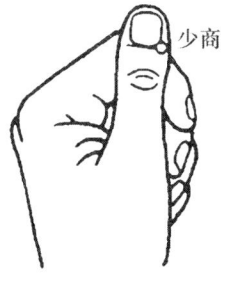

图8-4　腱鞘炎调理主刮部位

2）配刮部位。配膈俞、血海可活血化瘀；配足三里、三阴交可健脾祛湿。

2. 操作前准备

顾客取仰卧位或者坐位，自然放松上肢，然后调理师在待施术部位均匀涂抹刮痧介质，如刮痧油、润肤乳、凡士林等，以避免皮肤擦伤。

3. 操作步骤

（1）操作要点

用牛角刮痧板分段刮痧（见图8-5），手法应沉缓柔和，力度均匀，以施术部位出现充血或沙状的红色小点为度，运用面刮法及角刮法，由上至下地单向刮拭。每条循行线自上而下反复刮痧2～3 min，刮痧顺序一般先内后外。

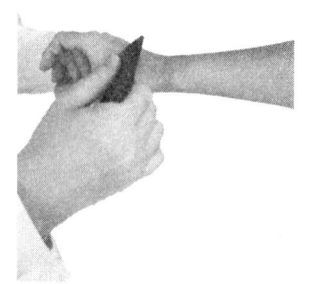 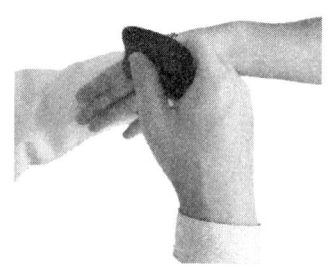

图8-5　分段刮痧

（2）操作顺序

先刮手阳明大肠经从合谷至阳溪段，重点加强阳溪刮拭；然后刮手太阴肺经从少商到列缺段，重点加强列缺刮拭；最后以阿是穴、筋结点为中心重点刮拭。腱鞘炎调理刮痧流程如图8-6所示。

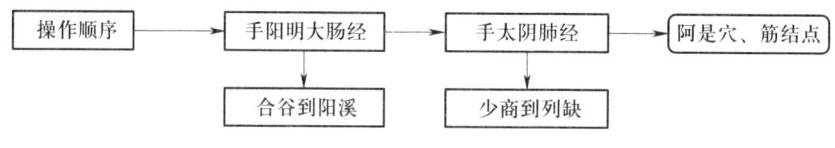

图8-6　腱鞘炎调理刮痧流程

4. 注意事项

（1）刮痧调理腱鞘炎的主要目的是消除水肿、松解粘连及减轻局部炎症，故手法刺激量不宜过大。

（2）刮痧调理期间，避免关节过度活动和局部受寒。

（3）嘱顾客进行功能锻炼，例如桡骨茎突狭窄性腱鞘炎患者经常做拇指的外展、背伸活动，可防止肌腱和腱鞘粘连。

（4）间隔3～4天刮痧1次，具体间隔时间视患者刮痧部位恢复情况而定，6次为1个调理周期，连续调理2个周期，休息2周后再开始第3个调理周期。

三、腱鞘炎健康指导

1. 改变不当工作生活习惯

在日常生活中需注意手指、手腕的正确姿势，勿过度弯曲或者后伸，还要避免提拿重物，以减轻负重。对于长期伏案的办公人员，应保持正确的工作姿势，尽量让双手平衡，手腕能触及实物，不要悬空。长时间工作结束后，可揉搓或热敷手指和手腕来缓解关节疲劳，舒缓肌肉。

2. 注意关节的保养

顾客日常生活中要养成温水洗手的习惯，不宜用冷水洗手。冬天洗衣服时，最好用温水。外出时做好手部防寒保暖工作，以免手部受寒。也可通过热敷、泡热水澡来舒缓紧绷肌肉。

四、临床案例

1. 情景描述

顾客，女，60岁，无业人员。因"右拇指疼痛1个月有余"前来调理。患者1个月前劳作后出现右拇指疼痛，屈伸不利，活动后加重，休息时稍缓解，舌淡苔白脉细。医院诊断为腱鞘炎。嘱顾客取仰卧位或者坐位，选用合适的刮痧板，依次刮拭手阳明经（合谷到阳溪）、手太阴经（少商到列缺）各 2～3 min，以局部皮肤微红出痧为度。寻找顾客阿是穴及筋结点，重点点按刺激。

2. 案例分析

该顾客长期劳作，诊断明确，属由于腱鞘炎、腱鞘粘连引起的一系列症状。根据上述操作规范，对顾客拇指局部进行刮痧，过程中对阿是穴及筋结点进行重点刺激，疏通经络，以达到松解肌肉、缓解疼痛的目的。

学习单元 4　腕管综合征调理

一、腕管综合征概述

1. 定义

从解剖学看，腕管是指腕掌侧的掌浅横韧带与腕骨所构成的骨-韧带隧道。正中神经和9根屈肌腱从腕管内通过，正中神经处于肌腱与腕横韧带之间。腕管综合征是由于正中神经在腕管中受压，而引起的以手掌桡侧及桡侧三个半手指（拇、食、中 1/2 环指）刺痛、麻木、无力为主要症状的综合征。

2. 常见病因

（1）中医病因病机

传统医学认为腕管综合征属于"伤筋"范畴，由于急性损伤或者慢性劳损，使血瘀经络、寒湿淫筋、风邪袭肌，致气血流通受阻引起。

（2）西医病因病理

1）腕部创伤。腕部创伤包括扭伤、挫伤、骨折、脱位等，导致腕管原有的容积减小。

2）腕管内慢性炎性病变。如类风湿性肌腱滑膜炎、急性钙化性肌腱炎等，致使滑膜鞘增生、体积增大。

3）占位性病变。良性肿瘤，腱鞘囊肿，恶性肿瘤，导致腕管内容物增多。

4）慢性劳损。如过度地掌屈、背伸或退行性变性。

5）内分泌紊乱。见于妊娠、哺乳、绝经期的妇女，也见于甲状腺功能减退患者、糖尿病患者。

以上因素可致腕管相对地变窄，腕管内正中神经被挤压而产生神经压迫症状。

3. 表现

腕管综合征是最常见的周围神经卡压性疾病，俗称"鼠标手"。由于现代越来越多的人每天重复着在键盘上打字和移动鼠标的动作，手腕关节长期过度地活动，导致腕部肌肉肿胀、疼痛。女性的发病率较男性更高。

（1）中医辨证

1）气滞血瘀型。轻者手部麻木，甩手后缓解，重者麻木可放射至前臂，有夜间麻醒史，舌质暗红，苔薄白，脉弦细。

2）气血两虚型。局部皮肤苍白、发凉或干燥，甚至大鱼际肌有明显萎缩，拇指对掌功能受限，舌淡红或白，苔薄白，脉弦细无力。

（2）西医分型

1）初期。主要为正中神经受压症状，患手桡侧三个半手指感觉异样、麻木、刺痛，一般夜间较重，当手部温度增高时症状更显著；劳累后症状加重，甩手指症状可缓解；偶可向上放射到臂、肩部。患肢可发冷、发绀、活动不力。

2）晚期。患者出现鱼际肌（拇展短肌、拇对掌肌）萎缩、麻痹及肌力减弱，拇指外展，对掌无力，握力减弱。患手桡侧三个半手指感觉消失；拇指处于手掌的一侧，不能掌侧外展（拇指不能与掌面垂直）。肌萎缩程度常与病程长短有密切关系，一般在病程 4 个月以后可逐步出现。

二、腕管综合征调理方法

1. 刮痧方法

（1）治法

治法以舒筋通络、活血化瘀为主。

（2）主刮部位（见图 8-7）

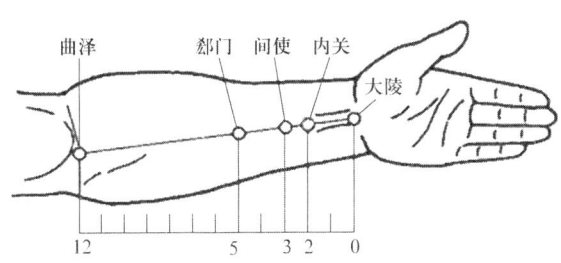

图 8-7　腕管综合征调理主刮部位

可选取手厥阴心包经（曲泽至大陵）循行线；近端刮痧取手腕部；另可选取阿是穴、筋结点。

（3）配刮部位

1）中医方面。气滞血瘀证者，加膈俞、血海；气血两虚证者，加足三里、三阴交。

2）西医方面。病程后期者，可适当加手太阴肺经循行线等。

（4）刮痧部位的方义理解

1）主刮部位。刮拭手厥阴心包经的曲泽至大陵循行线，可舒筋通络，活血化瘀。

2）配刮部位。配膈俞、血海可活血化瘀；配足三里、三阴交可健脾益胃，补气养血。

2. 操作前准备

顾客取仰卧位或者坐位，自然放松上肢，然后调理师在待施术部位均匀涂抹刮痧介质，如刮痧油、润肤乳、凡士林等，以避免皮肤擦伤。

3. 操作步骤

（1）操作要点

用牛角刮痧板分段刮痧，手法应沉缓柔和，力度均匀，以施术部位出现充血或沙状的红色小点为度，运用面刮法及角刮法，由上至下地单向刮拭。每条循行线自上而下反复刮痧 2～3 min。刮痧顺序一般为先内后外、先左再右。

（2）操作顺序

先沿手厥阴心包经，由曲泽经郄门、内关刮拭至大陵，重点加强曲泽、郄门、内关、大陵的刮拭；最后以阿是穴、筋结点为中心重点刮拭。腕管综合征调理刮痧流程如图8-8所示。

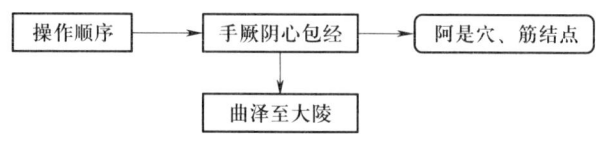

图8-8 腕管综合征调理刮痧流程

（3）补泻原则

根据证型判断刮痧补泻手法，实证主要采用泻法刮拭，刮拭按压力度大，速度快，刺激时间短；虚证采用补法刮拭，刮拭按压力度小，速度慢，刺激时间长。

4. 注意事项

（1）刮痧调理期间，腕部避免用力和受寒。

（2）因骨折、脱位引起本病者，应在骨折愈合、关节复位后，再考虑给予刮痧调理。

（3）内分泌紊乱引起本病者，应结合病因治疗；占位性病变引起本病者，以手术治疗为宜，术后再视情况考虑能否给予刮痧治疗。

（4）嘱顾客进行功能锻炼，拇指与各指轮流画圈，拇指压各指第2节；或者手握圆珠笔或铅笔，在手中滚动，练习精细动作，促进功能恢复；也可以练习八段锦中的两手托天理三焦等动作。

（5）间隔3~4天刮痧1次，具体间隔时间视患者刮痧部位恢复情况而定，6次为1个调理周期，连续调理2个周期，休息2周后再开始第3个调理周期。

三、腕管综合征健康指导

1. 改变不当工作生活习惯

在日常生活中，要注意保持良好的姿势，尽量避免长时间使用鼠标。使用鼠标时手臂尽量不要悬空，最好在肘部找一个支撑，减少手腕受力。每工作1h左右就休息一下，多做一些握拳、捏指动作，如将手指用力向手背的方向扳。

2. 注意关节的保养

顾客平时尽量少碰冷水，避免冷水刺激导致病情加重，也要注意身体保暖，避免腕管综合征反复发作，还可通过热敷、泡热水澡来舒缓紧绷肌肉。

四、临床案例

1. 情景描述

顾客，女，24岁，程序员。因"左腕部疼痛3天"前来调理。顾客3天前工作后突然出现左腕部疼痛，活动受限，向手指放射性麻痛，夜间加重，甩手可稍缓解，舌淡苔白脉细。医院诊断为腕管综合征。予以刮痧调理：嘱顾客取仰卧位或者坐位，选用合适的刮痧板，刮拭手厥阴经（曲泽至大陵）2 min，以局部皮肤微红出痧为度。寻找顾客阿是穴及筋结点，重点点按刺激。

2. 案例分析

该顾客长期使用鼠标、键盘，诊断明确，属由于腕管综合征引起的一系列症状。根据上述操作规范，对顾客腕部进行刮痧，过程中对阿是穴及筋结点进行重点刺激，疏通经络，以达到松解肌肉、缓解疼痛的目的。

培训课程2　内科常见相对复杂病症调理

学习单元1　腹　泻　调　理

一、腹泻概述

1. 定义

腹泻又称泄泻，古代称下痢、洞泻、暴泻等，是以大便次数增多，便量增加，粪质溏薄，或完谷不化，甚者大便如浆水样（含水量 >85%），常伴有腹痛、大便紧迫感、肛门不适感，甚至发热、皮疹、消瘦等表现的病症。

西医学中的急、慢性肠炎及肠结核，肠道激惹综合征，慢性非特异性溃疡性结肠炎等引起的泄泻，皆可归属本病的范畴。

2. 常见病因

（1）中医病因病机

中医学对腹泻的认识和研究已有两千多年的历史。本病一年四季均可发生，以夏秋两季及季节转换时较常见。马王堆汉墓帛书载："大（太）阴脉：是胃脉殹（也）……其所产病……唐（溏）泄，死。"当时已经出现溏泄等相关内容。汉代《伤寒论》中将与腹泻相关之痢疾及泄泻统称为"下痢"，《金匮要略》中也对"下痢"进行了讨论，经历代医家认识、研究和发展，其逐渐形成现代中医脾胃病证的一大病系。

病因病机方面，《黄帝内经》从几个方面分别对腹泻进行较完整的描述：首先，从风、寒、热、湿等外邪来讲述；其次，从脾胃、大肠、小肠等五脏与腹泻的关系来分析；再次，从饮食、情志方面入手阐述；最后，从五运六气变化进行辨证论治。而《伤寒论》则更多地从六经辨证入手论治。多方面相结合，为现代治疗腹泻打下了良好的基础。

腹泻的病位主要在脾胃和大肠、小肠，核心是脾脏。致病原因很多，主要有感受外邪，饮食不节或不洁，情志失调，脾胃虚弱，脾肾阳虚等。这些病因导致脾虚湿盛，大小肠传化失常，清浊不分而腹泻。从经络辨证来看，急性腹泻主要涉及肺经、大肠经，慢性腹泻主要病变的是脾经和肾经。

（2）西医病因病理

腹泻是消化系统最常见的一种疾病，俗称"拉肚子"，是指肠黏膜分泌、消化、吸收等功能出现障碍，肠蠕动过快，导致排便次数增加、粪便稀薄或者黏液与脓血相混合的病症。急性腹泻的病因经常为感染，如细菌感染、真菌感染等，也可能是食物或药物中毒，或者其他如变态反应性肠炎、过敏性紫癜。慢性腹泻常见病因有胃部疾病，如胃大部切除术后导致的胃酸缺乏等；肠道疾病，如肠结核、慢性菌痢、血吸虫感染、肿瘤等。胰腺、肝胆、免疫系统疾病等也可导致慢性腹泻。

3. 表现

（1）中医辨证

1）寒湿困脾型。腹泻，大便较为清稀，腹痛肠鸣，腹胀食少，或伴有恶寒发热，鼻塞头疼，肢体酸痛。苔薄白或白腻，脉濡缓。

2）肠道湿热型。腹痛腹泻，烦热口渴，泻下急迫而不爽利，大便黄褐酸臭，肛门灼热，小便短黄。苔黄腻，脉濡数或滑数。

3）食滞胃肠型。腹泻，伴腹痛肠鸣，大便臭如败卵，泻后痛减，可伴有不消化之物，腹部痞满，嗳气味酸臭，食欲不佳。苔厚腻，脉滑。

4）肝郁气滞型。每因情志不畅而发腹泻，可伴腹痛，胸胁胀满，嗳气纳呆。舌质淡红，脉弦。

5）脾胃虚弱型。腹泻，大便溏泄，完谷不化，纳呆，稍多进食油腻之物则溏泄情况加重，面色萎黄，神疲乏力，可有脱肛。舌淡苔白，脉细弱。

6）肾阳亏虚型。腹痛难忍，肠鸣即泻，泻后则安，多发生在五更时分，俗称"五更泻"，伴形寒肢冷，喜暖喜按，腰膝酸软，面色苍白。舌淡胖，苔白，脉沉细。

（2）西医分型

按腹泻的病理、发病机制可以将其分为以下5类。

1）分泌性腹泻。由于细菌毒素及通便药物引发肠液分泌过多导致的腹泻，例如，霍乱弧菌和致病性大肠杆菌会刺激大小肠分泌过多的水分和电解质而产生腹泻。肠黏膜组织无明显异常，肠液渗透压与血压基本相同，大便稀水样，量大，无脓血，禁食后腹泻无加重或减轻。

2）渗透性腹泻。主要因为摄入高渗性药物和食物，导致肠腔内含有大量不可吸收的水溶性分子，致使肠管内渗透压升高，阻碍肠壁对水和电解质的吸收，从而导致腹泻。此类腹泻较少出现发热，常见于碳水化合物吸收不良，如原发性乳糖酶缺失，进食牛奶或者奶制品致腹泻；口服镁盐、甘露醇、乳果糖等情况。特点是进食后腹泻可缓解，大便中含有未消化的食物。

3）渗出性腹泻。又称炎症性腹泻。因感染、脓疡、缺血或肠道放射损伤等引起肠道各种炎症性疾病时，肠黏膜渗出大量黏液、蛋白或脓血而导致腹泻，可见黏液脓血样便，往往会伴随头痛、发热及无力等症状。

4）吸收障碍性腹泻。因肠道吸收水和电解质发生障碍或者肠黏膜的吸收面积减小导致的腹泻，可分为原发性腹泻和继发性腹泻两类。原发性腹泻包括热带性腹泻、成人乳糜泻等，继发性腹泻包括消化酶不足、小肠切除术后、肠道肿瘤等。特点是大便次数多，多为"脂肪泄"，大便不成形，表面有油腻光泽，可有乏力、消瘦等症状。

5）动力性腹泻。各种原因导致肠功能紊乱、蠕动亢进，肠内食糜停留时间缩短，没有经过充分吸收而引起的腹泻。主要表现是腹痛，伴肠鸣音亢进，排稀烂便或水样便。此类型腹泻一般不会出现发热、乏力等症状。肠易激综合征、胃切除术后、迷走神经切断后、部分性肠梗阻、甲状腺功能亢进等易出现此类腹泻。

二、腹泻调理方法

1. 刮痧方法

（1）治法

急性腹泻以除湿导滞、疏调肠胃为治法；慢性腹泻以健脾调肠、温肾止泻为治法。

（2）主刮部位

选取任脉（中脘至气海）循行线、双侧足太阳膀胱经第一侧线（脾俞至大肠俞）循行线、双侧足阳明胃经（天枢至水道、足三里至上巨虚）循行线、双侧足太阴脾经（阴陵泉经三阴交至公孙）循行线，阿是穴、筋结点。

（3）配刮部位

1）中医方面。寒湿困脾证者，加水分、阴陵泉；肠道湿热证者，加合谷、下巨虚；食滞胃肠证者，加公孙；肝郁气滞证者，加肝俞、太冲；脾胃虚弱证者，加三阴交；肾阳亏虚证者，加太溪、命门。

2）西医方面。动力性腹泻者可适当以肚脐为中心，逆时针平刮腹部；脱肛者，配百会。

（4）刮痧部位的方义理解

1）主刮部位。刮拭腹部正中任脉循行线既属循经取穴，也属近端选经，任脉之中脘为胃之募穴，配合天枢，可调理脾胃气机止泻；刮拭背部足太阳膀胱经第一侧线，可调畅全身气机，疏散风寒，其中刮拭膀胱经脾俞至大肠俞的背俞，又可健胃益脾，升阳止泻；刮拭胃经相关循行线可调理胃肠止泻；刮拭脾经相关循行线健脾止泻。

2）配刮部位。配水分、阴陵泉可健脾化湿；配合谷、下巨虚可清肠化湿；配公孙可消食导滞；配肝俞、太冲可调理肝气，疏肝解郁；配三阴交可健脾化湿，调和气血，温养脾胃；配太溪、命门可温阳健脾止泻；配百会可益气升阳举陷。

2. 操作前准备

顾客取卧位或坐位，自然放松，然后调理师在待施术部位均匀涂抹刮痧介质，如刮痧油、润肤乳、凡士林等，以避免皮肤擦伤。

3. 操作步骤

（1）操作要点

用牛角刮痧板分段刮痧，手法应沉缓柔和，力度均匀，以施术部位出现充血或沙状的红色小点为度，运用面刮法及角刮法，应单向刮拭。每条循行线反复刮痧 2～3 min。刮痧顺序一般为先内后外、先左再右。

（2）操作顺序

任脉从中脘刮至气海，避开肚脐；然后刮拭双侧天枢，以及督脉旁开1.5寸的足太阳膀胱经，再以足太阴脾经、足阳明胃经为序依次刮拭；最后以阿是穴、筋结点为中心重点刮拭。腹泻调理刮痧流程如图8-9所示。

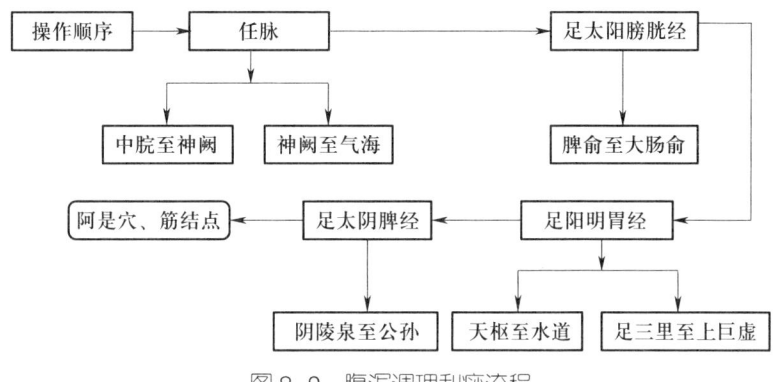

图 8-9 腹泻调理刮痧流程

（3）补泻原则

根据证型判断刮痧补泻手法，实证主要采用泻法刮拭，刮拭按压力度大，速度快，刺激时间短；虚证采用补法刮拭，刮拭按压力度小，速度慢，刺激时间长。

4. 注意事项

（1）刮痧调理腹泻效果较好，尤其对实证腹泻，及时调理止泻效果很好，若配合针灸、推拿、艾灸等手段效果更佳。

（2）腹泻后多喝热水或淡盐水，预防并纠正水和电解质的失调。宜清淡流质饮食，忌吃油腻、辛辣、刺激性及生冷食物，严重腹泻伴呕吐者需禁食。注意休息，保持心情舒畅，避免过度紧张。

（3）刮痧后，嘱顾客避风寒，尤其注意腹部保暖，可热敷腹部。施术后 12 h 内禁止洗浴，勤饮温开水，注意观察顾客刮拭部位的变化。

（4）由外感所致的腹泻，应在泻止后间隔 1~2 天刮痧 1 次，以巩固疗效。其他类型的腹泻则应间隔 5~7 天刮痧 1 次，具体间隔时间视顾客刮痧部位恢复情况而定，4 次为 1 个调理周期，进行 1 个调理周期，休息 2 周后再开始第 2 个调理周期，应坚持调理，避免复发。

三、腹泻健康指导

1. 不要贪凉

天气炎热的时候，人们愿意吃一些瓜果、凉拌或冰镇饮料之类的冷饮或者食物，以此带走炎热。但是冰凉食品进食过快和过多容易使胃肠道受到不良刺激，发生腹泻，经常贪凉饮冷更会使胃肠道功能紊乱，让腹泻频率变高。故应减少生冷食物的摄入，冰箱里的食物或饮品应放至常温后再进食。睡前空调要调至适当的温度，盖好空调被，尤其要盖住腹部、遮住脚心。因为人在睡熟以后代谢减慢，胃肠易受凉气侵犯，发生腹痛、腹泻。

2. 注意饮食卫生

夏季腹泻大多由肠道病毒感染和食物中毒引起，故平常在生活中需要注意食物卫生，饮用清洁水。尽量多食用新鲜加工熟的食品，饭菜最好不过夜，做好的饭菜在冰箱里放置时间久了一样会变质。饭前便后勤洗手。如果家中有人出现腹泻，那么需要把餐具用开水消毒。如果拉肚子过于频繁，建议到医院检查后在医生的指导下服用药物或者治疗。

四、临床案例

1. 情景描述

顾客，男，35岁，写字楼职员。因"腹痛腹泻1天"前来调理。顾客平素喜喝奶茶、冷饮等，1天前因酷暑难耐，中午回家后10 min内吃了四五块冰镇西瓜，约0.5 h后肚子开始阵发性绞痛，里急后重，便后症状稍缓解，1天之内如厕五六次，便质清稀，便后腹痛缓解，舌淡，苔白，脉弦。医院诊断为腹泻。腹部阵发性绞痛和里急后重是由进食寒凉食物所致。顾客取卧位或坐位，自然放松，选用合适的刮痧板，刮拭腹部正中任脉循行线；其次刮拭背部足太阳膀胱经第一侧线；再刮拭胃经相关循行线调理胃肠止泻；最后刮拭脾经相关循行线健脾止泻。

2. 案例分析

该顾客素喜喝冷饮，诊断明确，属由于进食寒凉食物引起的一系列症状。根据上述操作规范，对顾客腹部、后背、双下肢进行刮痧，过程中对阿是穴及筋结点进行重点刺激，疏通经络，以达到松解肌肉、缓解疼痛的目的。

学习单元2 便 秘 调 理

一、便秘概述

1. 定义

便秘有"大便难""脾约""阴结""阳结"等别称，是指大便秘结不通、粪便干燥艰涩难解或有便意但排便困难或排便间隔延长至三天以上的病证。

西医的功能性便秘、肠道易激综合征、直肠及肛门疾病所致便秘、内分泌及代谢性疾病的便秘、药物性便秘、盆底肌肌力减退所致的便秘等，皆可归属本病的范畴。

2. 常见病因

（1）中医病因病机

历代医家对便秘的病因病机观点众多、认识深刻，只是侧重点有所不同。《素问》中提及，"脾胃者，仓廪之官，五味出焉。大肠者，传道之官，变化出焉。小肠者，受盛之官，化物出焉"。脾胃、大肠、小肠和魄门是重要的排便相关的脏器。肠道可否顺利传导，关键取决于脾胃的升降功能。《素问》还提及，"热气留于小肠，肠中痛，瘅热焦渴，则坚干不得出，故痛而闭不通矣"。故肠中积热是引起便秘的原因之一。肺与大肠相表里，王叔和《脉经》中记载："尺部见之风入肺，大肠干涩故难通。"可见肺燥也可引起肠燥而便秘。明代《症因脉治·大便秘结论》中记载："诸气怫郁，则气壅大肠，而大便乃结。"阐述了肝气郁结致气机不畅，亦可使肠道传导失司而便秘。隋代《诸病源候论》中记载："邪在肾，亦令大便难，所以尔者，肾脏受邪……津液枯燥，肠胃干涩，故大便难。"提出便秘与肾脏也有密切关系。便秘的基本病变为大肠传导失司，通降不利，与肺、脾、肝、小肠、肾等脏器的功能密切相关。

从经络辨证来看，便秘主要与足太阳膀胱经、足阳明胃经、足太阴脾经、手阳明大肠经、手少阳三焦经密切相关。

（2）西医病因病理

西医认为排便过程是外周神经兴奋，神经冲动传导至初级排便中枢和大脑皮层，引起结肠、直肠、肛门括约肌及盆底肌肉协调运动而共同完成的一个过程。其中任何一个环节出现障碍均可导致便秘的发生。具体常见病因主要是器质性病变和功能性病变。前者主要是肠道或者直肠、肛门器质性病变；后者主要与结肠、直肠动力障碍，胃肠调节功能异常，盆底肌功能障碍，社会心理因素等有关。其中，以功能性病变导致的便秘较多，且常常是多方面因素综合所致。

3. 表现

便秘是一种临床常见疾病，好发于老年人群。近年来，中青年患者有增加的趋势，尤其是白领女性，有不良生活习惯、心理障碍的人也容易便秘。

2016年推出的罗马Ⅳ功能性便秘诊断标准如下。

第一，必须包括下列2个或2个以上的症状：①至少有25%的排便感到费力；②至少有25%的排便为块状便或硬便；③至少有25%的排便有不尽感；④至少有25%的排便有肛门直肠的阻塞感；⑤至少有25%的排便需要人工方法辅助；⑥每周少于 3 次排便。

第二，不使用泻剂时很少出现稀便。

第三，不符合肠易激综合征诊断标准；在诊断前 6 个月出现症状，最近的 3 个月符合以上诊断标准。

（1）中医辨证

1）实秘。一般大便燥结干硬，数日不通，腹胀腹痛，拒按者为实。

2）热秘。兼见面赤身热，或日晡潮热，喜冷饮，口干口臭，口舌生疮，小便短赤。舌红苔黄厚腻或起芒刺，脉沉实或滑数。好发于素体阳盛，嗜酒、嗜食辛辣之物，或热病之后。

3）气秘。兼见欲便不能，或便后不爽，大便干或不干，腹胀，矢气或嗳气频作，胁肋胀痛，纳差，情绪不佳时症状加重。苔薄腻，脉弦。

4）虚秘。因劳倦过度，年高津衰，或者病后、产后或失血过多，以致气血虚弱，临厕努挣乏力，排便困难，腹部无胀痛者为虚。

①气虚秘。有便意，但临厕努挣乏力，用力挣则汗出气短，便后面白神疲，肢倦懒言。舌淡苔白，脉弱。

②血虚秘。兼见大便干燥，面色无华，心悸眩晕，健忘。唇舌色淡，脉细涩。多见于病后、手术后、妇女生产后及年老体弱之人。

③阴虚秘。兼见大便干结如羊屎状，面色无华，咽干津少，颧红，潮热盗汗，五心烦热，形体消瘦，可伴有心悸，头晕耳鸣，腰膝酸软。舌红少苔，脉细数。

④阳虚秘。兼见面色青白，汗出气短，小便清长，四肢不温，喜热畏寒，腹中或腰脊冷痛。舌淡苔白润，脉沉迟。

（2）西医分型

1）结肠传输功能障碍型——慢传输型便秘。又称结肠无力症，是指肠内容物从近端到结肠和直肠远端的通过速度较正常减慢。多发生于中青年女性（平均发病年龄为 25 岁），表现为排便次数减少，便意少，粪质坚硬，肛直肠检查时无触及坚硬或者不坚硬的粪便，而肛门外括约肌的缩肛和用力排便功能正常，全胃肠或结肠通过时间延长，缺乏出口梗阻型便秘的证据，如气球排出试验正常，肛门直肠测压显示正常。

2）出口梗阻型便秘。此型便秘又常被称为"出口梗阻""排空障碍""排空阻滞""肛门痉挛""盆底功能障碍"等。指排便时，盆底肌和肛门外括约肌不能完全松弛或产生矛盾性收缩，而导致大便排出受阻；部分患者有排便反射的损害或丧失，使直肠排便敏感性降低，致粪便在直肠淤积，形成便秘。此类型便秘的特点是结肠传输时间正常或仅轻度延长,但残余物在直肠停留时间过长,肠内容物无法完全从直肠排空。表现为排便费力、有排便不尽或下坠感,排便量少,有便意或缺乏便意。

3)混合型便秘。混合型便秘即合并存在结肠传输功能障碍和出口梗阻,患者同时具有上述两型便秘的特点。

二、便秘调理方法

1. 刮痧方法

(1)治法

治法以泻实补虚、调和阴阳、行滞通便为主。

(2)主刮部位(见图8-10)

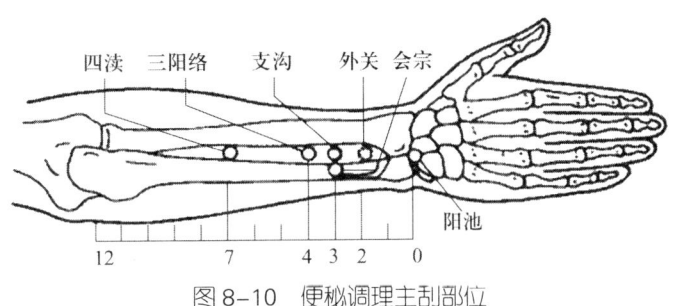

图8-10 便秘调理主刮部位

取任脉(中脘至关元),双侧足太阳膀胱经(肝俞至小肠俞)第一侧线、八髎,双侧手少阳三焦经(四渎至阳池),双侧足阳明胃经(梁门至天枢、足三里至下巨虚)循行线等,另可选取阿是穴、筋结点。

(3)配刮部位

热秘证者,加合谷、曲池;气滞证者,加气海、太冲;气虚秘证者,加脾俞、气海;血虚秘证者,加肝俞、膈俞、血海;阴虚秘证者,加三阴交、太溪;阳虚秘证者,加脾俞、关元、足三里。

(4)刮痧部位的方义理解

1)主刮部位。刮腹部正中任脉循行线既属循经取穴,也属近端选经,配合膀胱经第一侧线肝俞至小肠俞,可通调脏腑,调和阴阳,行滞通便。刮拭足阳明胃经的合穴可以通调胃、大肠、小肠气机。刮拭手少阳三焦经,可调理三焦气机,以通调腑气。

2)配刮部位。配合谷、曲池以行气活血,清泻大肠热邪;配气海、太冲以疏肝解郁,理气通便;配脾俞、气海以益气健脾通便;配肝俞、膈俞、血海以补肝养血通便;

配三阴交、太溪以滋阴补肾通便；配脾俞、关元、足三里以益气温阳，补脾通便。

2. 操作前准备

顾客取卧位或者俯伏坐位，自然放松腹部，然后调理师在待施术部位均匀涂抹刮痧介质，如刮痧油、润肤乳、凡士林等，以避免皮肤擦伤。

3. 操作步骤

（1）操作要点

用牛角刮痧板分段刮痧，手法应沉缓柔和，力度均匀，以施术部位出现充血或沙状的红色小点为度，运用面刮法及角刮法，应单向刮拭。每条循行线反复刮痧 2～3 min。刮痧顺序一般为先内后外、先左再右。

（2）操作顺序

先刮任脉，从中脘刮至关元；然后刮督脉旁开 1.5 寸的足太阳膀胱经，再以手少阳三焦经、足阳明胃经为序依次刮拭；最后以阿是穴、筋结点为中心重点刮拭。便秘调理刮痧流程如图 8-11 所示。

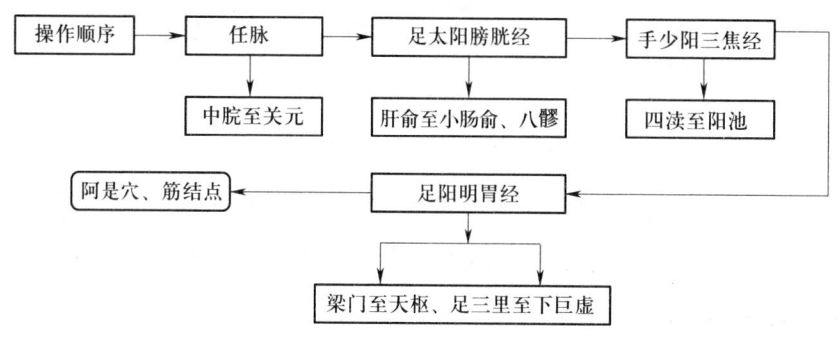

图 8-11 便秘调理刮痧流程

（3）补泻原则

根据证型判断刮痧补泻手法，实证主要采用泻法刮拭，刮拭按压力度大，速度快，刺激时间短；虚证采用补法刮拭，刮拭按压力度小，速度慢，刺激时间长。

4. 注意事项

（1）刮痧调理单纯性便秘效果较好，即时通便作用非常明显。便秘严重者，可在医生指导下使用开塞露等润滑药，以免肛裂加重、痔疮出血。

（2）应养成定时排便的好习惯；适当做一些下蹲等提肛运动，以锻炼盆底肌。

（3）饮食以清淡为主，多食蔬果，适当增加粗粮，忌暴饮暴食，或嗜食烟酒辛辣之物。

（4）刮痧后，嘱顾客饮用 400～500 mL 淡盐水，促进排便。

（5）间隔4～5天刮痧1次，具体间隔时间视顾客刮痧部位恢复情况而定，4次为1个调理周期，应坚持连续调理2～3个周期，休息2周后再开始新的调理周期，以免复发。

三、便秘健康指导

1. 定期排便

养成并坚持每天固定时间排便的习惯，不随意使用缓泻剂。理想的排便时间是进食后，特别是早餐后，效果更好，因进食后食物刺激大肠蠕动引起排便反射，更有利于大便的排出。大便时也不要用力努挣，更不要在马桶上边看书边大便。

2. 多摄取促进排便的食物和饮料

多食用蔬菜，特别是绿叶蔬菜、水果和粗粮等高纤维食物。多喝开水等热饮，促进肠蠕动，刺激排便反射。大便困难时，可先适当食用轻泻的食物如梅子汁，或少量食用油脂类的食物，促进排便。

3. 适当增加运动量

按照个人身体状况适当地增加规律的运动，如散步、做操等。卧床者可适当进行床上活动，增强腹肌和盆底肌的运动，增加肠蠕动，促进排便。

四、临床案例

1. 情景描述

顾客，女，65岁。因"便秘1年余，加重1周"前来调理。患者平素大便3～4天1次，大便性状正常，但便后总觉得便不尽，近1周来大便5～6天1次，大便硬如羊屎，便不尽，无便血。舌暗，苔薄黄，脉沉数。医院诊断为便秘。大便3～4天1次及便不尽是由气血虚所致。大便5～6天1次，大便硬如羊屎为有热在大肠。嘱顾客取卧位或者俯伏坐位，自然放松腹部，选用合适的刮痧板，先刮任脉，从中脘刮至关元；然后刮督脉旁开1.5寸的足太阳膀胱经，再以手少阳三焦经、足阳明胃经为序依次刮拭；最后以阿是穴、筋结点为中心重点刮拭。

2. 案例分析

该顾客长期便秘，诊断明确，属由于气虚、大肠有热引起的一系列症状。根据上述操作规范，对顾客腹部、双下肢进行刮痧，过程中对阿是穴及筋结点进行重点刺激，疏通经络，以达到补气、润肠的目的。

学习单元3　头痛调理

一、头痛概述

1. 定义

头痛，中医又称"头风"，是临床上常见的单独出现或出现于多种急慢性疾病之中的自觉症状，为反复发作的额、颞、顶、枕部疼痛，性质表现为跳痛、钻痛、胀痛、重痛、空痛、隐痛等，可持续数小时乃至数天。

西医学的头痛，是指眉弓、耳郭以上至枕外隆突连线以上范围的疼痛。临床上的颅脑损伤、脑震荡后遗症、全身感染中毒、高热、高血压病、脑供血不足、偏头痛、紧张性头痛、血管性头痛、贫血、高原反应及五官病变、神经衰弱等，当其以头部疼痛为主要表现时，均可归属本病范畴进行辨证施治。

2. 常见病因

（1）中医病因病机

头痛的发病原因，不外乎外感和内伤两大类。外感六淫以风邪为主，兼夹寒、热、湿等不同的气，邪气羁留，阻滞经络，发为头痛。内伤诸脏，或由情志不畅，郁而化火，上扰清窍；或由脾失健运，痰浊上蒙；或由脾胃虚弱，气血不足，不荣脑髓；或由禀赋不足，肾精亏虚，脑髓失养；或由外伤手术，伤及脑络，瘀血阻滞等，均可引起头痛。

（2）西医病因病理

头面部血管、神经、脑膜、静脉窦、头面部皮肤、皮下组织、黏膜等构成头部痛敏结构，当其受到机械牵拉、化学、生物刺激或内环境发生改变时，颅内、外痛敏结构内的痛觉感受器受到刺激，经痛觉传导通路传导到达大脑皮层即可引发头部疼痛。根据引起头痛的病因，头痛大致可分为原发性头痛和继发性头痛两类。原发性头痛又称特发性头痛，常见的如偏头痛、紧张性头痛；后者涉及各种颅内病变如脑血管疾病、颅内感染、颅脑外伤，全身性疾病如发热、内环境紊乱以及滥用精神活性药物等。

3. 表现

头疼是临床常见症状，年轻人、老人、青少年都可能患头痛。头痛的患病率较高，女性的发病概率高于男性，白领、烟民都是头痛的高发人群。

（1）中医辨证

1）外感头痛。一般起病急，病程短，疼痛较剧烈，多为持续性。

①风寒头痛。头痛，伴恶风、畏寒。舌苔薄白，脉浮或浮紧。

②风热头痛。头胀痛，伴发热、汗出、口渴欲饮、大便硬，小便黄。舌红，苔薄黄，脉浮数。

③风湿头痛。头痛如裹，伴肢体酸重，口中黏腻，胸闷呕恶，小便短赤。舌苔腻，脉濡数。

2）内伤头痛。多起病较慢，病程长，时轻时重，反复发作，疼痛较缓。

①肝阳头痛。头痛，伴心烦易怒，睡眠不安，或胁肋痛，面红口苦。苔薄黄，脉弦有力。

②痰浊头痛。头痛，伴头痛昏蒙，胸脘满闷，呕恶痰涎。苔白腻，脉滑。

③血虚头痛。头痛，伴心悸不宁，神疲乏力，面色无华。舌淡苔薄白，脉细弱。

④肾虚头痛。头痛，眩晕，伴腰膝酸软，乏力耳鸣。舌红少苔，脉细无力。

⑤血瘀头痛。头痛，伴头痛经久不愈，痛有定处，痛如锥刺。舌有瘀点瘀斑，舌下脉络粗胀青紫，脉象细涩或结代。

（2）西医分型

头痛分为原发性头痛、继发性头痛、脑神经痛、中枢和原发性颜面痛及其他头痛。每一种原发性头痛均视为一种独立疾病；继发性头痛一般只是某种疾病的其中一个症状，可通过影像学和脑脊液等检查与原发性头痛相区别。

原发性头痛又称特发性头痛，多为良性病程，头痛程度可以比较重，持续时间较长，可反复发作。常见的特发性头痛包括偏头痛、紧张性头痛和丛集性头痛。而继发性头痛是继发于某些疾病的头痛，因为这些疾病牵拉、刺激、压迫了病变部位的痛觉敏感组织而出现了相应部位的头痛，如脑出血、蛛网膜下腔出血、颅内占位、高血压危象、颅内感染等。继发性头痛除了头痛外，还同时伴有恶心、呕吐、颅内高压、神经功能受损等症状。中枢和原发性颜面痛有三叉神经痛、舌咽神经痛等。

二、头痛调理方法

1. 刮痧方法

（1）治法

外感头痛治法以疏散外邪、清利止痛为主；内伤头痛治法以调理脏腑、疏利止痛为主。

（2）主刮部位

可选取督脉（百会经风府至身柱）循行线、双侧足太阳膀胱经（天柱至肾俞）第一侧线、双侧足少阳胆经（风池经肩井至肩峰）循行线。近端刮痧可选取颈夹脊，另可选取头部阿是穴、筋结点等。

（3）配刮部位

风寒头痛者，加合谷、外关；风热头痛者，加曲池、鱼际；风湿头痛者，加曲泽、阴陵泉；肝阳头痛者，加太冲、行间、太溪；痰浊头痛者，加丰隆、阴陵泉；血虚头痛者，加脾俞、胃俞和足三里；肾虚头痛者，加三阴交、太溪；血瘀头痛者，加膈俞、血海。

（4）刮痧部位的方义理解

1）主刮部位。外感头痛时，刮背部正中督脉循行线可振奋阳气，鼓邪外出，解表发汗通窍，舒经活络，疏风散寒止痛；刮拭背部足太阳膀胱经第一侧线，可祛风解表止痛。内伤头痛时，刮拭以督脉百会为中心的全头部，可疏利头部气机，清利头目；刮拭膀胱经天柱至肾俞，可调理脏腑，疏经通络止痛。

无论外感头痛或内伤头痛，刮拭足少阳胆经和颈夹脊均可疏利头部气机，疏经通络止痛。

2）配刮部位。配合谷、外关可疏风散寒解表；配曲池、鱼际可退热解表；配曲泽、阴陵泉可祛风利湿；配太冲、行间、太溪可平肝滋阴潜阳；配丰隆、阴陵泉可利湿化痰；配脾俞、胃俞、足三里可健运脾胃，补气养血；配三阴交、太溪可补益肾精；配膈俞、血海可活血化瘀。

2. 操作前准备

顾客取俯卧位或者坐位，自然放松，然后调理师在待施术部位均匀涂抹刮痧介质，如刮痧油、润肤乳、凡士林等，以避免皮肤擦伤。

3. 操作步骤

（1）操作要点

用牛角刮痧板分段刮痧，手法应沉缓柔和，力度均匀，以施术部位出现充血或沙状的红色小点为度，运用面刮法及角刮法，应单向刮拭。每条循行线反复刮痧 2~3 min。刮痧顺序一般为先内后外、先左再右。

（2）操作顺序

外感头痛时，先从督脉百会经风府刮至身柱；内伤头痛时，刮拭以百会为中心向前至前庭，向左右至角孙，向后至哑门的全头范围。再刮足少阳胆经风池经肩井至肩峰的循行线。再刮督脉旁开1.5寸的足太阳膀胱经第一侧线天柱至肾俞循行线。最后以颈夹脊、阿是穴、筋结点为中心重点刮拭。头痛调理刮痧流程如图8-12所示。

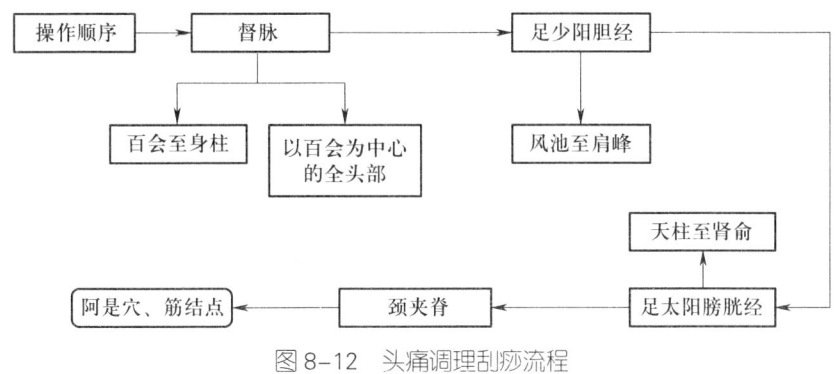

图 8-12 头痛调理刮痧流程

（3）补泻原则

根据证型判断刮痧补泻手法，实证主要采用泻法刮拭，刮拭按压力度大，速度快，刺激时间短；虚证采用补法刮拭，刮拭按压力度小，速度慢，刺激时间长。

4. 注意事项

（1）刮痧调理头痛疗效较好，尤其外感头痛，更是效如桴鼓。

（2）注意通利大便，忌食辛辣助火之物，注意慎劳节欲。

（3）刮痧后，嘱顾客避风寒，饮温开水 300～400 mL，注意休息。

（4）外感头痛在症状缓解后间隔 2～3 日再刮痧 1 次，以巩固疗效。其他类型头痛应间隔 6～7 天刮痧 1 次，具体间隔时间视顾客刮痧部位恢复情况而定，4 次为 1 个调理周期，治疗 1 个调理周期，休息 2 周后再开始第 2 个调理周期。

三、头痛健康指导

1. 保持乐观的态度和愉悦的心情

尽量让自己情绪相对稳定，保持乐观的生活态度，不要太过执着。有不开心的事情可以对信得过的知心朋友倾诉，释放不良情绪，防止忧思伤脾，进而上扰清窍而头痛。

2. 养成规律的生活习惯

注意休息和睡眠，不要过度劳累和熬夜，养成规律的生活习惯。注意防寒保暖，谨防风寒之邪入侵而致头痛。

3. 注意饮食调养

遵循饮食规律来调护身体，做到辨证施食，相因相宜。忌辛辣食物、酒类、膏粱厚味等，不宜饮食过量，以免损伤脾胃。

四、临床案例

1. 情景描述

顾客，女，25岁，在校研究生。因"头痛1周"前来调理。顾客1周前感受风寒，伴鼻塞、头痛，自行服药后鼻塞好转，但头痛仍在，痛在后脑勺处，遇热好转，遇冷风头痛加重。舌淡，苔白，脉浮紧。医院诊断为头痛。鼻塞、头痛均是由外感风寒所致。顾客取俯卧位或者坐位，选用合适的刮痧板，先刮背部正中督脉循行线，然后刮拭背部足太阳膀胱经第一侧线，再刮拭足少阳胆经和颈夹脊，最后刮拭头痛局部痛点阿是穴。

2. 案例分析

该顾客外感风寒，诊断明确，属风寒袭表所致头痛的一系列症状。根据上述操作规范，对顾客肩颈、后背进行刮痧，过程中对阿是穴及筋结点进行重点刺激，疏通经络，以达到松解肌肉、缓解疼痛的目的。

学习单元4　头　晕　调　理

一、头晕概述

1. 定义

头晕又称眩晕、昏眩、晕迷、眩冒、昏瞀，是以头昏、目眩、失平衡等症状为主要表现的病证。每个症状可单独出现，也可同时或相继出现。头晕可同时伴随其他症状发生，不同病因引起的头晕伴随症状有所不同。

西医学中高血压、低血压、脑内占位性病变、脑血管疾病、甲状腺功能减退、良性位置性眩晕、梅尼埃病等疾病，当以头昏目眩为主要临床表现时，均属于本病辨证论治范畴。

2. 常见病因

（1）中医病因病机

古代医家认为，头晕的病因病机为本虚标实，以虚为主，且与风、痰、瘀相关。《素问》中记载："诸风掉眩，皆属于肝。"唐代孙思邈结合《内经》和《伤寒杂病论》，在《千金方》中首次提出"痰热相感而动风，风心相乱则闷瞀，故谓之风眩"，总结出风、热、痰三因致眩的观点。两宋时期的医家较为重视外因引起的头晕。陈无择在《三因极一病证方论》中提出头晕由内因、外因和不外因三种原因所致。到金元时期，各大医家较重视用风、火、痰来阐述本病，且一直为后世医家所遵从。到明清时期，对本病的论述日趋完善，张景岳着重强调了"无虚不作眩"的观点，在治疗上主张"治其虚"为主。王清任主张"诸病之因，皆由血瘀"的观点。

当代医家在古人的研究基础上进一步深入研究，认为主要是风、火、痰、虚、瘀等引起清窍失养而致头晕。长期忧郁恼怒，气郁化火，或素体阳盛，肝阳上亢，致使肝阴暗耗，风阳升动，发为头晕；或久病失血，虚而不复；或脾胃虚弱，不能健运水谷，生化气血，致气血两虚，气虚则清阳不展，血虚则脑失所养，而致头晕；或禀赋不足，肾阴不充；或年老体虚或久病伤肾，或房劳过度，导致肾精亏损，不能生髓，上下俱虚而头晕；或嗜食肥甘厚腻，伤及脾胃，健运失司，不能化水谷精微而聚湿生痰，痰湿中阻，则清阳不升，浊阴不降而发生头晕。

头晕的病性以虚者居多，张景岳谓"虚者居其八九"，如肝肾阴虚、肝风内动，气血亏虚、清窍失养，肾精亏虚、脑髓失充。眩晕实证多由痰浊阻遏，升降失常，或痰火气逆，上犯清窍引起。眩晕的发病过程中，各种病因病机可以相互影响，相互转化，形成虚实夹杂。

（2）西医病因病理

西医认为，头晕泛指空间感知和稳定性的损害，是种定向障碍，体现为具有自身或周围环境旋转的感觉，是一种多感觉综合征，而非某种疾病。近年国外学者根据病因的流行病学研究认为，头晕的病因主要是前庭周围疾病、心血管病变和不明原因。

3. 表现

一般来说，眩晕的发病人群以老年人为主，65岁以上的老人眩晕以女性为多。同时，由于人们生活和工作压力的增大，年轻人患上眩晕症的比例也在不断上升。

头晕的病因分为本虚和标实两类，故临床上应当注重辨别标本虚实。

（1）肝阳上亢型。头晕耳鸣，与情绪相关，特别是郁怒时病情加重，急躁易怒，少寐多梦，口苦。舌红苔黄，脉弦。

（2）痰浊中阻型。头晕而头重如裹，胸闷恶心，呕吐痰涎，食少梦多。苔白腻，脉濡滑。

（3）气血亏虚型。头晕遇劳加重，面色㿠白，唇甲、毛发不泽，心悸少寐，神疲懒言，纳呆。舌淡，脉细弱。

（4）肝肾阴虚型。头晕伴耳鸣，腰膝酸软，精神萎靡，少寐多梦，健忘。舌红，脉细数。

二、头晕调理方法

1. 刮痧方法

（1）治法

实证治法以平肝化痰、清利头目为主；虚证治法以补气养血、填精益脑为主。

（2）主刮部位

可选取督脉（百会分别至前发际、后发际）循行线、太阳经角孙至风池连线、双侧足少阳胆经（风池至肩井）循行线、双侧足太阳膀胱经（大杼至肾俞）第一侧线，另可选取阿是穴、筋结点。

（3）配刮部位

肝阳上亢者，加肝俞、肾俞、太溪；痰浊中阻者，加中脘、阴陵泉、丰隆；气血亏虚者，加脾俞、气海、足三里；肝肾阴虚者，加三阴交、悬钟、太溪。

（4）刮痧部位的方义理解

1）主刮部位。脑为元神之府，刮拭头部以百会为中点的督脉循行线、太阳经角孙至风池连线和足少阳胆经（风池至肩井）循行线，以近治近，可清脑明目定眩；刮拭背部足太阳膀胱经第一侧线，可调理脏腑阴阳，以治其本。

2）配刮部位。配肝俞、肾俞和太溪以清泻肝火，滋水涵木，平肝潜阳；配中脘、阴陵泉和丰隆以健脾利水，化湿祛痰；配脾俞、气海和足三里以健脾补气养血；配三阴交、悬钟和太溪以补肾养精益髓。

2. 操作前准备

顾客取俯卧位或者坐位，自然放松，然后调理师在待施术部位均匀涂抹刮痧介质，如刮痧油、润肤乳、凡士林等，以避免皮肤擦伤。

3. 操作步骤

（1）操作要点

用牛角刮痧板分段刮痧，手法应沉缓柔和，力度均匀，以施术部位出现充血或沙状的红色小点为度，运用面刮法及角刮法，应单向刮拭。每条循行线反复刮痧 2～3 min。刮痧顺序一般为先内后外、先左再右。

（2）操作顺序

刮拭督脉百会至前发际段，百会至后发际段，太阳经角孙至风池段；再刮足少阳胆经的风池至肩井段；再刮督脉旁开1.5寸的足太阳膀胱经第一侧线的大杼至肾俞段。最后，以阿是穴、筋结点为中心重点刮拭。头晕调理刮痧流程如图8-13所示。

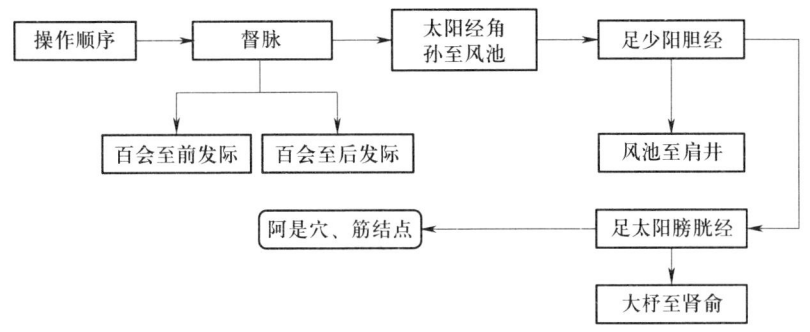

图8-13 头晕调理刮痧流程

（3）补泻原则

根据证型判断刮痧补泻手法，实证主要采用泻法刮拭，刮拭按压力度大，速度快，刺激时间短；虚证采用补法刮拭，刮拭按压力度小，速度慢，刺激时间长。

4. 注意事项

（1）刮痧调理头晕效果较好，特别是对高血压、低血压、梅尼埃病所导致的头晕有很好的疗效。

（2）头晕时注意安静休息，选择合适体位，避免乘车、船，防止摔倒、跌伤。

（3）饮食清淡，避免肥甘厚味，特别应注意低盐饮食，尽量控制水和钠盐的摄入，以减轻内耳的迷路水肿。

（4）实证应间隔4～5日刮痧1次，虚证应间隔6～7日刮痧1次，连续4次为1个调理周期，进行1个调理周期，休息2周后再开始第2个调理周期。

三、头晕健康指导

1. 正确使用颈椎

现代人因工作、学习或者手机的原因，颈椎病高发，颈椎的退行性病变、小关节错位、生理曲度变直甚至反弓等均可致动脉供血不足而头晕。所以，选择符合生理曲度的枕头高度，伏案工作或者学习时正确的姿势和适当的休息，还有以科学的姿势使用手机，减缓颈椎的退化，对预防头晕至关重要。

2. 规律健康的生活

（1）保持充足的睡眠和休息，可缓解大脑和颈椎的疲劳和工作压力。

（2）适当的运动可强壮体魄，增加气血循环，减少疾病的发生。

四、临床案例

1. 情景描述

顾客,女,63岁,公司职员。因"高血压伴头晕10年余,加重1天"前来调理。顾客有高血压病史,1天前因和家人吵架生气头晕加重,舌暗红,苔白,脉弦紧。医院诊断为头晕。血压升高、心跳加快是由于情绪受刺激,肝阳上亢所致。顾客取俯卧位或者坐位,选用合适的刮痧板,先刮拭头部以百会为中点的督脉循行线、足少阳胆经(风池至肩井)循行线;再刮拭背部足太阳膀胱经第一侧线;最后对肝俞、肾俞和太溪等腧穴点按刺激。

2. 案例分析

该顾客有长期高血压病史,诊断明确,属由于肝阳上亢引起的一系列症状。根据上述操作规范,对顾客头部、后背进行刮痧,过程中对腧穴及筋结点进行重点刺激,疏通经络,以达到松解肌肉、缓解头晕的目的。

培训课程3　其他相对复杂病症调理

学习单元1　更年期综合征调理

一、更年期综合征概述

1. 定义

更年期综合征是指妇女在绝经前后由于卵巢功能衰退引起的以自主神经系统功能紊乱为主,伴有神经心理症状的一组症候群,又称"围绝经期综合征""绝经期综合征"。中医称"绝经前后诸证""经断前后诸证"。

2. 常见病因

本病常见于45~55岁绝经前后的女性,伴随月经紊乱或停闭而出现一系列不适症状。患者或有早发性卵巢功能不全、双侧卵巢放射治疗或切除病史,此外患者发病年龄可较早。随着社会老龄化加剧和妇女寿命的延长,本病的发病率有上升的趋势。

更年期综合征最主要的病因是卵巢功能的衰退,卵巢渐趋停止排卵,雌激素分泌减少,垂体促性腺激素分泌增多;此外,机体老化以及精神、神经和所处社会环境因素、心理创伤、家庭矛盾等亦可相互影响而导致发病。

(1)卵巢变化

围绝经期的最早变化是卵巢功能衰退,表现为卵泡对促卵泡激素(follicle-stimulating hormone,FSH)敏感性下降,对促性腺激素刺激的抵抗性逐渐增加,然后才表现为下丘脑和垂体功能退化。围绝经期后,卵巢体积缩小,卵巢皮质变薄,原始卵泡耗尽,不再排卵。

(2)性激素变化

1)雌激素:围绝经期由于卵巢功能衰退,雌激素分泌减少。绝经后卵巢不再分泌雌激素,妇女体内低水平的雌激素主要是由来自肾上腺皮质以及卵巢的雄烯二酮经周围组织中芳香化酶转化的雌酮。

2)孕酮:绝经过渡期卵巢尚有排卵功能,但因增生期延长,黄体功能不全,导致孕酮分泌减少。绝经后无孕酮分泌。

3)雄激素:绝经后雄激素来源于卵巢间质细胞及肾上腺,总体雄激素水平下降。其中雄烯二酮主要来源于肾上腺,量约为绝经前的一半。卵巢主要产生睾酮,由于升高的黄体生成素(luteinizing hormone,LH)对卵巢间质细胞的刺激增加,睾酮水平较绝经前增高。

(3)促性腺激素绝经过渡期FSH水平升高,呈波动型,LH仍可在正常范围,但FSH/LH仍小于1。绝经后雌激素水平下降,诱导下丘脑分泌促性腺激素释放激素增加,进而刺激垂体释放FSH和LH增加;同时,由于卵泡产生抑制素减少,FSH和LH水平升高,其中FSH升高较LH更显著,FSH/LH>1,绝经后2~3年达最高水平,约持续10年,然后下降。卵泡闭锁导致雌激素和抑制素水平降低以及FSH水平升高,是绝经的主要信号。

(4)绝经后促性腺激素释放激素的分泌增加,与LH相平衡。

(5)绝经后妇女血抑制素浓度下降,较雌二醇下降早且明显,可能成为反映卵巢功能衰退更敏感的指标。

《素问·上古天真论》中记载:"女子七岁,肾气虚,齿更发长;二七而天癸至,任脉通,太冲脉盛,月事以时下,故有子……七七任脉虚,太冲脉衰少,天癸竭。地道不通,故形坏而无子也。"这是女性生长发育、生殖与衰老的自然规律,多数妇女可以顺利度过,但部分妇女由于体质、产育、疾病、营养、劳逸、社会环境、精神因素等方面的原因，不能很好地调节这一生理变化，使得肾阴阳平衡失调而导致本病。另外，肾阴阳失调，常涉及其他脏腑，尤以心、肝、脾为主。若肾阴不足，不能上济心火，则心火偏亢；乙癸同源，肾阴不足，精亏不能化血，导致肝肾阴虚，肝失柔养，肝阳上亢；肾与脾先后天互相充养，脾阳赖肾阳以温煦，肾虚阳衰，火不暖土，又导致脾肾阳虚。

本病以肾虚为本，肾的阴阳平衡失调，影响到心、肝、脾，从而发生一系列病理变化，出现诸多证候。

3. 表现

（1）因妇女一生经、孕、产、乳，数伤于血，易处于"阴常不足，阳常有余"的状态，而且经断前后，肾气虚衰，天癸先竭，所以临床以肾阴虚居多。由于体质或阴阳转化等因素，亦可表现为肾阳虚，并由于诸种因素，常可兼夹气郁、血瘀、痰湿等复杂症状。

1）肾阴虚型。绝经前后，月经紊乱，月经提前，量少或量多，或崩或漏，经色鲜红，头晕目眩，耳鸣，头部面颊阵发性烘热汗出，五心烦热，腰膝酸疼，足跟疼痛，或皮肤干燥，瘙痒，口干便结，尿少色黄。舌红少苔，脉细数。

2）肾阳虚型。经断前后，经行量多，经色淡黯，或崩中漏下，精神萎靡，面色晦暗，腰背冷痛，小便清长，夜尿频数，或面浮肢肿。舌淡，或胖嫩边有齿痕，苔薄白，脉沉细弱。

3）肾阴阳俱虚型。经断前后，月经紊乱，量少或多，乍寒乍热，烘热汗出，头晕耳鸣，健忘，腰背冷痛。舌淡，苔薄，脉沉弱。

（2）更年期综合征症状主要包括血管舒缩症状（主要表现为潮热和夜间出汗）、睡眠障碍、关节痛、阴道干燥以及性交痛。除此以外，焦虑、易怒、心悸、皮肤干燥、性欲降低以及疲劳同样有可能归因于更年期对机体带来的影响。

二、更年期综合征调理方法

1. 刮痧方法

（1）治法

以滋补肝肾、调理冲任为治法。

（2）主刮部位

头部两侧（太阳至风池）、翳风、百会、背部足太阳膀胱经第一侧线（大杼至肾俞）、膏肓、神堂、手少阴心经神门、手厥阴心包经内关、足太阴脾经三阴交、足阳明胃经足三里。

（3）配刮部位

烦躁易怒者，加太冲、太溪；精神疲乏者，加关元、气海；头晕耳鸣者，加听宫、听会；五心烦热者，加涌泉、劳宫；自汗盗汗者，加合谷、复溜、后溪。

（4）刮痧部位的方义理解

1）主刮部位。刮拭头部两侧太阳至风池、翳风，可疏解外风，平息内风。刮拭背部足太阳膀胱经第一侧线大杼至肾俞，可调理脏腑，补益肝肾。刮拭三阴交、太溪可健脾补肾。神门、内关分别为心及心包之经穴部位，轻刮可养心、安神、定志。

2）配刮部位。肾俞配三阴交，可滋肾阴以潜肝阳。百会醒脑开窍。足三里调补后天以滋气血生化之源。

2. 操作前准备

顾客先取俯卧位，再取仰卧位，自然放松身体。然后调理师在待施术部位均匀涂抹刮痧介质，如刮痧油、润肤乳、凡士林等，以避免皮肤擦伤。

3. 操作步骤

（1）操作要点

用牛角刮痧板分段刮痧，手法应沉缓柔和，力度均匀，以施术部位出现充血或沙状的红色小点为度，运用面刮法及角刮法，由上至下地单向刮拭。每条循行线自上而下反复刮痧 2～3 min。刮痧顺序一般为先内后外、先左再右。

（2）操作顺序

顾客取俯卧位，先从头部两侧开始，从太阳刮至风池、翳风，再沿足太阳膀胱经第一侧线从大杼刮至肾俞，角揉膏肓、神堂。然后取仰卧位，角揉百会、神门、内关、足三里、三阴交。更年期综合征调理刮痧流程如图 8-14 所示。

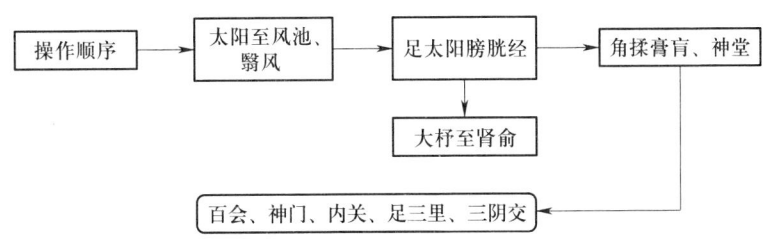

图 8-14　更年期综合征调理刮痧流程

（3）补泻原则

根据证型判断刮痧补泻手法，实证主要采用泻法刮拭，刮拭按压力度大，速度快，刺激时间短；虚证采用补法刮拭，刮拭按压力度小，速度慢，刺激时间长。

4. 注意事项

（1）刮痧调理更年期综合征有较好疗效，尤其对烦躁易怒、腰背酸楚及情志异常等有缓解作用。

（2）加强精神疏导与情绪调节，保持乐观豁达心态，加强体育锻炼，增强体质。

（3）刮痧后饮用300～400 mL温开水。

（4）间隔5～6日刮痧1次，连续4次为1个调理周期，治疗1个调理周期，休息2周后再开始第2个调理周期，应坚持调理2～3个周期。

三、更年期综合征健康指导

1. 情绪调节

由于更年期是妇女必经的生理时期，更年期综合征并非器质性病变，因此对更年期诸多症状的到来不必恐惧、担忧，精神上不要紧张，保持心情愉悦。更年期妇女可转移注意力，多参加自己平素喜爱的活动，亦可与三五好友结伴出行，互相交流疏解情绪，切忌钻牛角尖，自怨自艾；同时，家人应更加体贴、关心，增强其信心，这对稳定情绪十分重要。对于部分抑郁、焦虑症状明显的妇女，应当及时就医，必要时需使用药物治疗，或配合心理治疗。

2. 食物忌宜

（1）增加摄取含钙量高的食物，如牛奶、虾蟹、动物肝脏等，必要时可以摄取适量维生素D以帮助钙质吸收。

（2）适量补充植物蛋白，如黄豆、豆浆、豆腐等。

（3）不要盲目服用含激素的保健品。

3. 起居劳逸

选择自己喜欢的项目坚持锻炼，最好是团体项目，如太极拳、跳舞、球类活动、慢跑等。运动能强筋健骨，改善骨质疏松。户外运动能改善心肺功能，延长日照能促进体内钙质的吸收。团体活动可以通过交流舒缓情绪，找到人生价值。

四、临床案例

1. 情景描述

顾客，女，48岁，业务员。因"月经量少半年"前来调理。顾客自述从半年前开始，月经经量减少，经色鲜红，自觉头面部阵发性烘热汗出，腰膝酸疼，皮肤干燥，喜怒无常，伴头晕，耳鸣，口干口苦，大便秘结，尿少色黄。中医情况：舌红少苔，脉细数。医院诊断为更年期综合征。首先，嘱顾客取俯卧位，从头部两侧开始，从太阳刮至风池、翳风，再沿足太阳膀胱经第一侧线从大杼刮至肾俞，角揉膏肓、神堂。然后嘱顾客取仰卧位，角揉百会、神门、内关、足三里、三阴交。每条循行线自上而下反复刮痧 2～3 min，均以皮肤微红为度。

2. 案例分析

此案例中，顾客以月经量少半年为主诉，医院诊断为更年期综合征。根据上述操作规范，对顾客头部两侧太阳至风池、翳风段，足太阳膀胱经第一侧线大杼至肾俞段，膏肓、神堂、百会、神门、内关、足三里、三阴交进行刮痧调理，以达到滋阴降火、安神养心的目的。

学习单元 2　耳鸣、耳聋调理

一、耳鸣、耳聋概述

1. 定义

耳鸣、耳聋均是听觉异常、听力下降的疾病。顾客自觉耳内鸣响，如闻潮声，妨碍听觉者，称为耳鸣；顾客听力减弱、妨碍交谈，甚至听觉丧失，不闻外声者，称为耳聋，症状轻者又称重听。耳鸣、耳聋可单独出现，亦可合并出现，耳聋往往由耳鸣发展而来。二者在病因病机及刮痧调理方面大致相同，故合并论述。

西医学中的神经性耳聋以及脑血管疾病、高血压病、内耳的血管痉挛等引起的耳鸣、耳聋，可归属本病范畴进行辨证论治。

2. 常见病因

耳鸣临床上主要分为两类：一类是自觉性耳鸣，又称主观性耳鸣，即患者自己感觉到的耳鸣；另一类是客观性耳鸣，即患者本人或周围人贴近耳部也能听到的耳鸣。绝大多数都是主观性耳鸣，主观性耳鸣又分为单侧发病和双侧发病。耳鸣、耳聋的病因比较复杂，主要有外耳病变、蜗后疾病和全身性疾病。其中，外耳病变包括耵聍栓塞、肿物或异物、各种中耳炎、耳硬化症等；蜗后疾病包括内听道和小脑脑桥角病变，如听神经瘤、脑膜瘤、胆脂瘤等；全身性疾病包括心脑血管病、高血压、高脂血症、动脉硬化，以及焦虑、睡眠不佳等。

中医学认为耳鸣、耳聋的发生主要可由内因、外因两方面导致。外因多由风热侵袭，邪郁不泄，壅遏清窍所致。内因多为病后或房劳，耗伤肾精，则耳窍失养，或脾胃虚弱，气血生化之不足，或脾虚清阳不升，不能上荣于耳窍，而导致耳鸣、耳聋；情志不畅，肝失疏泄，气郁化火，或暴怒伤肝，肝胆之火循经上扰耳窍而致耳鸣、耳聋；嗜酒肥甘，脾胃湿热内生，聚成痰热，日久化火，痰火上升，壅塞耳窍而致耳鸣，甚至气闭而成耳聋。

3. 表现

（1）耳鸣、耳聋常见于中老年人，好发于 30～60 岁的人群。近年来，本病的发病率增高，且有低龄化趋势。

1）风热上壅型。耳鸣，耳聋，突然发作，头晕目眩，耳内作痒，发热恶风，头胀痛，或伴牙龈肿痛，咽干口渴，耳中疼痛，甚至流脓、流血。苔薄黄，脉浮数。

2）肝胆火盛型。耳鸣，耳聋，突然发作，头痛，面红目赤，咽干口渴，心烦胸闷，心神不安，性急易怒，每遇情志刺激而使病情加重，胸胁胀满，便秘溲赤。舌红苔黄，脉弦数。

3）痰火上扰型。耳鸣如蝉，时轻时重，甚至闭塞如聋，痰多，胸闷，口苦。苔黄腻，脉滑数。

4）瘀阻宗脉型。耳鸣，耳聋，聋则如塞，或耳内流血，或见耵聍与陈血胶结，面色黧黑。舌质紫黯，有瘀点或瘀斑，脉涩。

5）肾精亏虚型。耳鸣，耳聋，头晕目眩，腰膝酸软，五心烦热，潮热盗汗，颧红，遗精滑精。舌红少苔，脉细数。

6）脾虚气陷型。耳鸣，耳聋，时轻时重，每因劳累而加重，头晕目眩，面色萎黄，神疲乏力，肢体倦怠，食少便溏。舌苔薄黄，脉细弱无力。

（2）现代医学认为耳鸣、耳聋一般可分为两大类。

1）耳源性疾病。往往伴有听力下降，如外耳道炎、急性或慢性中耳炎、分泌性中耳炎、耳毒性药物中毒、内耳供血不足等。

2）非耳源性疾病。这类患者除了耳鸣外，还常伴有相应疾病的症状，如心血管疾病、高血压病、糖尿病、脑外伤等。另外，约有 40% 的耳鸣患者找不到明显的病因，称为不明原因性耳鸣。

二、耳鸣、耳聋调理方法

1. 刮痧方法

（1）治法

以疏风泻火、化痰开窍为治法。

（2）主刮部位

头部两侧（太阳至风池）、翳风、耳门、听宫、听会、背部督脉（后发际至骶尾椎）、足太阳膀胱经（肝俞至肾俞）、前臂手阳明大肠经（曲池至合谷）、外关。

（3）配刮部位

风热上扰证者，加合谷、中渚；肝胆火旺证者，加行间、丘墟、足临泣；痰火郁结证者，加劳宫、丰隆、内庭。

（4）刮痧部位的方义理解

1）主刮部位。刮拭头部两侧（太阳至风池）、翳风，可疏解外风，平息内风；刮拭耳门、听宫、听会三穴，可疏风散热，聪耳启闭；刮拭背部督脉后发际至骶尾椎段，可疏通经气，聪耳明目；刮拭足太阳膀胱经（肝俞至肾俞）可补益肝肾；刮拭前臂手阳明大肠经曲池至合谷段、外关，可疏风清热。

2）配刮部位。配合谷、中渚可疏解少阳风热；配行间、丘墟、足临泣可清泻肝胆；配劳宫、丰隆、内庭可豁痰泻火。

2. 操作前准备

顾客取仰卧位或者坐位，自然放松身体。然后调理师在待施术部位均匀涂抹刮痧介质，如刮痧油、润肤乳、凡士林等，以避免皮肤擦伤。

3. 操作步骤

（1）操作要点

用牛角刮痧板分段刮痧，手法应沉缓柔和，力度均匀，以施术部位出现充血或沙状的红色小点为度，运用面刮法及角刮法，由上至下地单向刮拭。每条循行线自上而下反复刮痧 2～3 min。刮痧顺序一般为先内后外、先左再右。

（2）操作顺序

刮拭头部两侧（太阳到风池），到翳风、耳门、听宫、听会；再从背部督脉后发际刮到骶尾椎；再刮督脉旁开 1.5 寸的足太阳膀胱经肝俞至肾俞；再沿手阳明大肠经曲池至合谷刮拭；最后以阿是穴为中心重点刮拭。耳鸣、耳聋调理刮痧流程如图 8-15 所示。

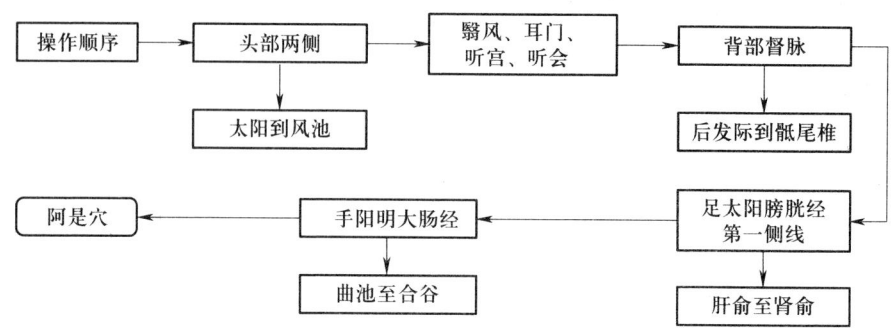

图 8-15 耳鸣、耳聋调理刮痧流程

（3）补泻原则

根据证型判断刮痧补泻手法，实证主要采用泻法刮拭，刮拭按压力度大，速度快，刺激时间短；虚证采用补法刮拭，刮拭按压力度小，速度慢，刺激时间长。

4. 注意事项

（1）刮痧对耳鸣、耳聋有一定的疗效，但对鼓膜损伤致听力完全丧失者疗效不佳。新病者通过刮痧有望康复，慢性久聋者较难康复。

（2）良好的生活习惯及精神状态对耳鸣、耳聋的康复有着重要的意义。平时应调畅情志，预防外感，避免劳倦，节制房事。饮食忌辛辣、肥甘之物。保持耳道清洁，少佩戴耳机。

（3）刮痧后饮用 300 ~ 400 mL 温开水。

（4）实证耳鸣、耳聋可每隔 4 ~ 5 天刮痧 1 次，虚证可每隔 6 ~ 7 天刮痧 1 次，连续 4 次为 1 个调理周期，治疗 1 个调理周期，休息 2 周后再开始第 2 个调理周期，应连续调理 3 ~ 4 个周期。

三、耳鸣、耳聋健康指导

1. 避免接触噪声。要避免长时间处于过度嘈杂的工作和生活环境。

2. 避免使用对内耳听觉器官有毒性作用的药物，如庆大霉素、链霉素、卡那霉素、新霉素和奎宁等。

3. 保持良好的生活习惯。要有乐观豁达的生活态度，避免情绪激动。不熬夜，保证充足的睡眠。戒烟、限酒，不喝咖啡，少吃盐，多食含锌、铁、钙丰富的食物，适量饮用绿茶。

四、临床案例

1. 情景描述

顾客，男，72岁，退休工人，因"耳如蝉鸣2周"前来调理。顾客2周前因与家人争执突然出现耳如蝉鸣，听力下降，自述咽干口渴，烦躁不安，性急易怒，胸胁胀闷，大便秘结，小便黄赤。其人面红目赤，舌质红，苔黄腻，脉弦。医院诊断为耳鸣。首先嘱顾客取坐位，从太阳刮至风池，再到翳风、耳门、听宫、听会，再从背部督脉后发际刮至骶尾椎，再选取足太阳膀胱经从肝俞刮至肾俞，最后沿手阳明大肠经曲池至合谷刮拭。每条循行线自上而下反复刮痧2~3 min，手法宜重，速度宜快，均以皮肤微红为度。

2. 案例分析

该顾客以耳如蝉鸣2周为主诉，医院诊断为耳鸣。根据上述操作规范，对顾客太阳至风池段，以及翳风、耳门、听宫、听会，督脉后发际至骶尾椎段，足太阳膀胱经肝俞至肾俞段，手阳明大肠经曲池至合谷段进行刮痧泻法调理，以达到疏通经气、清泻肝胆、聪耳明目的目的。

学习单元3 鼻 炎 调 理

一、鼻炎概述

1. 定义

鼻炎为西医病名，指鼻腔炎性疾病，是多种原因引起的鼻腔黏膜炎症，主要表现为鼻塞（呈间歇性或交替性）、流涕，病变较重者可表现为持续性鼻塞，鼻涕量多，讲话呈闭塞性鼻音，久病者可伴有嗅觉减退、头晕等不适。

传统中医无鼻炎病名，根据临床表现可归属于"鼻窒"进行辨证论治，患者多有感冒鼻塞反复发作史。《素问·五常政大论》最早提出"鼻窒"病名："少阳司天，火气下临，肺气上从……咳嚏鼽衄鼻窒，口疡，寒热胕肿。"金元时期刘元素《素问玄机原病式·六气为病》中记载："鼻窒，窒，塞也"，总结了鼻窒的症状特点与病机，指出鼻窒的主要症状是鼻塞，并提出"侧卧则上窍通而下闭塞"这一交替性鼻塞的临床特征。《针灸甲乙经》中称本病为"窒鼻"，《灵枢》中称为"鼽窒"。

西医学中的急慢性鼻炎、过敏性鼻炎等均可参考本病进行辨证论治。另外，结构性鼻炎，即鼻中隔偏曲、中鼻甲反向弯曲及下鼻甲内展等结构异常，导致另一侧下鼻甲出现代偿性肥大引起鼻腔通气及功能异常者，出现了以鼻塞为主要症状的病证，也可参考本病进行辨证论治。

2. 常见病因

鼻炎是鼻腔黏膜和黏膜下层的炎症，病程可持续数月以上，或炎症长期反复发作，间歇期内黏膜功能和形态仍不能恢复正常，伴有不同程度的功能紊乱。

中医学认为，本病是由于反复感受外邪，或素体肺脾不足，致肺卫失宣，邪毒滞留，日久肺脾气虚，痰浊阻滞，进而痰凝血瘀，壅塞鼻窍，以鼻塞为主要表现。宋代严用和所著《济生方》中记载："若七情内郁，六淫外伤，饮食劳役，致鼻气不得宣调，清道壅塞。"历代医家对"鼻窒"病因存在不同的认识，大体可总结为心肺蕴热，壅塞鼻窍；肺脾气虚，邪滞鼻窍；气机郁滞，血瘀鼻窍。故《黄帝内经·素问》中记载，"心肺有病，而鼻为之不利也"，"脾为孤脏……其不及则令人九窍不通"。鼻炎的病变部位涉及心、肺、脾，病邪壅滞鼻窍是其主要病机。

3. 表现

（1）鼻炎初期主要表现为间歇性或交替性鼻塞，病变较重者可表现为持续性鼻塞，讲话呈闭塞性鼻音，久病者可伴有嗅觉减退、头晕等不适。

1）肺经蕴热型。鼻塞呈间歇性或交替性，时轻时重，鼻涕色黄而黏，可伴有口干，咳嗽痰少而黄。舌尖红或舌质红，苔薄黄，脉数。

2）肺脾气虚型。鼻塞呈间歇性或交替性，遇寒加重，鼻涕白而黏或稀清，量较多。头晕头重，倦怠乏力，少气懒言，面色苍白，咳嗽痰稀，恶风怕冷，易感冒。舌淡苔白，脉浮无力或缓弱。

3）气滞血瘀型。鼻塞重，或持续性鼻塞，鼻涕黏白或黏黄，鼻音重，或嗅觉减退，头痛头胀，可伴有耳胀闷堵塞、听力下降等症状。舌质暗红或有瘀点，脉弦或弦细。

（2）现代医学认为鼻炎是鼻腔黏膜和黏膜下组织的炎症。

1）急性鼻炎。一般由病毒感染引起，以鼻黏膜的急性炎症为主要表现，即俗称感冒、伤风。症状包括鼻塞、流涕、发热等，病程通常在7～10天。四季均可发病，冬季更为多见。

2）慢性鼻炎。是鼻黏膜及黏膜下层的慢性炎症，一般可持续3个月以上或反复发作，迁延不愈，间歇期亦不能恢复正常，伴有不同程度的鼻塞、分泌物增多、鼻黏膜肿胀或增厚等症状。其包括慢性单纯性鼻炎和慢性肥厚性鼻炎。慢性单纯性鼻炎以鼻黏膜肿胀、分泌物增多为特征，病变部位为鼻黏膜；慢性肥厚性鼻炎以黏膜、黏膜下层甚至骨质的局限性或弥漫性增生肥厚为特点。

3）过敏性鼻炎。即变应性鼻炎，是个体接触过敏原后，由于过敏反应引起的鼻黏膜非感染性炎性疾病。

二、鼻炎调理方法

1. 刮痧方法

（1）治法

以祛邪通络、补脾益肺、宣通鼻窍为治法。

（2）主刮部位

头部督脉循行线（百会经上星至印堂）、面部鼻翼两侧（迎香至颧髎）、头部两侧（太阳至风池）、背部足太阳膀胱经第一侧线（大杼至胃俞）、合谷。近端刮痧选迎香；远端刮痧选阿是穴、筋结点。

（3）配刮部位

1）中医方面。肺经蕴热者，加前臂手太阴肺经循行线（尺泽至列缺）、曲池、外关；肺脾气虚者，加小腿部足阳明胃经（足三里至丰隆）、足太阴脾经循行线；气滞血瘀者，加足背部足厥阴肝经（太冲至行间）、膈俞、血海。

2）西医方面。急性鼻炎者，可酌情加刮外关、合谷。慢性鼻炎者，可酌情加刮小腿部足太阴脾经循行线。过敏性鼻炎者，可酌情加刮风门、肺俞。

（4）刮痧部位的方义理解

1）主刮部位。刮拭督脉百会经上星至印堂循行线，可疏通经脉，祛风通窍；刮拭鼻翼旁迎香，由内向外平刮至颧髎，可活血通络，通利鼻窍；刮拭头部两侧太阳至风池，可祛风通络；刮拭背部足太阳膀胱经大杼至胃俞段，可调理脏腑，宣降肺气；刮拭合谷可宣肺通窍。

2）配刮部位。配前臂手太阴肺经尺泽至列缺段循行线、曲池、外关可清泻肺热，宣肺通窍；配小腿部足阳明胃经足三里至丰隆段循行线、足太阴脾经循行线可健脾祛湿，益气养血；配足背足部厥阴肝经太冲至行间段循行线、膈俞、血海可行气活血，祛瘀通络。

2. 操作前准备

顾客取仰卧位或俯卧坐位，自然放松颈部，然后调理师在待施术部位均匀涂抹刮痧介质，如刮痧油、润肤乳、凡士林等，以避免皮肤擦伤。

3. 操作步骤

（1）操作要点

用牛角刮痧板分段刮痧，手法应沉缓柔和，力度均匀，以施术部位出现充血或沙状的红色小点为度，运用面刮法及角刮法，由上至下地单向刮拭。每条循行线自上而下反复刮痧 2~3 min。刮痧顺序一般为先内后外、先左再右。

（2）操作顺序

先刮督脉百会经上星至印堂循行线；从鼻翼旁迎香由内向外平刮至颧髎，皮肤微红即可；刮拭头部两侧太阳至风池；刮拭前臂手太阴肺经尺泽至列缺段循行线；泻刮背部足太阳膀胱经大杼至胃俞段，要求出痧；刮拭小腿部足阳明胃经足三里至丰隆段循行线、足太阴脾经循行线、足背部足厥阴肝经太冲至行间段循行线；最后，以阿是穴、筋结点为中心重点刮拭。鼻炎调理刮痧流程如图 8-16 所示。

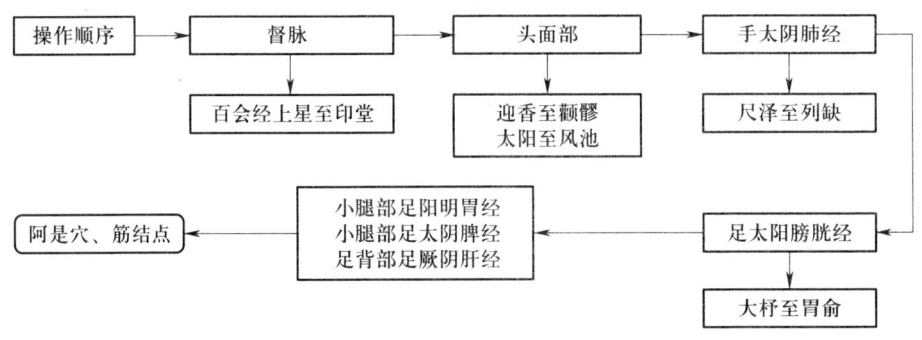

图 8-16　鼻炎调理刮痧流程

（3）补泻原则

根据证型判断刮痧补泻手法，实证主要采用泻法刮拭，刮拭按压力度大，速度快，刺激时间短；虚证采用补法刮拭，刮拭按压力度小，速度慢，刺激时间长。

4. 注意事项

（1）刮痧对调理鼻炎有一定效果，顾客可配合中药、针灸进行调理。

（2）平时应加强锻炼，增强体质，禁食辛辣刺激食物，戒烟限酒。

（3）刮痧后，嘱顾客避风寒，勤饮温开水，注意观察顾客刮拭部位的变化。

（4）间隔 4~5 天刮痧 1 次，具体间隔时间视顾客刮拭部位恢复情况而定，4 次为 1 个调理周期，连续调理 2 个周期，休息 2 周后再开始第 3 个调理周期，应连续调理 4 个周期。

三、鼻炎健康指导

1. 疾病宣教

除急性鼻炎（感冒）外，目前慢性鼻炎及过敏性鼻炎无法根治，其治疗目标以控制临床症状为主。因此，对顾客进行健康教育在鼻炎的调理中具有十分重要的意义。顾客对疾病的认知和对调理的预期可以在一定程度上影响疾病的调理效果，良好的健康教育可以增强顾客预防和调理疾病的意识，从而提升调理效果。

2. 心理疏导

鼻炎除了可导致鼻部及其他组织器官的症状外，还可影响顾客心理健康状态，甚至导致人格缺陷。因此，应对顾客进行心理疏导，指导顾客在正规医疗机构规范化诊断和治疗可减轻顾客不适症状，防止疾病进一步发展。

3. 过敏原检测

对于具有过敏性鼻炎的顾客，应对顾客进行过敏知识的宣教，使顾客了解过敏性疾病的病因、危险因素、自然病程以及危害性；应指导顾客去医院进行过敏原检测；指导顾客避免接触过敏原。

四、临床案例

1. 情景描述

顾客，男，65岁。因"反复鼻塞、流涕、打喷嚏2年"前来调理。自述2年来反复出现鼻痒、鼻塞、流清涕、打喷嚏等不适症状，晨起及受凉后可加重，不规律进行激素及抗过敏治疗，症状反复。前来调理时正当春季，柳絮纷飞，顾客时常鼻痒难耐，喷嚏不止，甚至遗尿，不堪其扰。西医查体：双侧鼻黏膜苍白、肿胀，鼻腔内有大量水样分泌物。检验检查：过敏原检测提示尘螨、猫毛、狗毛等过敏。中医情况：神疲乏力、头昏困重、饮食欠佳、稍食即饱、大便溏稀、舌淡胖有齿痕，苔薄白，脉细。综上，西医诊断为过敏性鼻炎，中医诊断为鼻炎（肺脾气虚证）。嘱顾客取仰卧位，选用合适的刮痧板，从鼻翼旁迎香由内向外平刮至颧髎，再刮前臂手太阴肺经尺泽至列缺段循行线、小腿部足阳明胃经足三里至丰隆段循行线、足太阴脾经循行线；然后取俯卧位，泻刮背部足太阳膀胱经大杼至胃俞段，以出痧为度。寻找顾客阿是穴及筋结点，重点点按刺激。

2. 案例分析

该顾客反复鼻塞、流涕、喷嚏2年，受凉后、春季柳絮纷飞时病情加重，过敏性鼻炎诊断明确。根据上述操作规范，对顾客鼻部周围及手太阴肺经、足太阴脾经进行刮痧，过程中对阿是穴及筋结点进行重点刺激，疏通经络，以达到疏风止痒、健脾益肺的目的。

学习单元4　咽喉肿痛调理

一、咽喉肿痛概述

1. 定义

咽喉肿痛以咽喉部红肿疼痛、吞咽不适为特征，又称"喉痹""乳蛾"。

西医学中的急慢性扁桃体炎、急慢性咽炎、单纯性咽喉炎及扁桃体周围脓肿等病均可归属本病范畴。

2. 常见病因

咽喉肿痛可由感染因素、过敏反应、饮食因素引起。咽喉肿痛主要为病毒、细菌感染引起，少部分为真菌感染。到目前为止，病毒性感染是引起咽喉肿痛的最常见原因，这些病毒主要为鼻病毒、冠状病毒、腺病毒、副流感病毒、流感病毒、呼吸道合胞病毒、柯萨奇病毒、猪流感病毒和偏肺病毒。不良的饮食习惯会引起免疫系统紊乱，导致咽喉慢性炎症，引起咽喉肿痛。

咽喉肿痛的病因病机主要为风热之邪袭肺，肺经郁热，热邪熏灼肺系，风热之邪循经上扰，结聚于咽喉，或过食辛辣及煎炒食物，胃热壅盛，肺胃郁热，循经上扰，与邪毒互结于喉核，发为乳蛾。或热毒灼伤阴津，津液不足，不能上输滋养咽喉，阴虚内热，虚火上炎，结于喉核，亦可致咽喉肿痛。咽喉肿痛病位在肺、胃、肾，火热郁结咽喉是其主要病机。

3. 表现

（1）对于咽喉肿痛的中医调理，临床辨证以热为主，但应分清虚实，从局部与全身症状入手，对其进行辨证调理。

1）实热型。咽部红肿，灼热疼痛，吞咽困难，高热头痛，口渴喜饮，咳嗽，痰黄黏稠，大便秘结，小便短赤。舌红苔黄，脉浮数或洪大者，为实热。

2）虚热型。咽喉稍肿，色暗红，疼痛较轻，喉间有异物感，咽喉干燥，声音嘶哑，入夜症状加重。舌红苔少，脉细数者，为虚热。

（2）现代医学认为咽喉肿痛主要以急性咽炎、慢性咽炎、急性扁桃体炎、慢性扁桃体炎为多见。

1）急性咽炎。一般起病较急，患者自觉咽部干燥、灼热、粗糙、微痛，咽痛症状逐渐加重，后出现吞咽疼痛，可伴头痛、发热、畏寒以及四肢酸痛等症状。查体时可见咽部黏膜充血肿胀，呈深红色，分泌物明显增多。咽后壁淋巴滤泡肿大，充血，可伴鼻腔黏膜的急性炎症性改变。颈部疼痛时可触及肿大淋巴结，有压痛。

2）慢性咽炎。多见于成年人，儿童也可出现。全身症状不明显，以局部症状为主。可表现为咽部不适感、异物感、咽部分泌物不易略出，咽部有痒感、烧灼感、干燥感或刺激感。常在晨起时出现刺激性咳嗽及恶心。咽部分泌物少且不易咳出者常表现为习惯性地干咳及清嗓子咳痰动作，若用力咳嗽或清嗓子，可引起咽部黏膜出血，造成分泌物中带血。

3）急性扁桃体炎。好发于青少年，成人症状通常较轻，儿童症状较重。表现为急性起病，全身症状主要为畏寒、高热，体温最高可达 40 ℃，可持续 3~5 天。局部症状为咽痛、呼吸困难、软腭运动障碍，可有咽部异物感、声嘶、喉痛、咳痰、发声力弱甚至失声、鼻塞、流水样涕或黏脓涕、头痛等症状。

4）慢性扁桃体炎。多由急性扁桃体炎反复发作转为慢性。病原菌以链球菌及葡萄球菌等最常见。临床表现为反复咽痛，异物感，可伴刺激性咳嗽、口臭等症状。

二、咽喉肿痛调理方法

1. 刮痧方法

（1）治法

实热以疏风清热、利咽止痛为治法；虚热以滋阴补肾、降火利咽为治法。

（2）主刮部位

督脉后发际循行线（大椎至命门）、足少阳胆经颈部两侧循行线（风池至肩峰）、背部足太阳膀胱经第一侧线（大杼至肾俞）、前臂手太阴肺经循行线（尺泽至列缺）、肺俞、鱼际、少商、前臂手阳明大肠经循行线（曲池至合谷）、商阳、小腿部足少阴肾经循行线（太溪至水泉）、照海。近端刮痧选人迎，远端取穴选阿是穴、筋结点。

（3）配刮部位

实热型大便秘结者，加支沟、天枢。虚热型入夜症状加重者，加三阴交。

（4）刮痧部位的方义理解

1）主刮部位。刮拭背部督脉大椎至命门段循行线、颈肩部足少阳胆经风池至肩峰段循行线、背部足太阳膀胱经第一侧线大杼至肾俞段，可疏通经脉，疏风清热，滋阴补肾；刮拭风门、肺俞可清泻肺热，解表透邪；刮拭前臂手太阴肺经、手阳明大肠经循行线，可清肺利咽，清泻阳明邪热；刮拭合谷、鱼际、少商、商阳、太溪、照海、肾俞，可清热泻火，滋阴补肾，消肿利咽；刮拭小腿部足少阴肾经循行线，可滋阴补肾，清热利咽。

2）配刮部位。配大椎、外关、曲池可清肺退热；配支沟、天枢可清热通便；配三阴交可滋阴降火。

2. 操作前准备

顾客取仰卧位或俯卧位，自然放松颈部，然后调理师在待施术部位均匀涂抹刮痧介质，如刮痧油、润肤乳、凡士林等，以避免皮肤擦伤。

3. 操作步骤

（1）操作要点

用牛角刮痧板分段刮痧，手法应沉缓柔和，力度均匀，以施术部位出现充血或沙状的红色小点为度，运用面刮法及角刮法，由上至下地单向刮拭。每条循行线自上而下反复刮痧 2 ~ 3 min。刮痧顺序一般为先内后外、先左再右。

（2）操作顺序

首先刮颈肩部足少阳胆经风池至肩峰段循行线，接着刮拭背部督脉大椎至命门段循行线、背部足太阳膀胱经第一侧线大杼至肾俞段，实热型要求出痧，并对肩背部刮拭出痧之处行拍法或叩击，虚热型不要求出痧，皮肤微红即可；再刮前臂手太阴肺经尺泽至列缺循行线、手阳明大肠经曲池至合谷循行线，皮肤微红即可；再次补刮小腿部足少阳肾经太溪至水泉循行线，皮肤微红即可；最后以阿是穴、筋结点为中心重点刮拭。咽喉肿痛调理刮痧流程如图 8-17 所示。

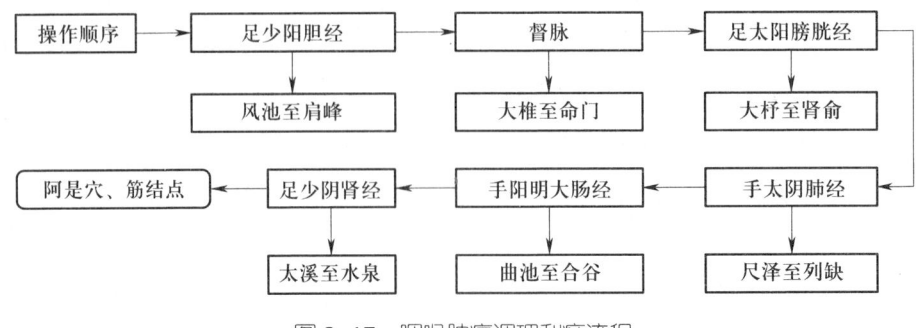

图 8-17 咽喉肿痛调理刮痧流程

（3）补泻原则

根据证型判断刮痧补泻手法，实证主要采用泻法刮拭，刮拭按压力度大，速度快，刺激时间短；虚证采用补法刮拭，刮拭按压力度小，速度慢，刺激时间长。

4. 注意事项

（1）刮痧调理咽喉肿痛效果较好，尤其对于实热证型效果显著。

（2）禁食辛辣刺激食物，戒烟戒酒。

（3）刮痧后，嘱顾客避风寒，施术后12 h内禁止洗浴，勤饮温开水，注意观察顾客刮拭部位的变化。

（4）实热证可间隔2~3天刮痧1次，2次为1个调理周期；虚热证可间隔4~5天刮痧1次，连续4次为1个调理周期。治疗1个周期，休息2周后可进入下一调理周期，应连续调理2~3个周期。

三、咽喉肿痛健康指导

1. 加强锻炼

咽喉肿痛多见于急慢性咽喉炎、扁桃体炎等，其中有70%~80%为病毒感染引起，包括鼻病毒、冠状病毒、腺病毒、流感和副流感病毒等。另有20%~30%为细菌感染引起，可单纯发生或继发于病毒感染，多为口腔定植菌溶血性链球菌，其次为流感嗜血杆菌、肺炎链球菌和葡萄球菌等，偶见革兰氏阴性杆菌。但接触病原体后是否发病还取决于人体自身免疫力及病原体致病力强弱。因此，应指导顾客平时加强体育锻炼，增强体质，提高自身免疫力，增强人体抵御病原体的能力，降低感染风险。

2. 饮食调护

咽喉肿痛无论是虚热还是实热，都应该避免进食辛辣燥热的食物，选择易于消化的饮食，注意休息，多饮水。

四、临床案例

1. 情景描述

顾客，男，5岁。因"发热伴咽痛3天"前来调理。中医情况：微恶风寒，舌尖红苔薄黄，脉滑数。西医诊断为急性扁桃体炎，中医诊断为乳蛾（实热证），治宜清热解毒、利咽消肿。嘱顾客取俯卧位，选取合适刮痧板，刮颈肩部足少阳胆经循行线、背部督脉循行线、背部足太阳膀胱经第一侧线，以出痧为度，并对肩背部刮拭出痧之处行拍法或叩击；刮前臂手太阴肺经循行线、手阳明大肠经循行线，皮肤微红即可；最后以阿是穴、筋结点为中心重点刮拭。

2. 案例分析

顾客不慎感受外邪，发热恶寒，伴咽痛，急性扁桃体炎诊断明确。根据上述操作规范，对顾客肩颈、后背及前臂进行刮痧，过程中对阿是穴及筋结点进行重点刺激，疏通经络，以达到清泻邪热、利咽消肿的目的。

培训课程 4　刮痧保健调理后的运动、起居、饮食、情志调摄指导

一、运动调摄的一般作用原理

人体正常的劳动和体育锻炼有助于气血流通，增强体质。但运动过度，则伤形耗气，导致脏腑经络及气血津液精神的失调，因而百病丛生；运动过少，则肌肉不充。

关于过劳所伤，《黄帝内经》中有诸多记载。《素问·宣明五气》中记载："久视伤血，久卧伤气，久坐伤肉，久立伤骨，久行伤筋，是谓五劳所伤。""劳则气耗"，劳倦过度易伤气，还易损伤脾胃，导致运化无力，气血不生。肌肉不充也与脾胃功能密切相关，脾主四肢，脾血足，则四肢健；反之，四肢不健也会影响脾脏功能。

脾胃为后天之本，四肢乃至全身的肌肉强度也是脾胃功能的外在体现，运动过度或不足均会对脏腑经络等产生不良影响。

二、起居调摄的一般作用原理

人与自然界是统一的整体，人体阴阳气血受自然界时令及气候的影响而不断发生周期性变化，使人体如同气候变换与昼夜交替般存在一定的规律。起居对于人体健康的影响主要体现在起卧作息和日常生活规律等方面。

《黄帝内经》中明确提出关于四时起居的原则，即"春夏养阳，秋冬养阴"。如《素问·四气调神大论》中记载："春三月……夜卧早起，广步于庭，被发缓形……夏三月……夜卧早起，无厌于日……秋三月……早卧早起，与鸡俱兴……冬三月……早卧晚起，必待日光。"

三、饮食调摄的一般作用原理

饮食失宜，包括饮食不节、饮食偏嗜、饮食不洁、饮食不合时宜，导致以脾胃为主的脏腑功能失调，而产生疾病。

饮食不节，损伤脾胃。过饥，易致脾胃生化乏源，气血化生不足，进而影响其他脏腑组织；过饱，加重脾胃负担，致脾胃难以消化运输而致病。饮食偏嗜，易致阴阳失衡而致病，寒热偏嗜、五味偏嗜和食物种类的偏嗜均会导致体质的变化，甚至损伤脏腑。饮食不洁易引起各种胃肠道反应，甚至导致中毒。五气、五味、五色、五方与五脏相联系，饮食宜将五味、五气与五脏相联系，符合季节特点的饮食才能更好地濡养脏腑，以达到天人相应。反之，饮食不合时宜，容易损伤脏腑。

饮食不仅与体质有密切联系，饮食失宜还易损伤脏腑，因此需合理调节饮食结构，以达到阴阳平衡的状态，则病无由生。

四、情志调摄的一般作用原理

七情，主要指喜、怒、忧、思、悲、恐、惊七种情志活动，是人类对外界事件和机体内环境变化产生的情绪、情感反应。七情内伤，是指异常的七情刺激引起脏腑精气功能紊乱而致疾病发生，亦可因人体正气虚弱，脏腑精气虚衰，对情志刺激的适应调节能力低下，导致疾病发生。

关于七情的描述最早可见于《黄帝内经》，《素问·举痛论》中记载："怒则气上，喜则气缓，悲则气消，恐则气下……惊则气乱……思则气结。"《灵枢·本神》中也有记载："肝气虚则恐，实则怒……心气虚则悲，实则笑不休。"后来的研究发展指出，情志异常会导致人体气机的紊乱，五脏的功能紊乱也可导致情志的异常变化，七情内伤也是内伤杂病的主要致病因素。

适度的情绪变化不仅无害，反而有助于宣泄情绪、宣畅气血，是心理健全的标志。情志变化失于节制，超过或不及一定限度，即便是良性情绪，也会引发疾病。七情分属五脏，且与气机密切相关，七情变化太过或不及均易损伤五脏，导致气机紊乱。除此之外，七情不仅与体质相关，还常两种或两种以上同时或间断、交叉反复地作用于人体。

七情内伤，致病复杂。七情变化是脏腑活动的表现形式之一，但太过或不及对脏腑也有反作用，可致机体平衡失调、营卫不和而发病。七情归属五脏，与五行相匹配，生克环绕，相互制约。因此，可以根据七情间相生相克的特点，"以情制情"，加以干预。

五、调理方案的制定原理

运动、起居、饮食、情志调摄的调理方案,不仅与症状相关,更与体质关系重大,主要对象是现代医学界定的亚健康人群,与中医学中"治未病"的思想有一定程度的契合。目前对于亚健康状态人群的界定有两种,其一是"有症无据",即个体存在种种不适,但根据临床或实验室的检测,没有出现阳性体征,不能被诊断为某种疾病。这类人群主要表现为躯体、心理以及社会环境三方面的活力降低、功能和适应力减退,如躯体方面的疲劳、头痛或头晕、耳鸣、肩或腿麻木僵硬、咽部有异物感,心理方面的心烦意乱、孤独感、注意力不集中、焦虑不安、多梦、记忆力下降,社会环境方面的人际关系不好、工作学习困难等。其二是无明显主观不适,但体检中发现个别指标异常而无法构成疾病的诊断,如血脂异常、肝功能异常、血糖增高、血压增高、超重等。

其调摄方案原理主要可从环境起居调摄、体育锻炼、精神调适、饮食调理等方面论述。《黄帝内经》中记载,"上古之人,其知道者,食饮有节。起居有常。不妄作劳,故能形与神俱,而尽终其天年,度百岁乃去";"起居无节,故半百而衰也"。起居有常,作息合理,主要作用就是保养人的精神,使人精力充沛,面色红润,目光炯炯,神采奕奕,所以清代名医张隐庵称:"起居有常,养其神也。"现代研究表明,运动可以活动全身肌肉、筋骨、关节,能疏经活络、振奋阳气、畅行气血、增强体质。适量的运动是消除疲劳的重要手段,还可以使人心情舒畅。长期运动可促进新陈代谢,增强体质,是预防亚健康的有效方法之一。心理刺激导致的心理改变主要是情绪在起作用,首先产生的是焦虑、愤怒、抑郁等,随后伴有交感神经、自主神经、内分泌、免疫等一系列变化。可见,持久过度的情绪反应,是导致亚健康状态的主要环节,所以防治亚健康要重视提高精神修养和心理素质。"养生之道,莫先于食",饮食不仅是人类维持生命的基本条件,还是治病的良方。药王孙思邈说,"凡欲治病,先以食疗,既食疗不愈,后乃药尔"。在讲究保健与健康生活的今天,食疗显得比以往任何时候都更加重要。食疗安全、经济、简便易行、无创伤痛苦、无毒副作用,是亚健康状态的重要疗法。

职业模块 9 培训与指导

培训课程1 技能培训

一、培训讲义编写

培训讲义的编写要分清主要内容与次要内容、疑难与易掌握的知识点。教学重点即希望学员掌握的最基本、最关键的内容。难点往往是大部分学员难以理解、掌握、运用的知识，以及复杂的技能和生疏的技巧。难点来自教材、学生和教师。对复杂问题，难以掌握其规律，宜坚持由近及远、由浅入深的原则；对内容相近、容易混淆或引起误解的知识，可通过反复对比寻找异同，分清正误。学员的知识基础、工作经验不同，理解接受能力也不一样。教师思想水平、业务能力的不同，钻研教材的深浅、教学方法的优劣、组织教学的好坏也是造成难点的重要因素。

二、技能培训方法

技能培训是教师主要用实践操作、演示向学员传播知识的一种方法。现代培训技术和方法主要有小组活动法、案例教学法、角色扮演、情景模拟等。

1. 小组活动法

该法是德国职业教育行动导向教学法中的一种微观教学法。在这种教学方法中，学生通常被分成4~6人一个小组，各小组的成员通过独立思考与交流、协作的方式展开学习实践活动。每一个成员既作为认知个体，也作为社会个体加入学习活动；小组活动的成果通常视作每一位成员的成果。这种教学方法由3个重要的环节构成："头脑风暴""小组分工"和"汇报评价"。

2. 案例教学法

案例教学法又称苏格拉底教学法，是授课教师根据教学目标，以典型教学案例为载体，引导学生对案例进行分析，引发学生思考，激发学生学习兴趣，锻炼学生作出判断和决策，培养和提升学生运用理论知识分析问题、解决问题能力的教学方法。讨论式教学法以启发式教学思想为基础，教师引导学生围绕教学内容进行讨论，相互交流和学习，互动式思考，培养学生获取和应用知识的能力。将以上两种教学法有机融合即为讨论式案例教学法。据文献报道，讨论式案例教学法在理论知识掌握、实践技能操作、临床思维养成及沟通交流方面，均优于传统教学法。

3. 角色扮演

角色扮演体验式教学模式一般由角色扮演主题及情景设计、参与对象和课前排练、课堂角色扮演、讨论评价及成绩认定 4 个环节组成。为活跃课堂气氛并允分调动学生参与的积极性，增加学生的荣誉感、责任感，在整个教学环节的安排上，建议学生参与面要广，争取全员参与。小班教学可以采取班内分组的方法，老师可合理安排整个课程角色扮演教学的次数，并以此作为分组的依据，合班上课亦可依此类推。另外，课堂角色扮演时间的安排要科学合理，一般认为 10～15 min 为宜。

4. 情景模拟

情景模拟根据临床真实病例的环境，设计接近真实的调理全过程，对刮痧调理整个过程的环境、内容进行模拟再现，使学习者感同身受，融入其中，是一种通过亲身体验加强理论知识的学习消化、提高自身的综合素养、增进情感体验的创新而实用的临床带教教学方法。

选择合适的教学方法运用于课堂，便于学员更好地理解与掌握知识，并用于临床实践。在组织和实施培训项目时，要善于把各种教学方法进行合理编排，交叉组合。

培训课程 2　经营、培训业务的管理

一、加强组织体系建设

要保证培训工作有序有效开展，需将培训业务与课程教学相结合，根据教材规定技师等级需掌握的病种，结合培训内容分层培训。

二、科学系统地制订培训计划

根据培训需求制订培训计划。培训需求就是判断是否需要培训及确定培训内容的活动过程，它既是确定培训目标、制订培训计划的前提，也是评估培训效果的基础。可采用 5W2H 方式，即 what（培训项目）、why（培训目的）、who（受训人员、讲师、责任人等），when（培训时间），where（培训地点），how（培训形式），how much（培训费用），确定培训需求和培训目标，据此编制培训计划，确保培训的针对性和有效性。

三、加强培训资源建设

培训资源建设主要包括培训硬件、师资队伍和课程体系3个方面。培训硬件的建设包括培训场地、培训设施及培训器材，特别是现代培训器材的配备、电子化网络学习平台的建设和核心技能培训基地的建设。师资队伍建设重点是抓好内部培训师队伍。课程体系要按岗位能力模型分类分级建立培训模块。

四、抓好培训策划与实施工作

根据年度培训计划按月开展工作，充分利用内部资源，合理安排时间，解决工学矛盾，有效组织培训。在培训方式上，结合受训员工的个性，将传统授课方式与启发思维、案例教学、角色演练、轮岗实践、导师带徒等多种培训手段相结合，对新技术和核心员工的培训，采取走出去、请进来的方式。

高级技师

职业模块 ⑩
刮痧保健调理判断

培训课程 1　脏腑经络和气血津液信息收集

一、脏腑经络信息收集

1. 脏腑辨证

脏腑辨证，是根据脏腑的生理功能及病理特点，对四诊所收集的各种病情资料进行分析、归纳，辨别疾病所在的脏腑部位及病性的一种辨证方法。脏腑辨证作为病位辨证的方法之一，其重点是辨别疾病所在的脏腑部位。

脏腑辨证是中医辨证体系中的重要内容，是临床诊断的基本方法，也是内、外、妇、儿各科辨证的基础，具有广泛的适用性。

脏腑病证是脏腑病理变化反映于外的客观征象。首先要辨明脏腑病位，以使调理更有针对性。由于各脏腑的生理功能不同，疾病过程中所表现的症状、体征也各不相同。因此，熟悉各脏腑的生理功能及其病理特点，是脏腑辨证的关键所在。其次要辨清病性。要结合病变所在的脏腑病位，分辨在此病位上的具体病性。病性辨证是脏腑辨证的基础。只有辨清病性，才能确定治疗和调理原则。

但是，由于病位与病性之间相互交织，临床辨证既可以脏腑病位为纲，区分不同病性；也可在辨别病性的基础上，根据脏腑的病理特征确定脏腑病位。

（1）心与小肠病辨证

心居胸中，为君主之官，主血脉，又主神志，为五脏六腑之大主，其华在面，开窍于舌，在体为脉，其经脉循肩臂内侧后缘，下络小肠，与小肠相表里。小肠具有受盛化物和泌别清浊的功能。

心病的主要病理为主血脉和藏神的功能失常，常见症状为心悸、怔忡、心痛、心烦、失眠、健忘、精神错乱、神志昏迷，以及某些舌体病变等。小肠病变主要反映在泌别清浊功能和气机的失常，常见症状为腹胀、腹痛、肠鸣、腹泻或小便赤涩疼痛、小便浑浊等。

心病的常见证型中，虚证多见心血虚证、心阴虚证、心气虚证、心阳虚证及心阳虚脱证；实证多见心火炽盛证、心脉痹阻证、痰蒙心窍证、痰火扰神证及瘀阻脑络证。小肠的实证有小肠实热证，虚证有小肠虚寒证。

（2）肺与大肠病辨证

肺居胸中，上通喉咙，开窍于鼻，外合皮毛，肺为娇脏，为脏腑之华盖。其经脉下络大肠，与大肠相表里。肺的主要生理功能有主气、司呼吸，主宣发、肃降，通调水道，朝百脉，主治节等。大肠具有传化糟粕的功能，称为"传导之官"。

肺病的主要病理为宣发、肃降功能失常，常见症状为咳嗽、气喘、咯痰、胸闷胸痛、咽喉疼痛、声音嘶哑、喷嚏、鼻塞、流涕等，其中以咳、喘、痰为特征表现。大肠病的主要病理为传导功能失常，常见症状有便秘、泄泻等。

肺病证型有虚实之分。虚证有肺气虚证和肺阴虚证；实证有风寒犯肺证、风热犯肺证、燥邪犯肺证、肺热炽盛证、痰热壅肺证、寒痰阻肺证、饮停胸胁证、风水相搏证等。大肠病常见证型亦有虚实之分。虚证有肠燥津亏证、肠虚滑泻证；实证有肠道湿热证、肠热腑实证、虫积肠道证等。

（3）脾与胃病辨证

脾与胃同居中焦，通过经脉相互络属而互为表里。脾在体合肉，主四肢，开窍于口，其华在唇。脾主运化，消化水谷并转输精微和水液，脾主升清，上输精微并升举内脏，脾喜燥恶湿；胃主受纳、腐熟水谷，胃主通降、以降为和，胃喜润恶燥。脾胃阴阳相合，燥湿相济，升降相因，纳运相助，共同完成饮食的消化吸收及精微的输布过程，化生气血，以营养全身，故称脾胃为"气血生化之源""后天之本"。

脾病主要病理为运化、升清、统血功能的失常，其常见的症状有腹胀、便溏、食欲不振、浮肿、内脏下垂、慢性出血等。胃病主要病理为受纳和通降、腐熟功能障碍，其常见的症状有胃脘胀满或疼痛、嗳气、恶心、呕吐、呃逆等。

脾病和胃病常见证型均有虚、实之分。脾病虚证多见脾气虚证、脾虚气陷证、脾阳虚证、脾不统血证；脾病实证有湿热蕴脾证、寒湿困脾证。胃病虚证多见胃气虚证、胃阳虚证、胃阴虚证；胃病实证有寒滞胃脘证、胃热炽盛证、食滞胃肠证。

（4）肝与胆病辨证

肝位于右胁，胆附于肝，肝胆互为表里。肝开窍于目，在体合筋，其华在爪。足厥阴肝经绕阴器，循少腹，布胁肋，络胆，系目，交颠顶。肝主疏泄，调畅气机，使气血畅达，助脾运化，疏泄胆汁，助食物的消化吸收，调节精神情志，有助于女子调经、男子泄精；肝又主藏血，具有储藏血液和调节血量的功能。胆能储藏和排泄胆汁，并主决断。

肝病的主要病理为疏泄与藏血功能失常，常见症状有胸胁、少腹胀痛或窜痛、情志抑郁或易怒、头晕胀痛、肢体震颤、手足抽搐，以及目部症状、月经不调、阴部症状等。胆病的主要病理为储藏和排泄胆汁功能失常，常见症状有胆怯易惊、惊悸不宁、口苦、黄疸等。

肝病常见证型可有虚、实和虚实夹杂之分。实证多见肝郁气滞聚证、肝火炽盛证、肝经湿热证、寒滞肝脉证；虚证多见肝血虚证、肝阴虚证；虚实夹杂证多见肝阳上亢证、肝风内动证。胆病的常见证型有胆郁痰扰证。

（5）肾与膀胱病辨证

肾位于腰部，左右各一，肾开窍于耳及二阴，在体为骨，生髓充脑，其华在发。肾主藏精，主生长、发育与生殖，又主水，主纳气。肾内寄元阴元阳，为脏腑阴阳之根本，故称先天之本。膀胱位于小腹中央，与肾直接相通，又有经脉相互络属，故为表里。膀胱有储尿和排尿的功能。

肾病的主要病理表现为生长、发育迟缓，生殖功能障碍，水液代谢失常等。肾病的常见症状有腰膝酸软或痛，眩晕耳鸣，发育迟缓，智力低下，发白早脱，牙齿动摇，男子阳痿遗精、精少不育，女子经少经闭、不孕，以及水肿，二便异常，呼多吸少等。膀胱病的主要病理为储尿、排尿功能失常，常见症状为小便频急涩痛、尿闭及遗尿、小便失禁等。

肾病的常见证型以虚证为多，可见肾阳虚证、肾阴虚证、肾精不足证、肾气不固证、肾阳虚水泛证、肾不纳气证等。膀胱病的常见证型为膀胱湿热证。

（6）脏腑兼病辨证

人体是一个以五脏为中心，通过经络连接六腑、四肢百骸、五官九窍、皮肉筋骨脉等构成的有机整体。五脏之间有生克乘侮关系，脏腑之间有互为表里的关系。在进行辨证时，一定要从整体观念出发，不仅考虑一脏一腑的病理变化，还需注意脏腑间的联系和影响。

在疾病发生发展过程中，同时出现两个或两个以上脏腑的证候，称为脏腑兼证。脏腑兼证并非单一脏腑证的简单相加，需要从脏腑之间的各种生理病理及经络的联系出发，弄清彼此存在的先后、因果、主次、并列等相互关系。

2. 经络辨证信息收集

经络辨证，是以经络学说为理论依据，对顾客所反映的症状、体征进行分析综合，以判断病属何经、何脏、何腑，进而确定发病原因、病变性质及病机的一种辨证方法。

划分病变所在的经络病位源于《黄帝内经》，后世多有发挥。

经络分布周身，运行全身气血，联络脏腑关节，沟通上下内外，使人体各部相互协调，共同完成各种生理活动。当人体患病时，经络又是病邪传递的途径，外邪从皮毛、口鼻侵入人体，首先导致经络之气失调，进而内传脏腑；反之，如果脏腑发生病变，同样也可循经络反映于体表，在体表经络循行的部位，特别是经气聚集的腧穴之处，会出现各种异常反应，如麻木、酸胀、疼痛、对冷热等刺激的敏感度异常或皮肤色素改变等，凭借这些反应便可辨别病变所在的经络、脏腑。

经络辨证是对脏腑辨证的补充和辅助，其内容有十二经脉病证和奇经八脉病证。

（1）辨十二经脉病证

十二经脉包括手、足三阴经和手、足三阳经。十二经脉病证有一定规律可循，可表现为本经经脉循行部位和所属脏腑的病变。掌握其规律和特点，便有助于推求病变所在的经络及脏腑。

1）经络循行部位的症状。经脉受邪，经气不利，所现病证多与其循行部位有关。例如，足太阳膀胱经受邪，可见项背、腰脊、腘窝、足跟等处疼痛。又如，肝经循行于胁肋、少腹，故《素问·脏气法时论》说："肝病者，两胁下痛引少腹。"

2）经络及所属脏腑症状。经络受病可影响脏腑，脏腑病变可反映于经络，而常表现为所属脏腑的病候与经脉循行部位的症状相兼。例如，手太阴肺经病证，可见咳喘气逆、胸满、前臂内侧缘疼痛等，并常在肺俞、中府等穴出现压痛感。

3）多经合病的症状。一经受邪，可影响其他经脉，表现为多经合病的症状。例如，脾经有病可见胃脘疼痛、食后作呕等胃经症状；足厥阴肝经受病，可出现胸胁满痛、呕逆、飧泄、癃闭等症。

（2）辨奇经八脉病证

奇经八脉，即冲、任、督、带、阳维、阴维、阳跷、阴跷八条经脉。奇经八脉具有联系十二经脉、调节人体阴阳气血的作用。

奇经八脉的病证，由其所循行的部位和所具有的特殊功能决定。

督脉总督一身之阳，任脉总任一身之阴，冲脉为十二经之海，三脉皆与足阳明胃经、足少阴肾经联系密切。所以，冲、任、督脉的病证，常与人的先、后天真气有关，并常反映为生殖功能的异常。故调理冲、任可以治疗妇女月经不调、不孕、滑胎流产等；温养督、任可以治疗生殖机能衰退等。

带脉环绕腰腹，其病常见腰脊绕腹而痛、子宫脱垂、赤白带下等。

阳跷为足太阳之别，阴跷为足少阴之别，能使机关矫健。其病多表现为肢体痿痹无力、运动障碍。

阳维脉起于诸阳会，以维系诸阳经；阴维脉起于诸阴交，以维系诸阴经，故为全身之纲维。阳维脉为病，多见寒热；阴维脉为病，多见心胸、脘腹、阴中疼痛。

二、气血津液信息收集

1. 气血辨证

气血辨证是根据气血的生理功能、病理特点，对四诊所收集的各种病情资料进行分析、归纳，以辨别疾病当前病理本质是否存在气血病证的辨证方法。

气血是构成人体和维持人体生命活动的基本物质，其生成与运行有赖于脏腑生理功能的正常，而脏腑功能活动也依赖于气血的推动与荣养。因此，当脏腑功能失调时，就必然影响气血的生成、分布与运行，从而产生气血的病变；反之，气血的病变也会导致脏腑功能的失常。两者在生理上相互依存、相互促进，在病理上相互影响。故气血辨证与脏腑辨证必须互相结合，互为补充。

气血辨证主要内容包括气病辨证、血病辨证、气血同病辨证。其中，气病辨证常见证型有气虚证、气陷证、气不固证、气脱证、气滞证、气逆证、气闭证。血病辨证证型有血虚证、血脱证、血瘀证、血热证、血寒证。临床常见的气血同病辨证证型有气血两虚证、气虚血瘀证、气不摄血证、气随血脱证和气滞血瘀证，其病机特点是二者互为因果，兼并为患，即气滞可导致血瘀，血瘀可导致气滞；气虚可导致血虚、血瘀和失血，而血虚、血瘀和失血也可演变为气虚甚至气脱。

2. 津液辨证

津液辨证是根据津液的生理和病理特点，对四诊所收集的各种病情资料进行分析、归纳，辨别疾病当前病理本质是否存在津液病证的辨证方法。

津液病证主要以津液亏虚和津液输布与运行障碍为主，常见证型有津液亏虚证、痰证、饮证、水停证。

培训课程2　综合保健调理方案确定

中医养生保健，是指在中医理论指导下，通过各种方法达到增强体质、预防疾病、延年益寿等目的的保健活动。中医养生的理念是顺应自然、阴阳平衡、因人而异。情志、饮食、起居、运动是中医养生的四大基石。中医养生保健强调全面保养、调理，从青少年做起，持之以恒。

综合保健调理方案主要由体质决定，根据不同体质的特征制定合适的日常养生方法，主要养生原则如下。

一、情志养生

通过控制和调节情绪以达到身心安宁、情绪愉快目的的养生方法。

二、饮食养生

根据个人体质类型，通过改变饮食方式，选择合适的食物，以获得健康的养生方法。

三、运动养生

通过练习中医传统保健项目的方式来维护健康、增强体质、延长寿命、延缓衰老的养生方法，常见的养生保健项目有太极拳、八段锦、五禽戏、六字诀等。

四、时令养生

按照春夏秋冬四时节令的变化，采用相应的养生方法。

五、经穴养生

根据中医经络理论，按照中医经络和腧穴的功效主治，采取针灸、推拿、按摩、刮痧、运动等方式，达到疏通经络、调和阴阳目的的养生方法。

职业模块 11
常见复杂病症的刮痧保健调理

培训课程 1　伤科常见复杂病症调理

学习单元 1　腰椎间盘突出症调理

一、腰椎间盘突出症概述

1. 定义

腰椎间盘突出症是由于腰椎间盘的退变与损伤，导致脊柱内外力学平衡失调，使椎间盘的髓核自破裂口突出，压迫腰脊神经根而引起腰腿痛的一种病症。本病好发于中年体力劳动者，发病人群中男性多于女性。

2. 常见病因

（1）中医病因病机

中医对腰椎间盘突出症最早的认识来源于《素问·刺腰痛》，其中记载："衡络之脉，令人腰痛，不可以俯仰，仰则恐仆，得之举重伤腰"，说明外伤劳损是腰痛的主要原因之一。此外，感受风寒或者坐卧湿地，也可导致腰部经络气血阻滞，不通则痛。素体禀赋不足，或年老精血亏虚，或者房事过度，容易折损肾气，由于"腰为肾之府"，腰部脉络失去濡养，不荣则痛。

（2）西医病因病理

1）解剖结构的因素。后纵韧带自第 1 腰椎平面以下逐渐变窄，至第 5 腰椎和第 1 骶椎间，宽度只有原来的一半，导致腰椎间盘纤维环后外侧较为薄弱。腰骶部是承受动、静力最大的部分，后纵韧带变窄造成自然结构的弱点，使髓核易向后方两侧突出。

2）腰椎间盘的退变和发育上的缺陷。随着年龄的增长，椎间盘有不同程度的退变，尤其是在 30 岁以后，由于负重和脊柱运动的机会增多，椎间盘经常受到来自各方面的挤压、牵拉和扭转应力，从而容易发生脱水、纤维化、萎缩、弹性下降，导致脊柱内外力学平衡失调，稳定性降低，退变开始明显，最后因外伤、劳损等外因导致纤维环由内向外破裂。这是本病发生的主要原因。

3）损伤。特别是积累性损伤，是引起本病的重要因素。由于腰椎间盘前厚后薄，当弯腰搬运重物时，髓核因体重、肌肉和韧带等张力的影响，产生强大的反抗性张力，若同时出现腰部过度负重或扭伤，就很有可能使髓核冲破纤维环而向侧后方突出，引起脊神经后根、马尾或脊髓的刺激或压迫症状。

4）劳损。若长期从事弯腰工作，或腰部积累性劳损，腰椎间盘会长期处于变形状态，使髓核长期得不到正常充盈，纤维环长期营养供应不足。当腰背肌肉张力增高，导致椎间盘内压力升高时，轻微的外力也可以使纤维环破裂，从而导致髓核突出。

5）寒冷刺激。长期受到寒冷的刺激，使腰背血管痉挛、收缩，会影响局部血液循环和腰椎间盘的营养供应。同时，腰背肌肉的紧张甚至痉挛，会导致椎间盘内压力升高，特别是对于存在变性的椎间盘，更会造成进一步的损害，当负重和脊柱运动时，容易促使髓核突出。

3. 表现

本病主要以腰部反复疼痛，逐渐向一侧下肢放射，程度轻重不等，大多向一侧沿坐骨神经分布区域放射为临床表现。严重者不能久坐久立，翻身转侧困难，咳嗽、喷嚏或大便用力等增高腹压时，会诱发疼痛加重。

（1）中医辨证

1）寒湿痹阻型。腰部有受寒病史，天气变化时症状加重，腰部冷痛重着，或痛连下肢。舌质淡，苔白或腻，脉濡缓。

2）气滞血瘀型。腰部有陈旧伤病史，劳累、久坐时加重，疼痛为刺痛感，痛处固定不移。舌暗红，可见瘀点瘀斑，脉细涩。

3）肾虚精亏型。起病缓慢，隐隐作痛，以酸痛为主，容易疲乏。舌质淡，脉沉细或舌红少苔，脉细数。

（2）西医分型

根据髓核突出的程度，腰椎间盘突出分为以下3种类型。

1）隐藏型。纤维环外层尚保持完整，为不完全性破裂。在受压情况下，髓核向纤维环破裂部分突出。如能适当休息，髓核可以完全还纳，破裂纤维环也有可能愈合。

2）突出型。纤维环外层尚保持完整，为不完全性破裂，但裂隙较大，髓核突出较为明显，呈球状。此型可转为破裂型，也可经手法复位而治愈。

3）破裂型。纤维环已经完全破裂，以致髓核明显从破裂处向外突出。其中，被以薄膜的突出物与附近组织隔开，难以发生粘连；若外无被膜，其突出的断端容易与附近的组织发生粘连，甚至与相应节段的神经根发生粘连，此种情况还纳比较困难。

二、腰椎间盘突出症调理方法

1. 刮痧方法

（1）治法

以舒筋通络、活血化瘀为治法。

（2）主刮部位（见图 11-1）

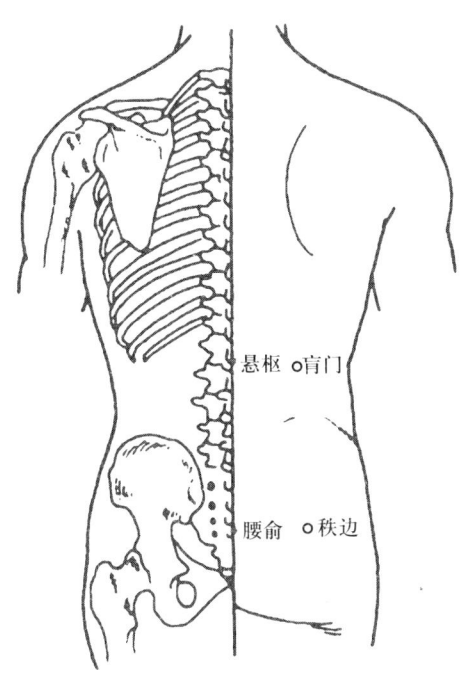

图 11-1　腰椎间盘突出症调理主刮部位

循经取穴可选取督脉（悬枢至腰俞）循行线、足太阳膀胱经第一侧线（三焦俞至下髎）循行线、足太阳膀胱经第二侧线（肓门至秩边）循行线，另可选取阿是穴、筋结点。

（3）配刮部位

1）中医方面。寒湿痹阻证者，可加气海、足三里；气滞血瘀证者，加膈俞、血海；肾虚精亏证者，加太溪。

2）西医方面。伴下肢放射痛者，疼痛位于后正中线，加足太阳膀胱经（秩边至昆仑）循行线；下肢反射痛位于外侧面，加足少阳胆经（环跳至悬钟）循行线。

（4）刮痧部位的方义理解

1）主刮部位。督脉（悬枢至腰俞）循行线，可舒筋通络；足太阳膀胱经第一侧线

（三焦俞至下髎）循行线、足太阳膀胱经第二侧线（肓门至秩边）循行线可活血化瘀。

2）配刮部位。配气海、足三里可健脾祛湿；配膈俞、血海可活血化瘀；配太溪可补肾填精。

2. 操作前准备

顾客取俯卧位，自然放松腰部，然后调理师在待施术部位均匀涂抹刮痧介质，如刮痧油、润肤乳、凡士林等，以避免皮肤擦伤。

3. 操作步骤

（1）操作要点

用牛角刮痧板分段刮痧，手法应沉缓柔和，力度均匀，以施术部位出现充血或沙状的红色小点为度，运用面刮法及角刮法，由上至下地单向刮拭。每条循行线自上而下反复刮痧 2～3 min。刮痧顺序一般为先内后外、先左再右。

（2）操作顺序

先刮督脉（悬枢至腰俞），重点加强命门、腰阳关刮拭；然后刮足太阳膀胱经第一侧线（三焦俞至下髎），重点加强肾俞和大肠俞刮拭；再刮足太阳膀胱经第二侧线（肓门至秩边），重点加强志室和秩边刮拭；最后以阿是穴、筋结点为中心重点刮拭。腰椎间盘突出症调理刮痧流程如图 11-2 所示。

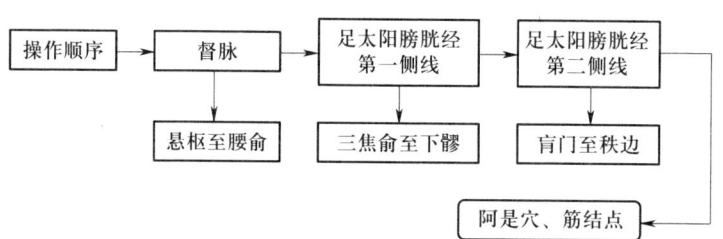

图 11-2 腰椎间盘突出症调理刮痧流程

（3）补泻原则

根据证型判断刮痧补泻手法，实证主要采用泻法刮拭，刮拭按压力度大，速度快，刺激时间短；虚证采用补法刮拭，刮拭按压力度小，速度慢，刺激时间长。

4. 注意事项

（1）刮痧调理期间，避免负重和受寒。

（2）适当进行腰背肌肉功能锻炼，促进康复。

（3）如果腰椎生理弧度出现改变，甚至反弓，谨慎刮督脉（悬枢至腰俞）循行线。

（4）间隔 3～4 天刮痧 1 次，具体间隔时间视顾客刮痧部位恢复情况而定，6 次为 1 个调理周期，连续调理 2 个周期，休息 2 周后再开始第 3 个调理周期。

三、腰椎间盘突出症健康指导

1. 改变不当工作生活习惯

在生活和工作中注意劳动姿势，避免久坐、弯腰、闪挫、受凉，注意腰部保暖，睡硬板床。减少腰椎负重锻炼，增加功能锻炼。有目的地加强腰背肌锻炼，使肌肉强壮有力，增强腰椎稳定性，减轻椎间盘的负荷。年老顾客需增加钙的摄入，多吃奶制品、豆类、鱼虾等。

2. 注意关节的保养

平时尽量少碰冷水，避免冷水刺激导致病情加重。注意身体保暖，避免症状反复发作。也可通过热敷、泡热水澡来放松紧绷的肌肉。

四、临床案例

1. 情景描述

顾客，女，65岁，退休人员。因"反复腰痛伴左下肢麻痛5年余"前来调理。顾客5年前提重物后突然出现腰痛，伴有左下肢放射性麻痛，活动时加重，不能弯腰，平躺休息可缓解，症状反复发作。舌暗红，少苔，脉弦细。嘱顾客取俯卧位，选用合适的刮痧板，依次刮拭督脉（悬枢至腰俞）、足太阳膀胱经第一侧线（三焦俞至下髎）、足太阳膀胱经第二侧线（肓门至秩边），每条循行线操作 2 min，以局部皮肤微红出痧为度。寻找顾客阿是穴及筋结点，重点点按刺激。

2. 案例分析

该顾客长期弯腰劳作，诊断明确，属由于腰椎间盘突出压迫神经引起的一系列症状。根据上述操作规范，对顾客腰部进行刮痧，过程中对阿是穴及筋结点进行重点刺激，疏通经络，以达到松解肌肉、缓解疼痛的目的。

学习单元2 增生性膝关节炎调理

一、增生性膝关节炎概述

1. 定义

增生性膝关节炎又称膝痹病，是一种老年常见疾病，主要临床症状为膝关节僵硬、肿痛、屈伸受限，膝关节稳定性差，在运动时疼痛感明显加重，影响患者正常行走，严重时可导致患者下肢功能障碍，日常生活活动能力下降，影响生活质量。增生性膝关节炎在中医学中属于痹证、骨痹的范畴。

2. 常见病因

中医学将增生性膝关节炎归为痹症的范畴，属于骨痹。《黄帝内经》最早对痹症进行了描述，《素问·痹论》中记载："风寒湿三气杂至，合而为痹也。其风气胜者为行痹，寒气胜者为痛痹，湿气胜者为着痹也。"《甲乙经·阴受病发痹》中记载："痹，膝不能伸屈，不可以行，梁丘主之；膝寒痹不仁，不可屈伸，髀关主之；髀痹引膝，腹外廉痛，不仁筋急，阳陵主之。"《张氏医通》中记载："膝为筋之府，膝痛无有不因肝肾虚者，虚则风寒湿袭之。"中医学的主流观点认为，增生性膝关节炎是由于肾气亏虚、骨节失养、膝关节劳损过度，外加风寒湿邪侵袭，导致气血瘀阻、经络不畅，不通则痛，从而引发膝关节肌肉肿胀疼痛，关节活动受限，骨质磨损产生疼痛。

增生性膝骨关节炎的病因尚未完全阐明，西医主流观点认为是机械性因素和生物性因素的共同作用，导致关节软骨退化、磨损、缺失、软骨下骨硬化、骨赘形成。

3. 表现

增生性膝关节炎是一种慢性退行性骨关节疾病，在中老年人以及肥胖者中多发，且女性的发病率要高于男性。《中医骨伤科临床诊疗指南》根据不同临床表现，将本病分为以下几类。

（1）寒湿痹阻型。关节疼痛重着，遇冷加剧，得温则减，腰身重痛。舌质淡，苔白腻，脉濡缓。

（2）湿热痹阻型。关节红肿热痛，屈伸不利，触之灼热，步履艰难，或伴有发热，口渴不欲饮，烦闷不安。舌质红，苔黄腻，脉濡数或滑数。

（3）气滞血瘀型。关节疼痛如刺，休息后痛反甚，面色黧黑。舌质紫暗，或有瘀斑，脉沉涩。

（4）肝肾亏虚型。关节隐隐作痛，腰膝酸软无力，酸困疼痛，遇劳更甚。舌质红，少苔，脉沉细无力。

（5）气血虚弱型。关节酸痛不适，少寐多梦，自汗盗汗，头晕目眩，心悸气短，面色少华。舌淡，苔薄白，脉细弱。

二、增生性膝关节炎调理方法

1. 刮痧方法

（1）治法

治法以祛风散寒除湿、活血通络止痛为主。

（2）主刮部位

主刮部位为足阳明胃经循行线、足少阳胆经循行线、足太阳膀胱经、足太阴脾经循行线。

（3）配刮部位

配刮部位根据不同证型可适当调整。风寒湿证者，加风门、风府；气滞血瘀证者，加膈俞、血海、太冲、合谷；痰湿阻络者，加丰隆、支正；肝肾不足者，加肝俞、肾俞；气血亏虚者，加足三里、三阴交。

（4）刮痧部位的方义理解

1）主刮部位。刮足阳明胃经、足少阳胆经、足太阳膀胱经、足太阴脾经可疏散外邪，舒经活络止痛，以祛寒湿之邪；调畅全身气机，既可疏散风寒，也可起到疏通局部筋脉的作用，使刮拭过的经络和腧穴的微循环得以改善，疏通经络，使局部得到气血的补充，"通则不痛"。

2）配刮部位。配风门、风府以祛风活络；配膈俞、血海、太冲、合谷以行气活血、通络止痛；配丰隆、支正以祛痰散结；配肝俞、肾俞以补益肝肾、补髓壮骨；配足三里、三阴交以调和气血。

2. 操作前准备

顾客取俯卧位或者俯伏坐位，放松身体。然后调理师在待施术部位均匀涂抹刮痧介质，如刮痧油、润肤乳、凡士林等，以避免皮肤擦伤。

3. 操作步骤

（1）操作要点

用牛角刮痧板分段刮痧，进行大面积手法操作5 min，手法应沉缓柔和，力度均匀，以施术部位出现充血或沙状的红色小点为度，对于出痧少或者没有出痧的顾客，不应过度强求出痧，以保证顾客感到舒适为操作原则。

（2）操作顺序

刮痧顺序遵循先阳后阴，先上后下，以刮透为宜。取足阳明胃经（伏兔至下巨虚）、足少阳胆经（阳陵泉至悬钟）、足太阳膀胱经（委中至昆仑）、足太阴脾经（血海至三阴交），按照顺序由上至下采用推法帮助顾客疏通经络，刮透后四井排毒。增生性膝关节炎调理刮痧流程如图11-3所示。

（3）补泻原则

根据证型判断刮痧补泻手法，实证主要采用泻法刮拭，刮拭按压力度大，速度快，刺激时间短；虚证采用补法刮拭，刮拭按压力度小，速度慢，刺激时间长。

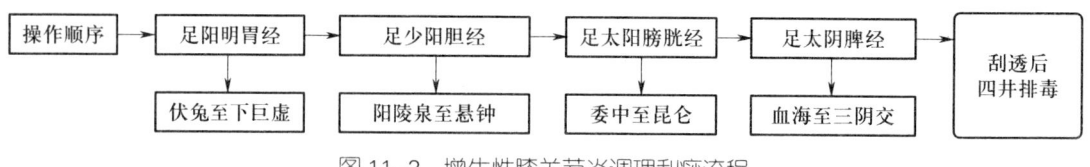

图 11-3 增生性膝关节炎调理刮痧流程

4. 注意事项

（1）刮痧调理痹症效果较好，即时止痛作用非常明显，顾客可配合针灸、推拿、艾灸、牵引进行调理。

（2）注意局部保暖，刮痧后，嘱顾客避风寒，施术后 12 h 内禁止洗浴，勤饮温开水，注意观察顾客刮拭部位的变化。

（3）刮痧每 3 天 1 次，具体间隔时间视顾客刮痧部位恢复情况而定，10 天为 1 个调理周期，2 个调理周期之间休息 2 天，共调理 3 个周期。

三、增生性膝关节炎健康指导

1. 在日常生活中养成合理的活动方式

顾客应加强对膝关节的功能训练，减轻关节负重，并尽量少做幅度过大的活动，避免膝关节过度劳累；尽量减少长途奔走、上下楼梯、爬山等活动，避免长久站立。肥胖者应加强减肥锻炼，有效减轻关节负担。应重视对膝关节的保护，可佩戴护膝、弹性套等辅助工具。在可以忍受的限度内，每日可适量进行步行锻炼。

2. 注意关节的保养

顾客应加强膝关节保暖，避免受寒导致膝关节出现滑膜增生，防止关节内出现积液，避免关节肿胀、疼痛和活动受限。在夏季，要避免长期吹空调和风扇。

加强营养摄入，对于由消化不良、腹泻等造成的营养不良问题，要及时治疗加以改善，避免对骨代谢造成不良影响，防止关节软骨出现提前退变。

3. 改善饮食结构

顾客应对膳食进行平衡搭配，补充各种营养物。中老年顾客应多吃一些富含钙的食物，如豆制品、核桃、虾皮、芝麻酱、牛奶等。应少吃辛辣刺激、油腻、生冷的食物，多吃水果蔬菜，多晒太阳，适量补钙和维生素 D。

四、临床案例

1. 情景描述

顾客，女，59岁，退休人员。因"双侧膝关节疼痛伴活动受限1年余"前来调理。顾客平素经常感觉双腿膝关节处疼痛，持续时间已经超过1年。医院诊断为增生性膝关节炎。嘱顾客取俯卧位或者俯伏坐位，选用合适的刮痧板，取足阳明胃经（伏兔至下巨虚）、足少阳胆经（阳陵泉至悬钟）、足太阳膀胱经（委中至昆仑）、足太阴脾经（血海至三阴交），按照顺序由上至下采用推法帮助顾客疏通经络，刮透后四井排毒，各操作5 min。

2. 案例分析

该顾客为中老年女性，诊断明确，属增生性膝关节炎引起的一系列症状。根据上述操作规范，对顾客膝关节、下肢进行刮痧，以祛风散寒除湿、活血通络止痛为主要目的。

学习单元3　风湿骨病调理

一、风湿骨病概述

1. 定义

风湿骨病泛指一种长期、反复作用于关节、骨骼、肌肉及有关组织的慢性疾病，以肌肉关节的活动受限为主要症状，同时常伴有相关部位的酸麻胀痛，受凉或活动过度时症状会加重，遇热则可有所缓解。

风湿骨病在中医学中属于痹症、骨痹的范畴。

在西医中，风湿性疾病是一组累及骨与关节及其周围软组织以及其他相关组织和器官的慢性疾病。风湿性疾病包含十大类一百余种疾病，发病机制不甚明了，但多数与自身免疫反应密切相关。

2. 常见病因

明代张介宾所著的《景岳全书》对痹证的病因、病机进行了论述："痹者，闭也，以气血为邪所闭，不得通行而病也。"《黄帝内经》的《素问·痹论》中记载："所谓痹者，各以其时重感于风寒湿之气也，风寒湿三气杂至，合而为痹也。其风气胜者为行痹，寒气胜者为痛痹，湿气胜者为着痹也。"当机体正气亏虚时，外邪即可乘虚而入，侵袭关节、肌肉等组织，导致经络不通，不通则痛，即患痹症。

《黄帝内经》中记载："病在骨，骨重不可举，骨髓酸痛，寒气至，名曰骨痹。"中医认为，肝肾亏虚、筋骨失养、风寒湿三邪侵袭、痰瘀凝滞是风湿骨病的主要病因病机。该病多因正气不足，风寒湿邪闭阻经络所致。风邪善行而数变，寒邪凝滞而主痛，湿邪重浊而黏滞，当人体正气不足时，风寒湿邪则乘虚而入，三气杂至合而为痹，闭阻经络，气血不通，不通则痛。其中风邪偏胜则为行痹，疼痛走窜不定；寒邪偏胜则为痛痹，痛点较为固定；湿邪偏胜则为着痹，关节肌肉酸困重浊。肝主筋，肾主骨，脾主肌肉，肝肾脾虚，则筋脉骨肌肉失于濡养，导致气血不通，麻木疼痛，活动不力。久病入血，久病入络，久病多痰，久病多瘀，痰瘀互结，滋生骨赘，阻滞经脉，致关节肿大畸形，活动受限，功能障碍。

3. 表现

风湿骨病常见于中老年人，顾客常见受累关节活动受限。中医学角度辨证分型如下。

（1）风湿痹阻型：关节疼痛、肿胀，游走不定，时发时止；伴恶风，或汗出，头痛，肢体沉重。舌质淡红，苔薄白，脉滑或浮。

（2）寒湿痹阻型：关节冷痛，触之不温，皮色不红，疼痛遇寒加重，得热痛减；甚至关节拘急，屈伸不利；肢冷，或畏寒喜暖；口淡不渴。舌体胖大，舌质淡，苔白或腻，脉弦或紧。

（3）湿热痹阻型：关节肿热疼痛，触之热感或自觉热感；关节局部皮色发红，发热心烦，口渴或渴不欲饮，小便黄。舌质红，苔黄腻或黄厚，脉弦滑或滑数。

（4）痰瘀痹阻型：关节肿痛日久不消，关节局部肤色晦暗，或有皮下结节，肌肉刺痛，关节僵硬变形；面色黧黑，唇暗。舌质紫暗或有瘀斑，苔腻，脉沉细涩或沉滑。

（5）瘀血阻络型：关节刺痛，疼痛部位固定不移，夜间疼痛加重；伴有肢体麻木，关节局部色暗，肌肤甲错或干燥无泽。舌质紫暗，有瘀斑或瘀点，苔薄白，脉沉细涩。

（6）气血两虚型：关节酸痛或隐痛，伴倦怠乏力，面色不华，或伴心悸气短，头晕，爪甲色淡，食少纳差。舌质淡，苔薄，脉细弱或沉细无力。

（7）肝肾不足型：关节疼痛，肿大或僵硬变形，腰膝酸软或腰背酸痛，或伴足跟痛，眩晕耳鸣，潮热盗汗，尿频，夜尿多。舌质红，苔白或少苔，脉细数。

（8）气阴两虚型：关节肿大伴气短乏力，肌肉酸痛，口干眼涩；自汗或盗汗，手足心热，形体瘦弱，肌肤无泽，虚烦多梦。舌质红或有裂纹，苔少或无苔，脉沉细无力或细数无力。

二、风湿骨病调理方法

1. 刮痧方法

（1）治法

治法以祛风散寒除湿、活血通络止痛为主。

（2）主刮部位（见图11-4）

1）病变部位在上肢关节。①刮手阳明大肠经：由曲池处沿前臂后外侧，经手三里、阳溪、合谷、二间等穴，刮至食指端的商阳处。②刮手少阳三焦经：由天井处沿前臂后侧正中向下经支沟、外关、阳池等穴，刮至无名指端。③刮手厥阴心包经：由曲泽处沿前臂前侧正中经内关、大陵、劳宫等穴，刮至中指端的中冲处。

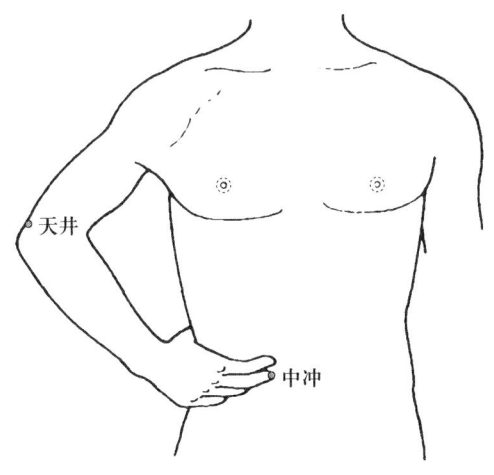

图11-4　风湿骨病调理主刮部位

2）病变部位在下肢关节。①刮足阳明胃经：由梁丘处沿下肢外侧向下经犊鼻、足三里、条口、解溪等穴，顺脚背刮至内庭处。②刮足太阳膀胱经：由委中处沿下肢后侧正中向下经承山、昆仑等穴，刮至小趾端。③刮足三阴经：由阴陵泉、曲泉处沿小腿内侧经地机、三阴交、太溪等穴刮至隐白处。

3）病变部位在脊柱。①刮督脉：由风府处沿脊柱正中向下经大椎、身柱、至阳、命门、腰阳关等穴，刮至腰俞处。②刮足太阳膀胱经：由天柱处沿脊柱两侧向下经大杼、风门、膈俞、肝俞、关元俞等穴刮至次髎处。

（3）配刮部位

风寒湿证者，加风门、风府；气滞血瘀证者，加膈俞、血海、太冲、合谷；痰湿阻络者，加丰隆、支正；肝肾不足者，加肝俞、肾俞；气血亏虚者，加足三里、三阴交。

（4）刮痧部位的方义理解

1）主刮部位。刮手阳明大肠经、手少阳三焦经、手厥阴心包经、足阳明胃经、足太阳膀胱经、足三阴经可疏散外邪，舒经活络止痛，以祛寒湿之邪；调畅全身气机，既可疏散风寒，也可起到疏通局部筋脉的作用，使刮拭过的经络和腧穴的微循环得以改善，疏通经络，使局部得到气血的补充，"通则不痛"。

2）配刮部位。配风门、风府以祛风活络；配膈俞、血海、太冲、合谷以行气活血，通络止痛；配丰隆、支正以祛痰散结；配肝俞、肾俞以补益肝肾，补髓壮骨；配足三里、三阴交以调和气血。

2. 操作前准备

顾客取俯卧位或者俯伏坐位，自然放松颈部，然后调理师在待施术部位均匀涂抹刮痧介质，如刮痧油、润肤乳、凡士林等，以避免皮肤擦伤。

3. 操作步骤

（1）操作要点

以边缘圆钝的牛角板为工具，运用面刮法刮试。手法应沉缓柔和，力度均匀。在关节的内外侧经线快速顺经轻刮，频率为3次/s，每经刮20次，每天1次。以施术部位皮色基本不变、不出痧，无痛或微痛、皮肤微热为度。

（2）操作顺序

在病变关节处按照离心方向进行刮疗，刮痧顺序需遵循先阳后阴，先上后下，以刮透为宜。按照顺序由上至下采用推法帮助顾客疏通经络。风湿骨病调理刮痧流程如图11-5所示。

（3）补泻原则

根据证型判断刮痧补泻手法，实证主要采用泻法刮拭，刮拭按压力度大，速度快，刺激时间短；虚证采用补法刮拭，刮拭按压力度小，速度慢，刺激时间长。

4. **注意事项**

（1）刮痧调理痹症效果较好，即时止痛作用非常明显，顾客可配合针灸、推拿、艾灸等手段治疗。

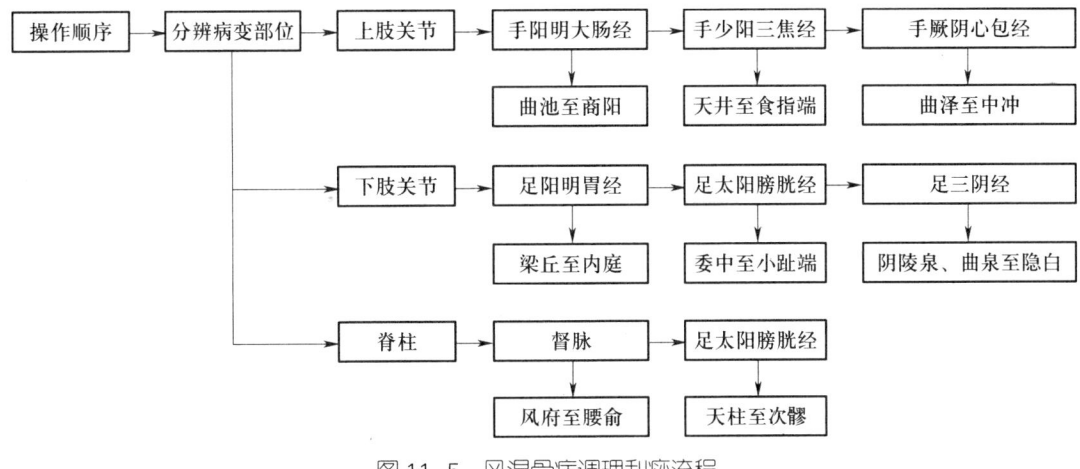

图 11-5 风湿骨病调理刮痧流程

（2）本病病程长，且易反复发作，应严格按照调理周期进行。与此同时，可配合一些辅助药物外敷。取干姜、干辣椒、乌头、木瓜，放入盛有清水的砂锅中，煮沸 30～40 min，趁热熏蒸患部。约 30 min 后，滤出药渣，用毛巾蘸药液热敷患处。如上反复熏蒸热敷 2～3 遍，每日早晚各 1 次。每剂药可连续使用 2 天。本方中的乌头有毒，切勿入口。

（3）刮痧后，嘱顾客避风寒，施术后 12 h 内禁止洗浴，勤饮温开水，注意观察顾客刮拭部位的变化。

（4）每经刮 20 次，每天 1 次，1 个月为 1 个调理周期，共 3 个调理周期，每个周期之间无间隔。

三、风湿骨病健康指导

1. 进行积极有效的功能锻炼

相关研究发现，通过规范顾客行为、保持良好心态及进行积极有效的功能锻炼可更好地控制疾病发展，并可有效避免组织器官功能丧失，对顾客康复起到促进作用，有助于提高其生活质量。运动要适可而止，活动也要适可而止，总以舒适为度，千万不能太过，否则欲速不达。要持之以恒、循序渐进。

2. 保持良好的心理状态

关节疼痛等诸多因素给患者带来了精神压力，使他们陷入痛苦之中，这样对病情更加不利，因此，在积极合理地进行药物治疗的同时，还应叮嘱患者保持良好的心态。社交娱乐活动有利于患者保持良好的心理状态，增强战胜疾病的信心。患者应积极主动地融入社会大家庭中，听从医护人员的指导，积极主动地配合治疗。

四、临床案例

1. 情景描述

顾客，男，56岁，下肢膝关节、踝关节疼痛伴晨僵4年，加重半个月。医院诊断为风湿骨病。嘱顾客取俯卧位或者俯伏坐位，选用合适的刮痧板，刮足阳明胃经：由梁丘处沿下肢外侧向下经犊鼻、足三里、条口、解溪等穴，顺脚背刮至内庭处。刮足太阳膀胱经：由委中处沿下肢的后侧正中向下经承山、昆仑等穴，刮至小趾端。刮足三阴经：由阴陵泉、曲泉处沿小腿内侧经地机、三阴交、太溪等穴刮至隐白处。在关节的内外侧经线快速顺经轻刮，频率为每秒3次，每经刮20次，每天1次。

2. 案例分析

该顾客为中年男性，诊断明确，属风湿骨病累及膝关节、踝关节引起的一系列症状。根据上述操作规范，对顾客下肢进行刮痧，以祛风散寒除湿、活血通络止痛为主要目的。

培训课程2　内科常见复杂病症调理

学习单元1　中风恢复期及后遗症调理

一、中风恢复期及后遗症概述

1. 定义

中风，是以突然昏倒、不省人事、半身不遂、口舌歪斜或者仅以半身不遂、口舌歪斜、言语不利、偏身麻木为主要表现的病症。本病好发于中老年人，以冬春两季高发，具有高发病率、高病死率、高致残率的特点。现代医学中的"脑梗死""脑出血"等急性脑血管疾病均属于该病范畴。

2. 常见病因

（1）中医病因病机

中风的病因病机经历了由"外风"到"内风"的演变。汉唐以前，以"外风"致病为主；金元以后，以"内风"致病为主。现代中医认为其基本病机是阴阳失调、气血逆乱，上犯于脑。其病位在脑，与心、肝、脾、肾密切相关。主要病因为正气虚弱，内伤积损；或情志过极，化火生风；或饮食不节，痰浊内生。也就是说，中风是由于脏腑功能失调，正气虚弱，在情志过极、劳倦内伤、饮食不节、用力过度、气候骤变的诱发下，瘀血阻滞，痰热内生，心火亢盛，肝阳暴亢，风火相煽，气血逆乱，上冲于脑而形成的。

（2）西医病因病理

急性脑血管疾病如出现中风表现的，均属于中风范畴。其主要原因是脑血管破裂导致脑出血，或者脑血管堵塞导致脑缺血，引起脑组织的缺血性坏死，最终导致肢体、言语和认知等功能的障碍。

3. 表现

本病好发于中老年人，其主要表现为半身不遂、口角歪斜、言语不利、感觉麻木或伴有不省人事。

根据有无神志障碍可划分为中经络和中脏腑。中经络者神志清楚，仅有半身不遂、口角歪斜、言语不利等表现。中脏腑者有神志障碍并伴有半身不遂、言语不利等表现。

根据病程可分为急性期、恢复期和后遗症期。急性期指发病后2周以内，中脏腑者可至1个月。恢复期指发病2周或1月后至6个月。后遗症期指发病6个月以上。

（1）中医辨证

1）肝阳上亢证。兼有眩晕头痛，面红耳赤，口苦咽干，心烦易怒，尿赤便干，舌质红绛，舌苔黄腻而干，脉弦数。

2）痰瘀阻络证。兼有头晕目眩，痰多而黏，舌质暗淡，舌苔薄白或白腻，脉弦滑。

3）阴虚风动证。兼有眩晕耳鸣，手足心热，咽干口燥，舌质红而体瘦，少苔或无苔，脉弦细数。

4）气虚血瘀证。兼有面色㿠白，气短乏力，口角流涎，自汗，心悸便溏，手足肿胀，舌质暗淡，舌苔白腻，有齿痕，脉沉细。

（2）西医分型

1）按照发病性质分型

①缺血性脑卒中。主要为脑缺血所致卒中，包括脑梗死、脑栓塞等。

②出血性脑卒中。主要为脑血管破裂所致卒中，包括脑出血、脑动脉瘤破裂、蛛网膜下腔出血等。

2）按照病程分型。按照病程分为急性期、迟缓期（软瘫期）、痉挛期、恢复期和后遗症期。

二、中风恢复期及后遗症调理方法

1. 刮痧方法

（1）治法

以活血化瘀、舒筋通络为治法。

（2）主刮部位

循经取穴可选取督脉（身柱至腰阳关）循行线、双侧足太阳膀胱经（天柱至肾俞）第一侧线、患侧足太阳膀胱经下肢循行线、患侧手阳明大肠经（肩髃至合谷）循行线；近端取穴可取关节周围穴位；另可选取阿是穴、筋结点。

（3）配刮部位

肝阳上亢证者，加肝俞、太冲；痰瘀阻络证者，加膈俞、血海、丰隆；阴虚风动证者，加肾俞、太溪；气虚血瘀证者，加足三里、膈俞。

（4）刮痧部位的方义理解

1）主刮部位。刮背部正中督脉循行线，可疏散外邪，舒经活络；刮拭背部足太阳膀胱经第一侧线，可调畅全身气机；刮拭下肢足太阳膀胱经循行线可舒筋活络；刮手阳明大肠经（肩髃至合谷）既可疏散外邪，也可起到疏通局部筋脉的作用；刮关节周围穴位、阿是穴、筋结点，以疏通局部气血。

2）配刮部位。配肝俞、太冲以平肝潜阳；配膈俞、血海、丰隆以行气活血，化瘀通络；配肾俞、太溪以滋补肝肾；配足三里、膈俞以益气活血。

2. 操作前准备

顾客取侧卧位，患侧在上，自然放松，然后调理师在待施术部位均匀涂抹刮痧介质，如刮痧油、润肤乳、凡士林等，以避免皮肤擦伤。

3. 操作步骤

（1）操作要点

用牛角刮痧板分段刮痧，手法应沉缓柔和，力度均匀，以施术部位出现充血或沙状的红色小点为度，运用面刮法及角刮法，由上至下地单向刮拭。每条循行线自上而下反复刮痧 2~3 min。刮痧顺序一般为先内后外、先左再右。

（2）操作顺序

先刮督脉循行线；再刮督脉旁开 1.5 寸的足太阳膀胱经及患侧下肢膀胱经；然后

沿手阳明大肠经刮拭；最后以关节周围穴位、阿是穴、筋结点为中心重点刮拭。中风恢复期及后遗症调理刮痧流程如图 11-6 所示。

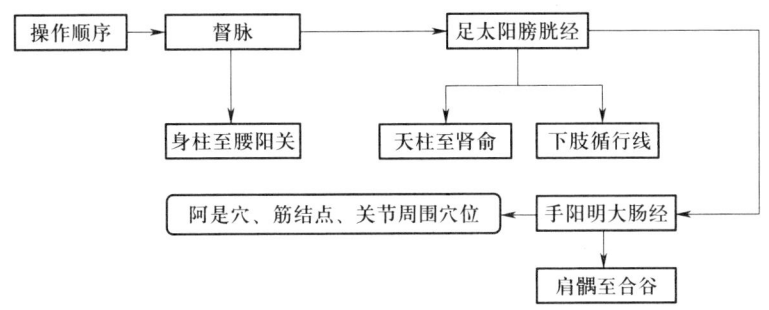

图 11-6　中风恢复期及后遗症调理刮痧流程

（3）补泻原则

根据证型判断刮痧补泻手法，实证主要采用泻法刮拭，刮拭按压力度大，速度快，刺激时间短；虚证采用补法刮拭，刮拭按压力度小，速度慢，刺激时间长。

4. 注意事项

（1）刮痧调理中风效果尚可，顾客可配合针灸、推拿、艾灸、现代康复疗法进行调理。

（2）刮痧需在顾客病情平稳后进行，注意局部保暖，避免过度劳累。

（3）刮痧后，嘱顾客避风寒，施术后 12 h 内禁止洗浴，勤饮温开水，注意观察顾客刮拭部位的变化。

（4）间隔 2～3 天刮痧 1 次，具体间隔时间视顾客刮痧部位恢复情况而定，15 次为 1 个调理周期，连续调理 2 个周期，休息 2 周后再开始第 3 个调理周期。

三、中风恢复期及后遗症健康指导

1. 积极治疗基础疾病

积极治疗可能引起中风的疾病，如动脉硬化、糖尿病、冠心病、高脂血症、高黏滞血症、肥胖病、颈椎病等。高血压是导致中风最危险的因素，应有效控制血压，坚持长期服药。

2. 重视中风的先兆

中风有一定的先兆，如头晕、头痛、肢体麻木、昏沉嗜睡、性格反常。一旦小中风发作，应及时到医院诊治。

3. 改善生活方式

饮食结构以低盐、低脂肪、低胆固醇为宜，适当多食豆制品、蔬菜和水果，少吃脂肪含量高的食物，如肥肉和动物内脏，戒除吸烟、酗酒等不良习惯。保持良好的生活习惯，避免情绪波动、过度疲劳、用力过猛等。提倡健康的生活方式，规律生活作息，保持大便通畅，避免因用力排便而使血压急剧升高，引发脑血管病。坚持运动。

四、临床案例

1. 情景描述

顾客，男，60岁，无业人员。因"左侧肢体乏力1年余"前来调理。医院诊断为中风后遗症，予以刮痧调理：嘱顾客取侧卧位，患侧在上，自然放松，然后调理师在待施术部位均匀涂抹刮痧介质，如刮痧油、润肤乳、凡士林等，以避免皮肤擦伤。取刮痧板依次刮拭督脉（身柱至腰阳关）、足太阳膀胱经（天柱至肾俞、下肢循行线）、手阳明大肠经（肩髃至合谷），每条循行线操作2 min，以局部皮肤微红出痧为度。寻找顾客阿是穴及筋结点，重点点按刺激。

2. 案例分析

该顾客诊断明确，属由于脑梗死引起的一系列症状。根据上述操作规范，对顾客督脉、后背、上肢、下肢进行刮痧，过程中对阿是穴及筋结点进行重点刺激，疏通经络，以达到活血化瘀、通经活络的目的。

学习单元2 面瘫调理

一、面瘫概述

1. 定义

面瘫是一种以口眼歪向一侧为主要临床表现的神经内科疾病，常伴有眼睑闭合不全、额纹消失、流涎等症状。面瘫在古代称为"口眼㖞斜""口僻"等，西医中的"面神经麻痹"属于该病范畴。面瘫的发生常与劳作过度、正气不足、风寒或风热乘虚而入等因素有关。颅内炎症、肿瘤、血管病变、外伤等多种原因病变累及面神经所致的继发性面神经麻痹，不是本节讨论的对象。

2. 常见病因

（1）中医病因病机

廖润鸿撰写的《勉学堂针灸集成》中首次提出了"面瘫"之名。其病因病理方面，古代医籍早有记载。《灵枢·经筋篇》中记载:"足阳明之筋……其病……卒口僻,急者目不合,热则筋纵,目不开,颊筋有寒,则急引颊移(哆)口;有热则筋弛纵缓,不胜收,故僻。"隋代巢元方《诸病源候论》中记载:"风邪入于足阳明、手太阳之经,遇寒则筋急引颊,故使口㖞僻。"张仲景《金匮要略》中记载:"浮者血虚,络脉空虚,贼邪不泻,或左或右;邪气反缓,正气即急,正气引邪,故致㖞僻不遂也。"清代喻昌(字嘉言)在《医门法律》中提出:口眼㖞斜是由于面部气血流通不畅,经脉得不到濡养而致。

由中国历代医家的经验总结可知,面瘫的病理病机主要是机体正气虚弱、气血不足、脉络空虚,风邪乘虚而入,致经脉失于荣养而出现筋脉拘急不收,口眼㖞斜等症状。

面瘫的病位主要与手、足阳明经及手太阳经密切相关。

(2)西医病因病理

面瘫又称为面神经麻痹,是由于面神经非特异性炎症导致的周围性面神经麻痹。其病因尚不明确,长期认为本病与病毒感染有关。受凉或上呼吸道感染后发病,可能是由于面神经急性病毒感染和水肿导致神经受压或局部血液循环障碍所致。多数人认为本病是一种自身免疫反应。其病理主要是面神经水肿,髓鞘肿胀、脱失,晚期可有不同程度的轴突变性,以在茎乳孔和面神经管内的尤为显著。

3. 表现

面瘫在任何年龄均可发病,以20～40岁高发。绝大多数以一侧病变为主,双侧甚少。急性起病,表现为口角歪斜、流涎、讲话漏风,笑时尤为明显。查体时可见病侧面部表情肌瘫痪、额纹消失、眼裂扩大、鼻唇沟变浅、口角下垂、面部被牵向健侧。48 h可达高峰,通常在1～2周内开始恢复。约1/3的患者为部分瘫痪,2/3的患者为完全性瘫痪。3个月不能完全恢复者,则会遗留后遗症。

中医辨证如下。

(1)风寒外袭型

见于发病初期,面部有受凉史。舌淡,苔薄白,脉浮紧。

(2)风热侵袭型

见于发病初期,伴有发热、咽痛、耳后乳突部疼痛。舌红,苔薄黄,脉浮数。

(3)气血不足型

多见于恢复期或病程较长的顾客,兼见肢体困倦无力、面色淡白、头晕等。舌淡,苔薄,脉细弱。

二、面瘫调理方法

1. 刮痧方法

（1）治法

以祛风通络、调和气血为治法。

（2）主刮部位（见图 11-7）

循经取穴选取督脉（百会至前发际）循行线、双侧足太阳膀胱经第一侧线（大杼至肾俞）、合谷、内庭；近端刮痧可选患侧额部、面颊、地仓、颊车、两侧太阳至风池；另可选取阿是穴、筋结点等。

（3）配刮部位

1）中医方面。风寒外袭证者，加风池、风府；风热侵袭证者，加风池、曲池；气血不足证者，加足三里、膈俞。

2）西医方面。抬眉困难者，加攒竹、鱼腰；耳后疼痛者，加翳风。

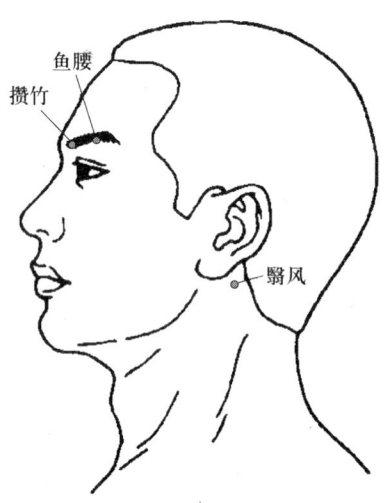

图 11-7　面瘫调理主刮部位

（4）刮痧部位的方义理解

1）主刮部位。刮督脉百会至前发际及患侧额部、面颊、地仓、颊车，既属循经取穴，也属近端选经，可疏通面部经气；刮两侧太阳至风池、背部足太阳膀胱经第一侧线，可祛风通络、调理脏腑气血；刮合谷、内庭，可祛风通络，疏通头面气血。

2）配刮部位。配风池、风府以祛风散寒；配风池、曲池以散风清热；配膈俞、足三里以活血补血；配攒竹、鱼腰以疏导额部经气；配翳风以祛风止痛。

2. 操作前准备

顾客取仰卧位，自然放松颈部，然后调理师在待施术部位均匀涂抹刮痧介质，如刮痧油、润肤乳、凡士林等，以避免皮肤擦伤。

3. 操作步骤

（1）操作要点

用牛角刮痧板分段刮痧，手法应沉缓柔和，力度均匀，以施术部位出现充血或沙状的红色小点为度，运用面刮法及角刮法，由上至下地单向刮拭。每条循行线自上而下反复刮痧 2～3 min。刮痧顺序一般为先内后外、先左再右。

（2）操作顺序

从百会刮至前发际；由正中线向外刮患侧额部；由鼻翼两旁向外平刮患侧面颊；刮头部两侧太阳至风池；刮督脉旁开1.5寸的足太阳膀胱经；最后以阿是穴、筋结点为中心重点刮拭。面瘫调理刮痧流程如图11-8所示。

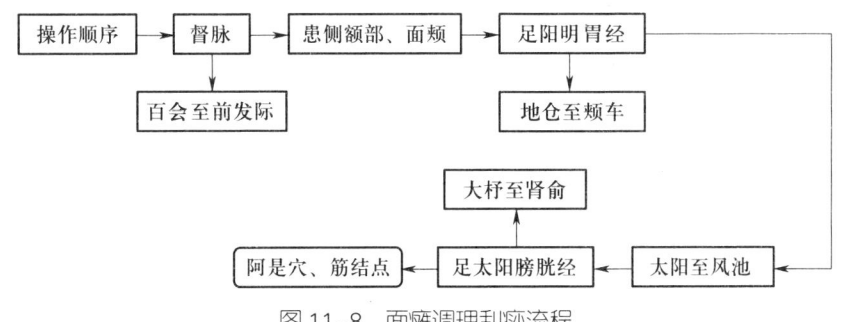

图11-8 面瘫调理刮痧流程

（3）补泻原则

根据证型判断刮痧补泻手法，实证主要采用泻法刮拭，刮拭按压力度大，速度快，刺激时间短；虚证采用补法刮拭，刮拭按压力度小，速度慢，刺激时间长。

4. 注意事项

（1）刮痧调理面瘫疗效较好，可配合针灸、推拿等进行调理。

（2）注意局部保暖，外出戴口罩。保持眼球湿润，睡觉戴眼罩进行防护。

（3）刮痧后，嘱顾客避风寒，热水洗头，洗后需要及时吹干，而且施术后12 h内禁止洗浴，勤饮温开水，注意观察顾客刮拭部位的变化。

（4）间隔2~3天刮痧1次，具体间隔时间可以视顾客刮痧部位恢复情况而定；一般4次为1个调理周期，连续调理2个周期，休息2周后再开始第3个调理周期。

三、面瘫健康指导

保持良好的生活习惯，避免风寒，注意保暖。避免空调、电扇直吹面部。遇到大风和寒冷的天气，出门时要轻拍轻按面部、耳后、颈部的一些重要穴位，增加御寒能力。避免长期熬夜，要以乐观平和的精神状态面对工作和生活，减轻心理压力，避免过度劳累。如果面部出现麻木等不适，应该及早就医。

四、临床案例

1. 情景描述

顾客，男，24岁，程序员。因"右侧口眼歪斜2天"前来调理。顾客2天前吹空调后出现右眼不能闭合，口角向左歪斜，流涎，无明显疼痛，无恶寒发热，医院诊断为面瘫。予以刮痧调理：嘱顾客取仰卧位，选用合适的刮痧板，依次刮拭督脉（百会至前发际），患侧额部、面颊，足阳明胃经（地仓至颊车），足太阳膀胱经（大杼至肾俞），每处操作 2 min，以局部皮肤微红出痧为度。寻找顾客阿是穴及筋结点，重点点按刺激。

2. 案例分析

该顾客受凉后起病，诊断明确，属由于周围性面瘫引起的一系列症状。根据上述操作规范，对顾客督脉、面颊进行刮痧，过程中对阿是穴及筋结点进行重点刺激，疏通经络，以达到疏风散邪、通经活络的目的。

学习单元 3　痤 疮 调 理

一、痤疮概述

1. 定义

痤疮是一种慢性炎症性毛囊皮脂腺疾病，好发于颜面、前胸及后背部等皮脂腺分泌旺盛的地方。痤疮特征性皮损以粉刺、丘疹、脓包、结节为主，愈后常伴有瘢痕或色沉形成。好发于青少年，大多数患者在 25 岁后开始缓解。近年来，随着生活方式、工作压力、饮食习惯的改变，发病年龄有增大的趋势。

该病在中医学中属于"粉刺"范畴。

2. 常见病因

（1）中医病因病机

痤疮在古代命名较多，没有统一称谓。最早见于《黄帝内经》，在唐宋以前，以"皶""面疱""疱疮"等病名为多，在明清以后多以"酒刺""肺风粉刺"为主。关于痤疮的病因病机，主要有以下几方面。

1）阳郁致病。《素问·至真要大论篇》中有"汗出见湿乃生痤痱"的记载，首次阐述了痤疮的病因病机是由于脂液凝聚于玄府，人体阳气内郁所致。

2）酒热致病。《诸病源候论》中记载："饮酒热未解，以冷水洗面，令人发面疱，轻者皶疱。"

3）风邪外袭。《外科十法》中记载："粉刺雀斑，风热也。"巢元方曾说："形劳汗出坐卧当风，寒气搏之，液凝为皶，即粉刺也，若郁而稍大，乃成小节，是名曰痤。"

4）肺经郁热。《外科大成》中记载："由肺经血热郁滞不行而生酒刺也。"《医宗金鉴》中记载："此证由肺经血热而成。"

5）湿热内蕴。《外科启玄》中记载："盖受湿热所致。"

综上所述，痤疮的病因病机为素体阳热偏胜，肺经郁热，复受风邪，熏蒸面部而发；过食辛辣肥甘厚味，助湿化热，湿热互结，上蒸颜面而致；脾气不足，运化失常，湿浊内停，郁久化热，热灼津液，煎炼成痰，湿热瘀痰凝滞肌肤而发。

（2）西医病因病理

痤疮发病机制仍未完全阐明。遗传背景下激素诱导皮脂腺过度分泌脂质、毛囊皮脂腺导管角化异常、痤疮短棒菌等毛囊微生物增殖及炎症和免疫反应等与之相关。遗传因素在痤疮尤其是重度痤疮的发展中起到了重要作用；雄激素是导致皮脂腺增生和脂质大量分泌的主要诱发因素，其他如胰岛素样生长因子-1、胰岛素、生长激素等激素也可能与痤疮的发生有关。

3. 表现

痤疮是一种好发于青春期并主要累及面部的毛囊皮脂腺单位慢性炎症性皮肤病，近年来，发病年龄逐渐增大。

（1）中医辨证

1）肺经风热型。兼见口渴喜饮，大便秘结，小便短赤；舌质红，苔薄黄，脉弦滑。

2）肠胃湿热型。兼见颜面、胸背部皮肤油腻，口臭、便秘、溲黄；舌红，苔黄腻，脉滑数。

3）痰湿瘀滞型。皮疹以结节、脓肿、囊肿、疤痕为主，或见窦道，经久难愈；兼见纳差腹胀；舌暗红，苔黄腻，脉弦滑。

4）冲任不调型。皮损好发于额、眉间或两颊，在月经前增多加重，月经后减少减轻，伴有月经不调，经前心烦易怒，乳房胀痛，平素性情急躁；舌质淡红苔薄，脉沉弦或脉涩。

（2）西医分型

痤疮分为3度、4级，即轻度（Ⅰ级），仅有粉刺；中度（Ⅱ级），有炎性丘疹；中度（Ⅲ级），出现脓疱；重度（Ⅳ级），有结节、囊肿。

1）粉刺性痤疮。典型皮损是约1 mm大小的肤色丘疹，无明显毛囊开口，不易挤出。

2）丘疹性痤疮。皮损以炎性的小丘疹为主，小米至豌豆大小，质地坚硬，呈淡红色至深红色。

3）脓疱性痤疮。皮损以脓疱为主，谷粒至绿豆大小，为毛囊性脓疱。破后脓液较黏稠，愈后遗留浅瘢痕。

4）结节性痤疮。位置较深，由脓疱性痤疮发展成壁厚的结节，大小不等，呈淡红色或紫红色，呈半球形或圆锥形隆起。

二、痤疮调理方法

1. 刮痧方法

（1）治法

以清肺凉血、清热利湿、祛瘀化痰为治法。

（2）主刮部位

可选取头部督脉（百会至前发际）循行线、背部（后发际至身柱）循行线、足太阳膀胱经（大杼至胃俞）第一侧线、双侧手阳明大肠经循行线；近端取穴取面部额区，另可选取阿是穴、筋结点等。

（3）配刮部位

1）中医方面。肺经风热者，加手太阴肺经循行线；肠胃湿热者，加足阳明胃经、足太阴脾经循行线；痰湿瘀滞者，加足阳明胃经循行线、膈俞、血海；冲任不调者，加关元、血海、三阴交。

2）西医方面。粉刺型痤疮者，可适当加手太阴肺经循行线；丘疹型痤疮者，可适当加足阳明胃经循行线等。

（4）刮痧部位的方义理解

1）主刮部位。刮头部督脉百会至前发际段属循经取穴，配合近端面部额区，可清泻邪热，疏通面部经脉；刮拭背部督脉后发际至大椎至身柱段、足太阳膀胱经第一侧线，可调畅全身气机；刮拭手阳明大肠经，可清泻阳明邪热。

2）配刮部位。配手太阴肺经循行线可清利肺气；配足太阴脾经、足阳明胃经循行线可清热解毒、健脾化湿；配足阳明胃经循行线、膈俞、血海可健脾和胃、利湿化痰、活血化瘀；配关元、血海、三阴交可调和冲任。

2. 操作前准备

顾客取俯卧位或者俯伏坐位，自然放松颈部，然后调理师在待施术部位均匀涂抹刮痧介质，如刮痧油、润肤乳、凡士林等，以避免皮肤擦伤。

3. 操作步骤

（1）操作要点

用牛角刮痧板分段刮痧，手法应沉缓柔和，力度均匀，以施术部位出现充血或沙状的红色小点为度，运用面刮法及角刮法，由上至下地单向刮拭。每条循行线自上而下反复刮痧 2～3 min。刮痧顺序一般为先内后外、先左再右。

（2）操作顺序

从面部额区开始，到督脉分两段刮，先从百会刮至前发际，再从后发际经大椎刮至身柱，以避开第 7 颈椎突出处；再刮督脉旁开 1.5 寸的足太阳膀胱经，或必要时也可选择沿肋间隙弧线刮拭，再沿手阳明大肠经依次刮拭；最后以阿是穴、筋结点为中心重点刮拭。痤疮调理刮痧流程如图 11-9 所示。

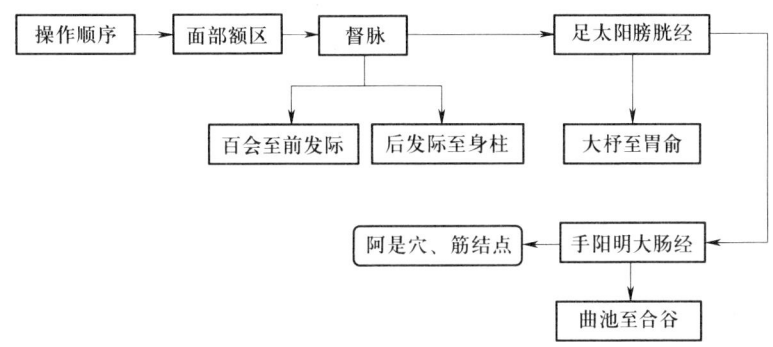

图 11-9　痤疮调理刮痧流程

（3）补泻原则

根据证型判断刮痧补泻手法，实证主要采用泻法刮拭，刮拭按压力度大，速度快，刺激时间短；虚证采用补法刮拭，刮拭按压力度小，速度慢，刺激时间长。

4. 注意事项

（1）刮痧调理痤疮效果较好，尤其是初期阶段，能缓解症状，部分患者可痊愈。

（2）忌食辛辣、油腻及糖类食品，多食新鲜果蔬，保持大便通畅。

（3）刮痧后，嘱顾客避风寒，施术后 12 h 内禁止洗浴，勤饮温开水，注意观察顾客刮拭部位的变化。

（4）头部每天刮痧 1 次，其他部位需间隔 3～4 天刮痧 1 次，具体间隔时间可以视顾客刮痧部位恢复情况而定；6 次为 1 个调理周期，连续调理 2 个周期，需休息 2 周后再开始第 3 个调理周期。

三、痤疮健康指导

1. 保持清洁

保持面部和手部清洁。由于油脂分泌比较多，建议顾客用清水洗脸。尽量少用油性过大的化妆品。

2. 合理饮食

尽量清淡饮食，避免食用辛辣刺激性的、含糖量过高的食品。要多吃蔬菜、水果等纤维素含量较高的食物。

3. 规律生活

避免熬夜，每天 11 点前睡觉。戒掉不良习惯，如抽烟、喝酒、熬夜等。保持心情舒畅。

四、临床案例

1. 情景描述

顾客，男，18 岁，学生。因"头面部痤疮反复发作 1 年余"前来调理。顾客 1 年前开始出现头面部痤疮，吃油炸食物及熬夜后加重，症状反复发作，舌暗红，苔黄微腻，脉弦。医院诊断为痤疮。嘱顾客取俯卧位或者俯伏坐位，选用合适的刮痧板，依次刮拭面颊区 2 min、督脉（百会至前发际，后发际至身柱）2 min、足太阳膀胱经（大杼至胃俞）2 min、手阳明大肠经（曲池至合谷）2 min，以局部皮肤微红出痧为度。寻找顾客阿是穴及筋结点，重点点按刺激。

2. 案例分析

该顾客为年轻男性，诊断明确，属由于痤疮引起的一系列症状。根据上述操作规范，对顾客面颊、督脉、阳明经等进行刮痧，过程中对阿是穴及筋结点进行重点刺激，疏通经络，以达到活血化瘀、健脾祛湿的目的。

学习单元 4 遗 尿 调 理

一、遗尿概述

1. 定义

遗尿又称"尿床""夜尿症"，是指 3 周岁以上，具有正常排尿功能的小儿，睡眠时小便自遗，醒后方知，且反复出现的一种病证。2018 年《中医儿科临床诊疗指南·小儿遗尿症（修订）》进一步明确了该病的诊断：小儿遗尿症是指 3 岁以上小儿不能从睡眠中醒来而反复发生无意识排尿行为，每周超过一定次数，持续至少

3个月。

婴幼儿时期，形体未发育，排尿自控能力尚未形成；儿童白天嬉戏过度导致夜间熟睡不醒或傍晚饮水过多，偶见睡中遗尿，则属于正常现象。

西医的儿童单症状性夜遗尿属于该病范畴。

2. 常见病因

（1）中医病因病机

我国古代文献对遗尿早有记载，称遗尿为"尿床""遗溺""不禁"等。古代医家对遗尿的病因病机也各有论述。如《幼幼集成·小便不利证治》中指出遗尿的主要病机是下焦虚寒，也有后世医家指出小儿遗尿的病机乃肾与膀胱虚寒、气化失司。

张景岳则提出："肾上连肺，若肺气无权，则肾水终不能摄"，肺为华盖，主通调水道，若肺气虚则上虚不能制下。此外，尚有"心肾不交""脾肾两虚""肝经湿热"等理论，认为他脏有病致水液输布失调累及肾而致遗尿发生，故多数医家认为其病机根本在肾。

由中国历代医家的经验总结可知，遗尿与肺、脾、肾密切相关，膀胱气化不利是其主要病机。

（2）西医病因病理

儿童单症状性夜遗尿发病机制十分复杂，涉及中枢神经系统（若干神经递质和受体）、生理节律（睡眠和排尿）、膀胱功能紊乱以及遗传等多种因素。目前认为，中枢睡眠觉醒功能与膀胱联系的障碍是单症状性夜遗尿的基础病因，而夜间抗利尿激素分泌不足导致的夜间尿量增多和膀胱功能性容量减小是促发夜遗尿的重要病因。

3. 表现

遗尿症在学龄期儿童中的发病率为6%～10%，长期夜间遗尿常常给患儿及其家庭带来较大的疾病负担和心理压力，对其生活质量及身心成长造成严重不利影响。

（1）中医辨证

遗尿多以虚证为主。表现为熟睡中小便自遗而不自知，醒后方觉，长期发作。

1）肾气不足型。兼见小便清长，神疲乏力，面白肢冷，腰腿酸软，记忆力减退或智力较差。舌淡少苔，脉细。

2）肺脾气虚型。兼见面色萎黄，少气懒言，食欲不振，自汗，大便溏薄。舌淡苔薄白，脉细。

（2）西医分型

1）原发性夜间遗尿症。仅有夜间遗尿，白天正常，多与突然受寒、过度疲劳等因素相关，不伴有神经系统、泌尿系统的功能改变。

2）继发性遗尿症。不论昼夜均有遗尿症状，常伴有泌尿系统、神经系统的病症。

二、遗尿调理方法

1. 刮痧方法

（1）治法

以温补肾阳、补益肺脾、固摄小便为治法。

（2）主刮部位

选取双侧足太阳膀胱经第一侧线（肺俞至膀胱俞）、任脉（气海至中极）循行线、足太阴脾经循行线（小腿部）、足少阴肾经循行线（小腿部）；近端取八髎，另可选取阿是穴、筋结点等。

（3）配刮部位

1）中医方面。肾气不足者，加关元、命门、三阴交；肺脾气虚者，加肺俞、脾俞、足三里。

2）西医方面。原发性夜间遗尿症者加肾俞、命门；继发性遗尿症者加中极等。

（4）刮痧部位的方义理解

1）主刮部位。刮背部足太阳膀胱经第一侧线，可补肺脾肾，调理脏腑，配合刮任脉（气海至中极）循行线可促进膀胱气化，固摄小便；刮八髎可益肾补精，固摄小便；刮小腿部足太阴脾经、足少阴肾经，可补脾肾，益气固摄。

2）配刮部位。配命门、关元、三阴交以温补肾阳，促进气化；配肺俞、脾俞、足三里以补益肺脾，益气固摄。

2. 操作前准备

顾客先取俯卧位再取仰卧位，自然放松，然后调理师在待施术部位均匀涂抹刮痧介质，如刮痧油、润肤乳、凡士林等，以避免皮肤擦伤。

3. 操作步骤

（1）操作要点

用牛角刮痧板分段刮痧，手法应沉缓柔和，力度均匀，以施术部位出现皮肤微红为度，不必出痧；运用面刮法及角刮法，由上至下地单向刮拭。每条循行线自上而下反复刮痧 2～3 min。刮痧顺序一般为先内后外、先左再右。

（2）操作顺序

轻刮背部督脉旁开 1.5 寸的足太阳膀胱经，再快擦八髎，沿任脉刮拭；然后刮双小腿足太阴脾经、足少阴肾经；最后以阿是穴、筋结点为中心重点刮拭。遗尿调理刮痧流程如图11-10所示。

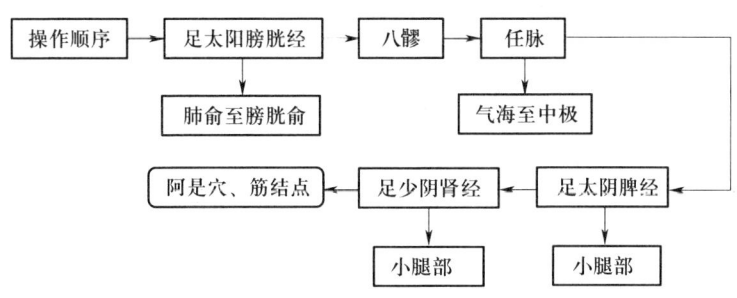

图11-10 遗尿调理刮痧流程

（3）补泻原则

根据证型判断刮痧补泻手法，实证主要采用泻法刮拭，刮拭按压力度大，速度快，刺激时间短；虚证采用补法刮拭，刮拭按压力度小，速度慢，刺激时间长。

4. 注意事项

（1）刮痧调理遗尿疗效较好，顾客可配合针灸、耳穴压豆、推拿、艾灸进行调理；必要时介入心理治疗，以鼓励患儿建立战胜遗尿的信心。

（2）注意疏导患儿情绪，消除紧张怕羞情绪；注意避免患儿过度疲劳和情绪激动；注意合理饮水。

（3）夜间按时唤醒患儿排尿，帮助患儿养成夜间自控排尿习惯。

（4）刮痧后，嘱顾客避风寒，施术后12 h内禁止洗浴，勤饮温开水，注意观察顾客刮拭部位的变化。

（5）间隔1~2天刮痧1次，具体间隔时间视顾客刮痧部位恢复情况而定，8次为1个调理周期，连续调理2个周期，休息2周后再开始第3个调理周期。

三、遗尿健康指导

1. 消除心理因素

鼓励患儿消除紧张怕羞情绪，建立战胜遗尿的信心。不谩骂孩子，不加重孩子的心理负担。

2. 建立良好的生活习惯

勿使患儿过度疲劳和情绪激动，控制睡前饮水量。夜间按时唤醒患儿排尿，帮助其逐渐养成自控排尿的习惯。

四、临床案例

1. 情景描述

顾客，男，8岁，学生。因"反复遗尿2年余"前来调理。顾客2年前开始出现夜间遗尿，反复发作，相关检查未见明显异常，纳差，睡眠一般，舌淡，苔白，脉沉。查体未见明显异常。嘱顾客先取俯卧位再取仰卧位，选用合适的刮痧板，依次刮拭足太阳膀胱经（肺俞至膀胱俞）2 min，点按八髎2 min，刮拭任脉（气海至中极）2 min，刮拭足太阴脾经（小腿部）2 min，刮拭足少阴肾经（小腿部）2 min，以局部皮肤微红出痧为度。寻找顾客阿是穴及筋结点，重点点按刺激。

2. 案例分析

该顾客为小儿，有反复遗尿史，诊断明确，属由于遗尿引起的一系列症状。根据上述操作规范，对顾客膀胱经、任脉、脾经、肾经等进行刮痧，过程中对阿是穴及筋结点进行重点刺激，以达到补脾益肾的目的。

培训课程3　其他复杂病症调理

学习单元1　月经失调调理

一、月经失调概述

1. 定义

月经失调是指以月经周期、经期、经量异常为主要表现的一类妇科疾病，是妇科的常见病、多发病，临床上主要包括月经先期、月经后期、月经先后无定期、经期延长、月经过多、月经过少6种情况。

根据月经失调的临床表现，西医学中的功能失调性子宫出血、多囊卵巢综合征、子宫肌瘤等引起的阴道异常出血等，均可归属本病范畴进行辨证论治。

2. 常见病因

西医认为月经失调主要是由功能失常或器质性病变引起的。月经形成的过程主要是：下丘脑-垂体周期性分泌促性腺激素，激素作用在卵巢上，使卵巢分泌雌激素和孕激素，子宫内膜每个月有规律地增生和脱落就形成了月经来潮。子宫、卵巢、下丘脑和垂体与月经的形成有密切关系。因为各种因素导致下丘脑、垂体、卵巢的分泌功能紊乱，就会出现月经紊乱。另外，卵巢肿瘤、子宫肌瘤等器质性病变亦可导致月经失调。

东汉时期张仲景《金匮要略》妇人三篇中已经基本形成了妇女经、带、胎、产、杂病的辨证论治体系，书中首次提出"经候不匀"这一称谓，其中对月经先期、月经后期、月经过多有零散的论述。其后，药王孙思邈在《备急千金要方》中首次提出了"月经不调"，并有详细论述。清代林佩琴《类证治裁·调经》中记录了月经周期失调的一系列症状："然不调之中，有先期，有后期，有错乱，有痛经，有倒经，有居经，有淋沥不断，有枯闭不通。"

月经失调多因寒热湿邪侵袭、情志因素、房劳所伤、饮食失宜、劳倦过度等引起脏腑功能失常，气血失调，损伤冲、任、督、带和胞宫、胞脉、胞络，以及肾-天癸-冲任-胞宫功能失调而致。月经的产生与心、肝、脾、肾四脏关系密切，其中心主血；肝藏血，女子以肝为先天；脾主统血，为后天之本，气血生化之源；肾藏精，滋养天癸，调节冲任，产生月经。月经失调以冲任失调，血海溢蓄失常为主要病机。

3. 表现

月经失调发病率较高，中医药调理月经失调疗效显著，较现代医学有明显优势。

（1）中医辨证

月经失调可表现为月经先期、月经后期、月经先后无定期、经期延长、月经过多、月经过少，既可单独出现，又可互相兼夹出现。根据望、闻、问、切详细搜集资料，进行辨证论治可取得较好效果。临床常见证型有以下几种。

1）血寒型。月经色暗，质地黏稠，经期延后，量少，色暗有血块，小腹冷痛，得热减轻，畏寒肢冷。苔白，脉沉紧。

2）血热型。月经色暗，质地黏稠，月经先期，量多，色深红或紫，有血块，心胸烦躁，面红口干，小便短黄，大便燥结。舌质红，苔黄。

3）肝郁型。月经色暗，质地黏稠，月经先后无定，经量或多或少，色紫红有块，经行不畅，小腹疼痛拒按，胸胁、乳房、少腹胀痛，脘闷不舒。苔白，脉弦。

4）气虚型。月经色淡，质地清稀，月经周期提前或错后，经量增多或减少，经期延长，色淡质稀，头晕眼花，神疲肢倦，面色苍白或萎黄，纳少便溏。舌质淡红，脉细弱。

5）肾虚型。月经色淡，质地清稀，月经周期先后无定，量少质稀，色淡红或暗红,腰膝酸软,足跟痛,头晕耳鸣,或小腹冷,或夜尿多。舌淡,脉沉弱或沉迟。

(2)西医分型

1)功能失调性子宫出血。正常妇女的月经周期为24~35天,经期持续2~7天,平均失血量为30~80 mL。凡不符合上述标准的均属异常子宫出血。此型常发生于青春期或围绝经期,多为无排卵型功能失调性子宫出血,是由于下丘脑-垂体-卵巢轴、神经内分泌机制失常引起卵巢性激素分泌失调所致的异常子宫出血,常表现为经量过多及经期延长、月经周期失去正常规律或出血淋漓不尽。

2)多囊卵巢综合征。一种常见于育龄妇女的生殖内分泌紊乱与代谢异常并存的综合征,以慢性无排卵(排卵功能紊乱或丧失)和高雄激素血症(妇女体内男性激素产生过剩)为特征,主要临床表现为月经周期不规律、不孕、多毛和痤疮,是最常见的女性内分泌疾病。

3)子宫肌瘤。子宫肌瘤又称子宫平滑肌瘤,是最常见的女性生殖系统良性肿瘤。卵巢性激素是子宫肌瘤生长必不可少的物质,它是一种性激素依赖性的良性肿瘤,这也是目前药物治疗的理论依据,但还不能从根本上解决子宫肌瘤的预防和治疗问题,患者最终往往需要接受手术治疗。

4)子宫内膜异位症。具有生物活性的子宫内膜组织(腺体和间质)出现在子宫内膜及宫体肌层以外部位的一种疾病。因异位内膜进行性生长、浸润,可出现反复性出血,并形成结节或包块,继而引发痛经、性交痛、慢性盆腔疼痛以及不孕等。子宫内膜异位症是育龄期妇女的常见病、多发病,近年来其发病率呈上升趋势。

二、月经失调调理方法

1. 刮痧方法

(1)治法

以健脾补肾、调理冲任为治法。

(2)主刮部位

背部足太阳膀胱经第一侧线(膈俞至肾俞)、腹部任脉循行线(脐下至关元)、足阳明胃经(足三里至丰隆)、小腿部足太阴脾经循行线(血海至三阴交)、足少阴肾经(交信至太溪)。近端刮痧选八髎,远端刮痧选阿是穴、筋结点。

(3)配刮部位

1)中医方面。血寒证者,加归来、命门;血热证者,加行间、地机;肝郁证者,加期门、太冲;气虚证者,加气海、足三里;肾虚证者,加肾俞、太溪。

2）西医方面。功能失调性子宫出血者，可适当加刮气海、关元、足三里；多囊卵巢综合征者，可适当加刮行间、地机、阴陵泉；子宫内膜异位症者，可适当加刮肾俞、交信。

（4）刮痧部位的方义理解

1）主刮部位。刮拭背部足太阳膀胱经第一侧线膈俞至肾俞、八髎，可调理脏腑气血；刮拭腹部任脉循行线脐下至关元，可调理冲任；刮拭小腿部足阳明胃经足三里至丰隆、足太阴脾经循行线血海至三阴交、足少阴肾经交信至太溪，可健脾补肾，活血调经。

2）配刮部位。配归来、命门以温经散寒，调理冲任；配行间、地机以疏肝行气，泻热调经；配期门、太冲以疏肝理气，活血调经；配气海、足三里以益气固冲摄血；配肾俞、太溪以补肾益气，滋养精血。

2. 操作前准备

顾客取仰卧位或俯卧位，自然放松全身，然后调理师在待施术部位均匀涂抹刮痧介质，如刮痧油、润肤乳、凡士林等，以避免皮肤擦伤。

3. 操作步骤

（1）操作要点

用牛角刮痧板分段刮痧，手法应沉缓柔和，力度均匀，以施术部位出现充血或沙状的红色小点为度，运用面刮法及角刮法，由上至下地单向刮拭。每条循行线自上而下反复刮痧 2～3 min。刮痧顺序一般为先内后外、先左再右。

（2）操作顺序

先刮背部足太阳膀胱经第一侧线膈俞至肾俞，实证要求出痧，虚证不必出痧；采用横向快速擦法刺激八髎，使之局部皮肤发红，产生热量并向深部渗透至小腹；接着按顺序刮腹部任脉脐下至关元、小腿部足阳明胃经足三里至丰隆、足太阴脾经阴陵泉至三阴交、足少阴肾经交信至太溪，皮肤微红即可；最后，以阿是穴、筋结点为中心重点刮拭。月经失调调理刮痧流程如图 11-11 所示。

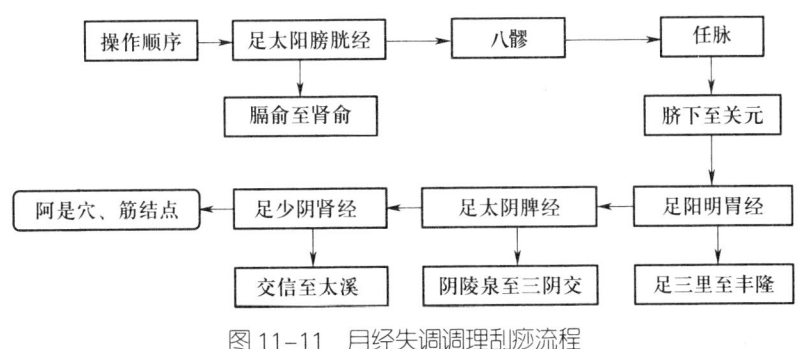

图 11-11　月经失调调理刮痧流程

（3）补泻原则

根据证型判断刮痧补泻手法，实证主要采用泻法刮拭，刮拭按压力度大，速度快，刺激时间短；虚证采用补法刮拭，刮拭按压力度小，速度慢，刺激时间长。

4. 注意事项

（1）刮痧调理功能性月经失调疗效较好。若为器质性病变，则应该采取综合治疗，不可单独采用刮痧调理。

（2）平时应保持心情舒畅，避免不良情绪刺激。避免劳累，适当运动以缓解压力。经期注意保暖，避免受寒。不吃或少吃生冷、辛辣刺激性食物。

（3）刮痧后，嘱顾客避风寒，施术后勤饮温开水，注意观察顾客刮拭部位的变化。

（4）月经失调刮痧调理应选择月经来潮前1周左右开始，间隔1~2天刮痧至月经来潮，行经期间停止刮痧，一般应连续调理3~4个月经周期。

三、月经失调健康指导

1. 月经失调的预防

（1）顾客应保持心情舒畅，尽量避免不良情志的刺激，以防加重病情。

（2）注意经期卫生，避免淋雨受寒，注意保暖。

（3）顾客应注意劳逸结合，生活要有规律，不要熬夜。

2. 中医综合调理

传统中医辨治月经失调较现代医学有优势，且大部分可取得较好疗效。月经失调时进行刮痧可有效缓解症状，但仍应该配合中药汤剂、针灸等综合治疗措施，调整阴阳，降低旧病复发风险；亦可咨询医师，采用药茶、药粥、药汤、保健菜肴、药枕、穴位贴敷等方法进行综合调理，提高疗效。

四、临床案例

1. 情景描述

顾客，女，40岁。因"月经周期延迟3年"前来调理。近3年月经周期紊乱，以延迟为主，月经周期20~45天，5~7天干净，少许血块，经前乳房胀痛。平素白带正常，饮食、睡眠正常，经前面部痤疮明显，二便调。中医情况：舌红苔黄，中有裂纹，脉弦。月经史：13岁初潮，经期5~7天，周期28~30天，量、色正常，无痛经。中医诊断为月经后期（肝郁肾虚型）。嘱患者取俯卧位，选取合适刮痧板，先刮背部足太阳膀胱经第一侧线，以出痧为度；然后取仰卧位，刮腹部任脉脐下至关元、小腿部足阳明胃经、足太阴脾经、足少阴肾经循行线，皮肤微红即可；最后，以阿是穴、筋结点为中心重点刮拭。

2. 案例分析

顾客既往月经规律，近3年月经周期紊乱，以延迟为主，经期经量正常，依据顾客月经史可诊断为月经失调。根据上述操作规范，对顾客后背、腹部、下肢进行刮痧，过程中对阿是穴及筋结点进行重点刺激，疏通经络，以达到疏肝行气、补肾调经的目的。

学习单元2　阳 痿 调 理

一、阳痿概述

1. 定义

阳痿是指成年男子性交时，阴茎不能勃起，或举而不坚，或坚而不久，无法进行正常性生活的病证，又称"阴痿"。

2. 常见病因

古代医籍中，阳痿病证首见于《黄帝内经》，其病因病机在《素问·痿论》中记载为："思想无穷，所愿不得，意淫于外，入房太甚，宗筋弛纵，发为筋痿。"宋元时期，医家认为阳痿与肾阳虚密切相关，如《济生方》中记载："五劳七伤，真阳衰惫……阳事不举。"至明清时期，医家对阳痿病因病机的认识逐渐成熟，认为恐惧、忧思、郁火、湿热也可导致阳痿，如《景岳全书·阳痿》中记载："凡思虑、焦劳、忧郁太过者，多致阳痿，盖阴阳总宗筋之会……"

本病与房劳过度、禀赋不足、情志失调、外邪侵袭等因素有关。阳痿多由恣意纵欲、手淫过度，或先天不足、年老体弱，以致肾精亏虚，命门火衰；或由忧思郁怒、惊吓紧张，损伤心脾肾脏腑功能；或由感受湿热之邪，湿热下注宗筋所致。基本病机是宗筋失养，弛缓不振。

中医学认为，阳痿病位在宗筋，与肝、肾、心、脾关系密切，从经络辨证来看，主要与任督二脉、足三阴经密切相关。

西医学中，阳痿多见于男子性功能障碍中的勃起功能障碍，主要由社会心理因素引起，长期饮酒、过量吸烟、某些慢性虚弱性疾病、部分器质性疾病如生殖器畸形，也可导致阳痿。

3. 表现

成年男子性交时阴茎不能勃起，或举而不坚，或坚而不久，无法进行正常的性生活。

（1）肝郁不舒型：兼见平素精神抑郁，情绪不宁，善太息，胸胁、脘部胀痛不适，食欲欠佳。舌淡红，苔白，脉弦紧。

（2）心脾两虚型：兼见精神不振，面色无华，夜寐欠佳，胸闷心悸，纳少腹胀。舌淡红，苔白，脉细弱。

（3）命门火衰型：兼见平素神疲倦怠，面色淡白，易头晕耳鸣，腰膝酸软，肢冷畏寒。舌淡红，苔白，脉沉细。

（4）惊恐伤肾型：兼见受惊吓史，焦虑紧张，胆怯不安，心悸寐少。舌红，苔薄白，脉弦细。

（5）湿热下注型：兼见肢体困重乏力，口苦黏腻，小便色黄，阴囊湿痒臊臭。舌红，苔黄腻，脉滑数。

二、阳痿调理方法

1. 刮痧方法

（1）治法

治法以疏通经络、荣养宗筋为主。

（2）主刮部位

主刮部位为督脉（大椎至长强）循行线、双侧足太阳膀胱经（肝俞至白环俞）第一侧线、任脉（神阙至中极）、双侧足厥阴肝经（膝关至中封）、双侧足少阴肾经（阴谷至太溪）、双侧足太阴脾经（阴陵泉至三阴交）循行线。

（3）配刮部位

肝郁不舒证者，加期门、太冲；心脾两虚证者，加心俞、脾俞；惊恐伤肾证者，加太溪、神门；命门火衰证者，加足三里、肾俞；湿热下注证者，加曲泉、阴陵泉。

（4）刮痧部位的方义理解

1）主刮部位。刮拭背部督脉段、膀胱经段、腹部任脉段，可调和阴阳，调理脏腑平衡；刮拭下肢肝经段、脾经段，可健脾疏肝，调养宗筋；刮拭肾经段，可鼓舞肾气，振奋宗筋。

2）配刮部位。配期门、太冲以疏肝理气；配心俞、脾俞以健脾安神；配太溪、神门以固肾定惊；配足三里、肾俞以益肾温阳；配曲泉、阴陵泉以清热利湿。

2. 操作前准备

顾客先取俯卧位，完成腰背部操作后，再取仰卧位，全程需自然放松身体。调理师在待施术部位均匀涂抹刮痧介质，如刮痧油、润肤乳、凡士林等，以避免皮肤擦伤。

3. 操作步骤

（1）操作要点

用牛角刮痧板分段及局部刮痧，手法应沉缓柔和，力度均匀，循行经脉运用面刮法，具体穴位运用角揉法。每条循行线自上而下反复刮痧 2～3 min。刮痧顺序一般为先内后外、先左再右。

（2）操作顺序

先刮拭督脉段，从大椎刮至长强；再沿足太阳膀胱经第一侧线、任脉、足少阴肾经、足厥阴肝经、足太阴脾经依次刮拭；最后根据证型角揉配穴 1～2 min。阳痿调理刮痧流程如图 11-12 所示。

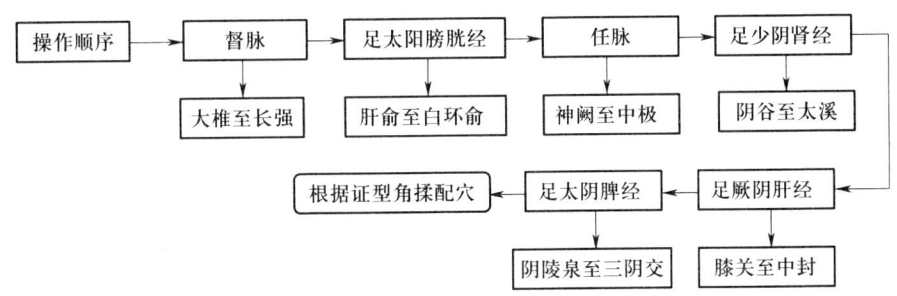

图 11-12　阳痿调理刮痧流程

（3）补泻原则

根据证型判断刮痧补泻手法，实证主要采用泻法刮拭，刮拭按压力度大，速度快，刺激时间短；虚证采用补法刮拭，刮拭按压力度小，速度慢，刺激时间长。

4. 注意事项

（1）刮痧对原发性阳痿有一定的调理效果，对继发性阳痿应侧重于治疗原发病。

（2）在进行刮痧调理的同时，应结合心理疏导，与顾客多沟通，多安慰顾客，缓解其紧张焦虑情绪；刮痧操作完成后，嘱顾客避风寒，施术 3～4 h 后方可洗浴，勤饮温开水，注意观察顾客刮拭部位的变化。

（3）根据顾客出痧情况，每 3～5 天刮痧 1 次，连续 4 次为 1 个调理周期，调理 1 个周期，休息 2 周后再开始第 2 个调理周期，可配合针灸、推拿、艾灸等手段调理。

三、阳痿健康指导

1. 节制性欲及性生活，戒除手淫，注意修身养性。
2. 戒烟限酒，饮食有节，忌暴饮暴食，忌常食辛辣。加强身体锻炼，增强体质。
3. 情绪抑郁、焦虑，遇事惊恐是阳痿的主要诱因之一。应注意自我情绪调节，保持心态平稳，心情舒畅。

四、临床案例

1. 情景描述

顾客，男，33岁，司机。因"房事不举半年"前来调理。舌淡红，苔薄，脉弦。辨病属阳痿，证属肝郁不舒。嘱顾客先取俯卧位，选用合适的刮痧板，沿督脉（大椎至长强）循行线、双侧足太阳膀胱经（肝俞至白环俞）第一侧线，各操作2～3 min，过程中对肝俞进行点按刺激；再取仰卧位，沿任脉（神阙至中极）、双侧足厥阴肝经（膝关至中封）、双侧足少阴肾经（阴谷至太溪）、双侧足太阴脾经（阴陵泉至三阴交）循行线各操作2～3 min；最后角揉期门、太冲各1～2 min。

2. 案例分析

该顾客长期从事精神紧张的长途工作，诊断明确，属情志失调，肝失调达，气失疏泄，致肝气郁结，阳痿不举。根据上述操作规范，对顾客背部、腹部、下肢进行刮痧，过程中对肝俞、期门、太冲进行重点刺激，以达到疏肝解郁的目的。

学习单元3　遗 精 调 理

一、遗精概述

1. 定义

遗精是指不因性生活而出现精液频繁遗泄的病证，又称"失精"。其中有梦而遗精，称为梦遗；无梦或在清醒时精液自行流出，称为滑精。未婚或已婚但无正常性生活的成年男子每月出现1～2次遗精属于正常现象。

2. 常见病因

中医对遗精的记载首见于《黄帝内经》，《灵枢·本神》中记载："心怵惕思虑则伤神，神伤则恐惧……恐惧不解则伤精，精伤则骨酸痿厥，精时自下"，指出遗精与情志因素有密切关系。东汉医家张仲景在《金匮要略》中指出"失精"是虚寒之证。隋代巢元方《诸病源候论》中记载："肾气虚损，不能藏精，故精漏失。"至宋代以后，医家对遗精的认识日趋全面，朱震亨《丹溪心法》指出遗精的发生与湿热和肾虚密切相关；李中梓认为五脏之病皆可导致遗精；张介宾《景岳全书》中记载："精之藏制虽在肾，而精之主宰则在心，故精之蓄泄无非听命于心。"

本病与思欲不遂、恣情纵欲、饮食失节、禀赋不足等因素有关。遗精多由先天禀赋不足，或房劳太过、手淫过度，日久导致肾虚精脱；或由劳神过度、情志化火，导致心肾不交；或由外感湿热、内蕴痰火而下扰精室。基本病机是肾失封藏，精关不固。

中医学认为，遗精病位在肾，与心、肝、脾关系密切，从经络辨证来看，主要与手少阴心经、足三阴经密切相关。

西医学中，男子性功能障碍、前列腺炎症、生殖器官炎症等均可见遗精的临床表现。

3. 表现

成年未婚男子频繁遗精，或梦遗，或滑精，每周超过2次；或已婚男子有正常性生活但仍遗精，每周超过1次。

（1）心肾不交型：兼见精神不振，神疲乏力，心悸心烦，寐少梦多，小便黄热。舌红，苔黄，脉细数。

（2）心脾两虚型：兼见精神疲倦，面色萎黄，心悸失眠，纳少便溏。舌淡红，苔薄白，脉细弱。

（3）肾虚不固型：兼见精神欠佳，面色淡白，腰膝酸软，伴有眩晕心烦，口干颧红，舌红少苔，脉细数为肾阴虚；伴有肢冷畏寒，夜尿多，舌淡有齿痕，苔白滑，脉沉细为肾阳虚。

（4）湿热下注型：兼见心烦少寐，口渴或苦，纳少，小便赤黄，大便溏臭不爽。舌红，苔黄腻，脉濡数。

二、遗精调理方法

1. 刮痧方法

（1）治法

治法以调肾固精为主。

（2）主刮部位

主刮部位为任脉（神阙至中极）、双侧足少阴肾经（肓俞至大赫、阴谷至太溪）、双侧足太阴脾经（阴陵泉至三阴交）循行线。

（3）配刮部位

心肾不交证者，加神门、复溜；心脾两虚证者，加心俞、脾俞、足三里；肾虚不固证者，加太溪、肾俞；湿热下注证者，加委中、阴陵泉。

（4）刮痧部位的方义理解

1）主刮部位。刮拭任脉段、肾经腹部段，可清泻下焦，祛湿止遗；刮拭脾经下肢段，可健脾祛湿，益气养肾；刮拭肾经下肢段，可补益肾阴，固肾止遗。

2）配刮部位。配神门、复溜以养心益肾；配心俞、脾俞、足三里以调补心脾；配太溪、肾俞以补益肾气；配委中、阴陵泉以清热利湿。

2. 操作前准备

顾客取仰卧位，全程需自然放松身体。调理师在待施术部位均匀涂抹刮痧介质，如刮痧油、润肤乳、凡士林等，以避免皮肤擦伤。

3. 操作步骤

（1）操作要点

用牛角刮痧板分段及局部刮痧，手法应沉缓柔和，力度均匀，循行经脉运用面刮法，具体穴位运用角揉法揉1～2 min。每条循行线自上而下反复刮痧2～3 min。刮痧顺序一般为先内后外、先左再右。

（2）操作顺序

先刮拭任脉，避开神阙，从脐下循行至中极；然后分两段刮拭足少阴肾经，从肓俞刮至大赫，再从阴谷刮至太溪；最后沿着足太阴脾经刮拭，根据证型角揉配穴。遗精调理刮痧流程如图11-13所示。

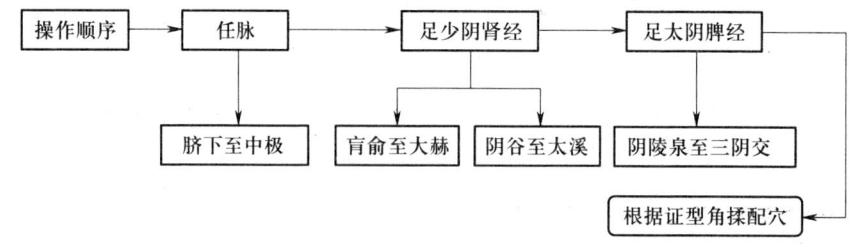

图11-13 遗精调理刮痧流程

（3）补泻原则

根据证型判断刮痧补泻手法，实证主要采用泻法刮拭，刮拭按压力度大，速度快，刺激时间短；虚证采用补法刮拭，刮拭按压力度小，速度慢，刺激时间长。

4. 注意事项

（1）刮痧对初次诊断遗精者有较好的调理效果。

（2）在进行刮痧调理的同时，应结合心理疏导，与顾客多沟通，多安慰顾客，缓解其紧张焦虑情绪；刮痧操作完成后，嘱顾客避风寒，施术 3~4 h 后方可洗浴，勤饮温开水，注意观察顾客刮拭部位的变化。

（3）遗精实证顾客每 3~4 天刮痧 1 次，虚证则间隔 5~7 天刮痧 1 次，连续 4 次为 1 个调理周期，治疗 1 个调理周期，休息 2 周后再开始第 2 个调理周期。

三、遗精健康指导

1. 节制性欲及性生活，戒除手淫，衣裤着装不宜过紧，避免趴睡等不良睡姿。
2. 避免过度的脑力劳动，加强身体锻炼，劳逸结合。
3. 戒烟限酒，饮食有节，忌暴饮暴食、常食辛辣，规律作息，避免长期熬夜。

四、临床案例

1. 情景描述

顾客，男，28 岁，公司职员。因"反复梦遗 10 年余"前来调理。顾客舌淡红，苔白，脉沉弱。辨病属遗精，证属心脾两虚。嘱顾客取仰卧位，选用合适的刮痧板，沿任脉（神阙至中极）、双侧足少阴肾经（肓俞至大赫阴谷至太溪）、双侧足太阴脾经（阴陵泉至三阴交）循行线，各操作 2~3 min；最后角揉脾俞、足三里各 1~2 min。

2. 案例分析

该顾客既往有长期手淫史，诊断明确，属思虑过度、过劳损伤心脾之气，气虚不能摄精，致频繁遗精、梦遗。根据上述操作规范，对顾客腹部、下肢进行刮痧，过程中对心俞、脾俞、足三里进行重点刺激，以达到调补心脾的目的。

学习单元 4　早 泄 调 理

一、早泄概述

1. 定义

早泄是指男子性交时过早射精，一般不足 1 min，甚至性交前即泄精而影响正常性生活的病证。

2. 常见病因

在古代医籍中，早泄的相关论述可见于"失精""溢精""泄精"等，如《诸病源候论》中记载："肾气虚弱，故精溢也，见闻感触，则动肾气，肾藏精，今虚弱不能制于精，故因见闻而精溢出也。"《玉房秘诀》中记载："溢精者，心意贪爱、阴阳未和而用之，精中道溢。"后代医家多认为早泄与肾气亏虚、心失所养、肝失疏泄等病机密切相关，如张介宾《景岳全书》中记载："盖精之藏制虽在肾，而精之主宰则在心，故精之蓄泄无非听命于心。"

本病与情志失调、恣饮纵欲、禀赋不足、久病体虚等因素有关。早泄多由频繁手淫、房劳过度，或先天禀赋不足，导致肾气亏虚，失于固摄；或由忧思郁怒、恣食酒热油腻之品，或感受湿热之邪，导致脾胃失健，湿热下注；或由下焦炽热，耗损津液，伤及肾阴；或由过劳久病，体虚日久，损及肾之阴阳。基本病机是肾失封藏，精关不固。

中医学认为，早泄病位在肾，与肝、心、脾关系密切，从经络辨证来看，主要与任脉、足少阴肾经、足太阴脾经密切相关。

西医学中，早泄多见于男子性功能障碍，主要由社会心理因素导致。

3. 表现

男方准备性交，在刚接触或尚未接触女方时即出现射精，或双方性交后不足 1 min 即射精，阴茎随即疲软。

（1）肝经湿热型：兼见胁肋胀痛，胸闷心烦，口苦口干，小便黄热，阴囊潮湿瘙痒等不适。舌红，苔黄腻，脉弦滑。

（2）心脾两虚型：兼见神疲乏力，面色萎黄，心悸失眠，纳呆食少，大便溏薄。舌淡红，苔白，脉细弱。

（3）阴虚火旺型：兼见眩晕耳鸣，心烦口干，寐少梦多，腰膝酸软，梦遗滑精。舌红苔少，脉细数。

（4）阴阳两虚型：兼见精神不振，面白少华，寐少健忘，腰膝酸软，畏寒肢冷。舌淡红，苔薄白，脉沉细。

二、早泄调理方法

1. 刮痧方法

（1）治法

治法以调肾固精为主。

(2)主刮部位

主刮部位为双侧足太阳膀胱经（脾俞至肾俞）第一侧线、任脉（气海至中极）、双侧足少阴肾经（阴谷至太溪）、双侧足太阴脾经（阴陵泉至三阴交）、双侧足阳明胃经（足三里至上巨虚）。

(3)配刮部位

肝经湿热证者，加中极、曲泉；心脾两虚证者，加脾俞、心俞；阴虚火旺证者，加太溪、复溜；阴阳两虚证者，加肾俞、足三里。

(4)刮痧部位的方义理解

1）主刮部位。刮拭背部膀胱经段、腹部任脉段，可调理脏腑，平衡阴阳；刮拭下肢肾经段、脾经段，可健脾温肾，摄气固精；刮拭胃经段，可补益气血，充盈肾气。

2）配刮部位。配中极、曲泉以清利湿热；配脾俞、心俞以调补心脾；配太溪、复溜以滋补肾阴；配肾俞、足三里以温阳补肾。

2. 操作前准备

顾客先取俯卧位，完成腰背部操作后，再取仰卧位，全程需自然放松身体。调理师在待施术部位均匀涂抹刮痧介质，如刮痧油、润肤乳、凡士林，以避免皮肤擦伤。

3. 操作步骤

(1)操作要点

用牛角刮痧板分段及局部刮痧，手法应沉缓柔和，力度均匀，循行经脉运用面刮法，具体穴位运用角揉法。每条循行线自上而下反复刮痧 2～3 min。刮痧顺序一般为先内后外、先左再右。

(2)操作顺序

先刮拭双侧足太阳膀胱经（脾俞至肾俞）第一侧线，再沿着任脉、足少阴肾经、足太阴脾经、足阳明胃经依次刮拭；最后根据证型角揉配穴 1～2 min。早泄调理刮痧流程如图 11-14 所示。

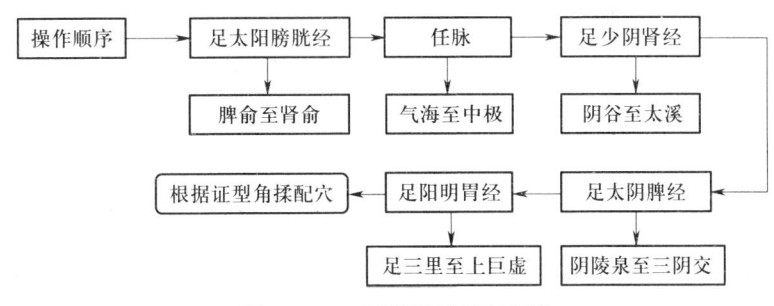

图 11-14 早泄调理刮痧流程

（3）补泻原则

根据证型判断刮痧补泻手法，实证主要采用泻法刮拭，刮拭按压力度大，速度快，刺激时间短；虚证采用补法刮拭，刮拭按压力度小，速度慢，刺激时间长。

4. 注意事项

（1）刮痧对早泄有一定的调理效果。

（2）在进行刮痧调理的同时，应结合心理疏导，与顾客多沟通，多安慰顾客，缓解其紧张焦虑情绪；刮痧操作完成后，嘱顾客避风寒，施术3~4h后方可洗浴，勤饮温开水，注意观察顾客刮拭部位的变化。

（3）根据顾客出痧情况，每3~5天刮痧1次，连续4次为1个调理周期，治疗1个调理周期，休息2周后再开始第2个调理周期，可配合针灸、推拿、艾灸等手段调理。

三、早泄健康指导

1. 节制性欲及性生活，戒除手淫，注意摒除杂念，修养心性。
2. 戒烟限酒，饮食有节，忌暴饮暴食、常食辛辣，注重运动锻炼，控制体重。
3. 情绪紧张可加重早泄症状。应注意自我情绪调节，避免压力过大，保持心态平稳，心情舒畅。

四、临床案例

1. 情景描述

顾客，男，44岁，工人。因"射精过早3月余"前来调理。顾客近3个月来行房时，阴茎勃起则泄，流白，伴有睾丸坠胀痛感，未见晨勃，伴有精神不振，腰腹部凉感，夜尿频，四肢不温，胃纳可，舌淡，苔薄白，脉沉细。辨病属早泄，证属阴阳两虚。嘱顾客先取俯卧位，选用合适的刮痧板，沿背部双侧足太阳膀胱经（脾俞至肾俞）第一侧线，操作2~3min；再取仰卧位，沿腹部任脉（气海至中极）循行线、下肢双侧足少阴肾经（阴谷至太溪）、双侧足太阴脾经（阴陵泉至三阴交）、双侧足阳明胃经（足三里至上巨虚）循行线，各操作2~3min；最后角揉肾俞、足三里各1~2min。

2. 案例分析

顾客诊断明确，属肾失固摄，精关不固，致阴阳两虚，出现早泄。根据上述操作规范，对顾客背部、腹部、下肢进行刮痧，过程中对肾俞、足三里进行重点刺激，以达到补肾摄精的目的。

学习单元 5　视力减退调理

一、视力减退概述

1. 定义

视力减退是指眼部外观良好,但视物不清,尤以视远处物体较前模糊的一种病证。古代"能近怯远症"属于该病证范畴。

2. 常见病因

在中医古籍中,视力减退相关论述最早见于《素问·眼目论》,"目能近视不能远视"。隋代巢元方《诸病源候论》中记载:"夫目不能远视者,由目为肝之外候,脏腑之精华,若劳伤脏腑,肝气不足,兼受风邪,使精华之气衰弱,故不能远视。"后代医家认为视力减退与久视伤血、脾肝肾亏虚、禀赋不足等因素相关,如明代《审视瑶函》中记载,"禀受生成近觑","肝经不足肾经病","心肾平则水火调,阴阳和畅,则远近发用,各得其宜"。

本病与思虑过度、禀赋不足、肝肾亏虚及不良用眼习惯等因素有关。视力减退多由先天禀赋不足,后天发育不良,劳心伤神,心阳耗损,使心、肝、脾、肾气血亏虚,无法濡养眼部经络而引起。基本病机是目络瘀阻,目失所养。

中医学认为,视力减退病位在眼部,与心、肝、肾、脾关系密切,从经络辨证来看,主要与眼部周围循行经络密切相关。

西医学中,视力减退可见于近视眼、青光眼、白内障等疾病,多因眼睛局部炎症、自身免疫等因素引起。

3. 表现

视力减退常见于青少年及青年人,以视近物清晰,视远物较前模糊,视力较前下降为特点。

(1) 心脾两虚型

兼见精神疲倦,面色无华,双目喜闭,失眠健忘,纳少便溏。舌淡红,苔薄白,脉细弱。

(2) 肝肾亏虚型

兼见精神欠佳,双目干涩,眩晕耳鸣,寐少梦多,腰膝酸软。舌淡红,苔少,脉沉细。

二、视力减退调理方法

1. 刮痧方法

（1）治法

治法以通经活络、益精明目为主。

（2）主刮部位（见图11-15）

主刮部位为颈项部的足少阳胆经（风池至肩井），双侧足太阳膀胱经第一侧线（膈俞至肾俞），以及眼睛周围的攒竹－丝竹空－瞳子髎弧线、睛明、承泣、太阳、上明等。

（3）配刮部位

肝肾亏虚证者，加足厥阴肝经（膝关至中封）、足少阴肾经（阴谷至太溪），加光明；心脾两虚证者，加足阳明胃经（足三里至上巨虚），加合谷。

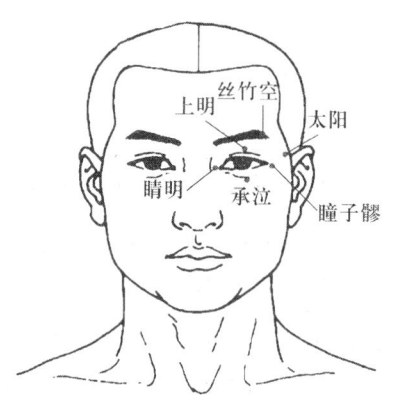

图11-15 视力减退调理主刮部位

（4）刮痧部位的方义理解

1）主刮部位。刮拭颈项部胆经段，可疏肝利胆，通络明目；刮拭双侧膀胱经段，可调补脏腑，调筋明目；角揉眼睛周围局部穴位，可疏通局部经络，缓解眼部疲劳。

2）配刮部位。配刮肝肾经、光明以补益肝肾，滋阴明目；配刮胃经、合谷以补益脾胃，养血明目。

2. 操作前准备

顾客先取俯伏坐位，完成颈项部操作后，再取仰卧位，全程需自然放松身体，调理师在待施术部位均匀涂抹刮痧介质，眼部宜选取刺激性气味较淡的介质如润肤乳、凡士林，以避免皮肤擦伤。

3. 操作步骤

（1）操作要点

用牛角刮痧板分段及局部刮痧，手法应沉缓柔和，力度均匀，循行经脉运用面刮法，眼睛具体穴位运用角揉法，眼部弧线运用角推法。每条循行线自上而下反复刮痧2～3 min。

（2）操作顺序

先刮拭双侧足少阳胆经，从风池刮至肩井；再刮双侧足太阳膀胱经（膈俞至肾俞）

第一侧线；然后以眼睛周围局部穴位为中心重点刮拭；最后根据证型角揉配穴 1 ~ 2 min，面刮循经 2 ~ 3 min。视力减退调理刮痧流程如图 11-16 所示。

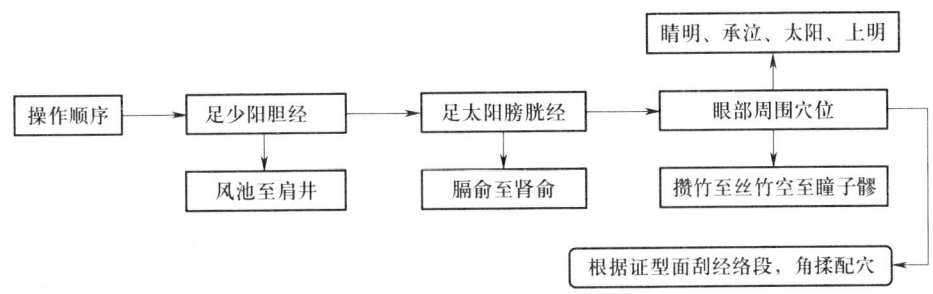

图 11-16　视力减退调理刮痧流程

（3）补泻原则

均采用补法刮拭，刮拭按压力度小，速度慢，刺激时间长。

4. 注意事项

（1）刮痧对视力减退有一定的调理作用，能较好缓解眼睛疲劳，但平素需坚持调理。

（2）刮痧操作完成后，嘱顾客施术 3 ~ 4 h 后方可洗浴，勤饮温开水，注意观察顾客刮拭部位的变化。

（3）间隔 1 ~ 2 天刮痧 1 次，连续 6 次为 1 个调理周期，治疗 1 个调理周期，休息 2 周后，再开始第 2 个调理周期，应连续调理 4 ~ 5 个周期。

三、视力减退健康指导

1. 做眼睛保健操

（1）眼球运动法

坐正，双眼向右绕转 5 ~ 6 次，然后向正前方凝视 10 s，再向左绕转 5 ~ 6 次。

（2）眨眼法

头向后仰并不停地眨眼，使血液畅通。眼睛轻微疲劳时，只要做 2 ~ 3 次眨眼运动即可。

（3）看远看近法

先看远方 3 min，再看手掌 1 ~ 2 min，然后再看远方，依次交替。

（4）血液循环法

双手向下垂放，弯腰 90°，然后双手向后反转，来回做 20 次 / min，共做 3 min，以放松背部肌肉，进而使血液循环畅通，防止眼睛疲劳。

2. 改变不良工作生活习惯

科学用眼,减少使用电子产品的时长,注意眼睛休息,避免在黑暗环境中用眼过度。

四、临床案例

1. 情景描述

顾客,女,20岁,大学生。因"视力减退3年余"前来调理。顾客平素长期伏案学习,喜欢夜间卧床使用手机等电子产品。自述3年内视力出现较大幅度下降,更换眼镜3次,伴有精神不振,头昏胀不适,双目喜闭,注意力不集中,胃纳欠佳,时有不寐,大便时硬时溏,舌淡红,苔薄白,脉细。查体:双目少神,双侧眼周正常,粗测双侧视力0.5。辨病属视力减退,证属心脾两虚。顾客取俯伏坐位,选用合适的刮痧板,沿双侧足少阳胆经(风池至肩井)、双侧足太阳膀胱经(膈俞至肾俞)第一侧线,各操作2~3 min;再以眼睛周围攒竹-丝竹空-瞳子髎弧线、睛明、承泣、太阳、上明为中心重点刮拭,并角揉合谷1~2 min,面刮足阳明胃经(足三里至上巨虚)循行线,操作2~3 min。

2. 案例分析

顾客诊断明确,属脾胃虚弱,精微不上承濡养目窍,致目视疲劳,视力减退。根据上述操作规范,对顾客肩背部、眼周、下肢进行刮痧,过程中对眼周部位进行重点刺激,以达到缓解眼部疲劳的目的。

职业模块 12
培训与指导

培训课程 1　技 能 培 训

一、培训讲义编写

培训讲义编写的目的是使学员可以更加深刻地学习相关专业知识，提高职业素养、专业技术和操作能力，提高课堂教学的有效性、专业性和教师施教的流畅性。同时，还要有利于教师总结经验和积累素材，促进学科建设、专业发展和教师教学能力的提升。

1. 任务需求

本书在中医理论的基础上，详细论述了刮痧与常见疾病的相关基础知识，以及刮痧的常见临床应用，为从事相关刮痧临床工作提供了必要的知识储备。为适应新时代刮痧体系建设的要求，夯实刮痧基础知识结构，进一步提升学员在专业领域的辨病辨证思维和临床操作能力，拟对本书相关刮痧保健调理项目开展讲义论证与编写工作。

2. 主要思路

本课程讲义编写采用以相关临床技能操作为主，以中医基础知识、基本理论为辅的基本策略，侧重中西医基础知识相结合，注重讲义的应用性、实用性和发展性；着力拓展学员在刮痧保健调理等方面的能力，统筹规划、精准实施、稳步推进课程讲义编写，使学员通过本课程学习，了解并掌握常见疾病的基本概念、常见病因、表现，掌握常见疾病的刮痧调理方法，具备一定的临床操作能力。

3. 编写原则

（1）注重课程学习的连贯性

刮痧技能的学习课程涵盖面较为广泛，涉及刮痧基础知识、临床操作手法、辨病辨证以及相应补泻手法等多个单元的知识及技能。本书在侧重临床操作讲解的同时，还注重相关基础知识的培训，争取在有限学时内讲述更多的刮痧知识内容，以便满足培养出基础知识扎实、知识面宽、临床操作能力强的学员的需要，进而体现刮痧保健的培养特点及优势。

（2）构建合适的学习知识板块

本课程讲义主要包括病性病位辨识，具体疾病的概述、常见病因、表现、对应的刮痧方法、健康指导及临床案例等知识单元，并且融合中医刮痧的临床应用特色，针对各个疾病的特点进行刮痧操作分析。

（3）增设前沿性和趣味性内容

在讲义论证与编写过程中注重内容的趣味性。在讲义相应部分设置鼓励学员应用所学知识干预、调理生活中具体疾病的相关内容，引导学员通过互联网搜集刮痧保健的相关资料等。

二、对高级以下技能人员进行技能培训

1. 培训教学的基本知识和方法

培训人员需要熟知针灸经络穴位、相关中医基础与中医疗法知识。基于本教材涉及的相关中医基础及诊断知识，需将每次教案所涉及的调理部位及所需配穴以多种形式展现，以文字配合图片形式为宜。若条件许可，可录制章节相关基础知识及临床操作讲解视频供大家学习，注重知识讲解与技能演示两部分时间的合理分配。另外，在书本知识之上需有一定临床经验拓展，一切知识讲解均为临床调理服务，临床案例可使学员更加直观地感受刮痧疗法效果及相关的应用。

2. 系统性管理知识

在培训系统性管理方面，需从学科发展的需要出发，以信息技术为依托，妥善处理当前和长远、实用性和科学性的关系，对设想目标和实际可能、总体目标和子系统目标等进行统筹协调；同时，在开发过程中要加强系统开发的自身管理，安排好各个阶段的计划。另外，知识管理系统要求对知识进行整体考虑，在传递知识时不仅要考虑接收者的背景与经验，还要考虑传递的知识内容本身及其发挥作用的场景。

在管理知识系统过程中既要考虑系统的实用性，又要考虑系统本身的科学性、先进性，把两者有机地结合起来。在管理过程中必须把实用性放在第一位，使系统目标明确、功能齐全、操作方便、运行可靠。

三、经营、培训业务的管理

1. 分层次管理，制订相应的培训计划：根据学员工作年限及相关技术等级，制定出相应的培训计划。按计划在相应培训课时内逐步落实培训内容，设置阶段化培训目

标，并逐级定期考核；若不合格，则需重新培训，考试合格后再进入第二阶段的培训。

2. 培训实践与课程教学、自学相结合：除了课程的理论学习外，还需学员在课堂外自主学习，主动拓宽知识领域，提高专业水平；设置与教学课程相对应的培训实践，方便学生将知识应用于临床。

3. 标准化管理，统一考核：在各专业组培训及管理中，制订出相应的培训计划、标准及考核内容，由教师逐项检查并考核。同时，可设置相关案例与情景模拟等环节，加深学员印象。

培训课程 2　业务指导与创新

一、对高级以下技能人员进行业务指导

1. 中医基础理论

中医基础理论是中医药学继承与创新的基石，其"以人为本"的核心理念，强调人与自然环境、社会环境的统一性，以象形思维、系统思维、辩证思维作为原创思维方法，基于中国传统文化的哲学思想基础——气一元论、阴阳学说、五行学说，注重宏观观察，主张整体联系，主要研究内容包括气论、阴阳、五行、藏相、精气血津液、经络、体质、病因、病机、养生、预防、治则和五运六气等。

2. 刮痧理论与操作

刮痧疗法作为中医学中一种独具特色的外治疗法，通过各种刮痧手法，实现补虚泻实，通过对皮部和络脉的刺激，通经络而行气血，使得精微之气得以运行，濡养周身，达到防病治病的目的。在操作过程中，要保持与顾客的及时沟通，注意顾客的刮痧感受，了解顾客对疼痛是否耐受，不必过于追求痧象等，主动向顾客交代刮痧后的注意事项。

二、刮痧的工具、介质和技术的现代创新

随着自然疗法的兴起，刮痧作为一种传统的调理方式在现代中医临床实践中被广泛应用。纵观刮痧的发展过程，其内涵不断丰富，理论日趋完善，调理范围逐渐扩大，

适应病种也更加多样。同时，刮痧的工具、介质也得到了创新，操作方法也趋于成熟和规范。

现代为了临床操作的灵活性及功能多样性，在刮痧的工具、介质和技术方面有了许多改进创新。如T形的通阳刮痧板、刮痧板长侧有两个凹凸的新型板体、电动美容刮痧器等。随着刮痧技术的广泛应用，刮痧的工具、介质和技术也越来越被大众所接受，同时亟待更多的传承与发展。